Hademar Bankhofer
50 einfache Dinge, die Sie über Ihre Gesundheit wissen sollten

Zu diesem Buch

Die einfachen Dinge des Lebens sind oft die wichtigsten und effektivsten, wenn es darum geht, gesund und fit zu sein. Sie können uns helfen, länger zu leben und geistig sowie körperlich in Hochform zu bleiben. Endlich gibt es alle diese Tipps in einem Buch, leicht umzusetzen und in den Alltag zu integrieren! Professor Hademar Bankhofer, einer der führenden TV-Gesundheitsexperten Europas, macht Sie mit den 50 wichtigsten Gesundheitsregeln vertraut. Egal, ob zu den Themen Ernährung, Bewegung oder Vorbeugung von Krankheiten – Bankhofer fasst den aktuellen Stand der Wissenschaft zusammen und zeigt, wie leicht es ist, etwas für die eigene Gesundheit zu tun. Und das Gute ist: Diese Tipps lassen sich ohne Probleme und ohne große Änderungen des Lebensstils umsetzen. Dieses Buch sollte Ihr ständiger und selbstverständlicher Begleiter werden, wenn Sie fit bleiben und lange leben möchten.

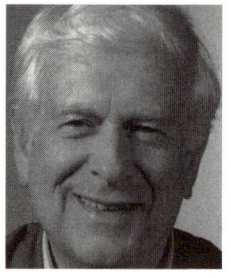

Hademar Bankhofer, 1941 in Klosterneuburg in Niederösterreich geboren, ist Bestsellerautor und Medizinpublizist mit bisher über 40 Gesundheitsratgebern. Als er vor fast vierzig Jahren wegen seiner ungesunden Lebensweise erkrankte, stellte er seinen Lebensstil radikal um. Seitdem vermittelt er über Bücher, Funk und Fernsehen einem Millionenpublikum seine Gesundheitsempfehlungen. Er ist Lehrbeauftragter an den Universitäten Leipzig und Siegen und leitete Workshops an amerikanischen Universitäten wie Harvard und Tufts in Boston. Weiteres zum Autor: www.prof.bankhofer.at

Hademar Bankhofer

50 einfache Dinge, die Sie über Ihre Gesundheit wissen sollten

Piper München Zürich

Die Ratschläge in diesem Buch sind von Autor und Verlag sorgfältig erwogen und geprüft worden, dennoch kann eine Garantie nicht übernommen werden. Eine Haftung des Autors beziehungsweise des Verlags und dessen Beauftragten für Personen-, Sach- und Vermögensschäden ist ausgeschlossen.

Ungekürzte Taschenbuchausgabe
Piper Verlag GmbH, München
Februar 2008
© 2006 Westend Verlag, Frankfurt / Main
Umschlaggestaltung: Cornelia Niere, München
Umschlagfoto: Sophie Broadbridge / Getty Images
Autorenfoto: Norbert Guthier
Satz: Publikations Atelier, Dreieich
Druck und Bindung: Clausen & Bosse, Leck
Printed in Germany   ISBN 978-3-492-26238-5

www.piper.de

Inhalt

Wissen allein genügt nicht –
man muss es auch tun!

Sicher kennen Sie das aus Ihrem eigenen Leben: Es gibt Situationen, da wünscht man sich eine Wunderpille oder ein Zauberrezept. Man möchte essen, was und wie viel man will, und dabei abnehmen. Oder man würde so gern zu Beginn der kalten Jahreszeit vor lästigen Erkältungen verschont bleiben. Und man träumt davon, uralt zu werden, und das in geistiger und körperlicher Fitness. Ja, und schließlich wünscht man sich, dass man Kopfschmerzen, Allergien, hohen Blutdruck, zu hohe Cholesterinwerte oder Gelenkschmerzen erst gar nicht bekommt.

Vergessen Sie diese Träume.

Warum? Dazu will ich Ihnen eine kleine Geschichte erzählen.

Es war an einem Donnerstag frühmorgens gegen 6.40 Uhr in Köln beim WDR. Ich hatte zu dieser frühen Stunde beim ARD-Morgenmagazin soeben meinen ersten Auftritt hinter mir und saß bereits im Serviceraum mitten unter unseren fleißigen Studenten, welche die E-Mails, Faxe und Anrufe der Zuschauer entgegennehmen. Unentwegt läuteten die Telefone. Eine Kollegin hatte einen etwas genervten Mann am Apparat und reichte mir den Hörer. Ich meldete mich. Da hörte ich am anderen Ende: „Schön, dass ich Sie persönlich sprechen kann. Ich habe immer gelästert, wenn Sie – wie heute morgen – gesagt haben, dass wir alle zu wenig trinken. Ich dachte immer: Warum sagt er das immer wieder? Das kann man doch nicht mehr hören. Aber jetzt weiß ich, wie wichtig Ihre Aufforderung ist. Meine Mutter, die allein lebt, wurde vor ein paar Tagen geistig verwirrt und schwer depressiv in eine Klinik eingeliefert. Der behandelnde Arzt hat sofort erkannt, dass sie von innen her ausgetrocknet ist. Er hat ihr keine Medikamente verschrieben. Nur Wasser, Wasser und wieder Wasser. Da habe ich erkannt, wie Recht Sie haben, wenn Sie immer wieder gebetsmühlenartig darauf hinweisen ...!"

Der Anruf hat mich sehr gefreut. Er hat mir bewiesen, dass man nicht müde werden darf, auch die scheinbar einfachsten Dinge der Welt im Fernsehen, Radio und in Büchern immer wieder aufs Neue in Erinnerung zu bringen.

Vergessen Sie also alle Träume von Wundermitteln und Zauberrezepten. Sie haben das Rüstzeug zur Erfüllung dieser Träume bei sich. Es sind 50 einfache Maßnahmen, die Ihnen zur Verfügung stehen und als wichtige Lebensbegleiter maßgeblich helfen. Es sind 50 einfache Maßnahmen, die Sie vor vielen Krankheiten, Beschwerden und vor schlechter Laune bewahren können. 50 Maßnahmen, die eine Basis für Fitness, Vitalität und Gesundheit darstellen.

Nun aber kommt eine wichtige Bedingung, die damit verbunden ist. Das Wissen um diese 50 einfachen Dinge genügt nicht. Sie müssen auch etwas tun, müssen die 50 Dinge zu Ihren ständigen Lebensbegleitern machen. Darum ist es gut, dass diese 50 Maßnahmen einmal in einem Buch zusammengefasst sind. Jederzeit nachlesbar. Als kleines mahnendes Gewissen.

Ich bin überzeugt: Vieles, was Sie in diesem Buch lesen, kennen Sie natürlich. Das Problem: Sie denken im Alltag nicht daran. Oder Sie sind zu bequem dazu, etwas zu tun. Das Buch soll als Erinnerung und Ansporn dienen. Im Grunde genommen haben Sie hier die 50 Gebote der Prävention vor sich. Das Rüstzeug für ein gesünderes Leben mit mehr Lebensqualität. Darauf kommt es nämlich an.

Die 50 einfachen Dinge, die man über die Gesundheit wissen sollte, sind keine Garantie für ein ewiges, gesundes Leben. Doch sie können uns vor mancher Krankheit, mancher Operation, vor manchem Alltagsproblem bewahren, können viele Sorgen von uns abhalten und unserem Dasein mehr Qualität und Freude geben.

In diesem Sinn wünsche ich Ihnen viel Freude und Einsicht beim Lesen dieses Buches – verbunden mit der dringenden Bitte: Setzen Sie die 50 einfachen Dinge für Ihre Gesundheit in die Tat um!

Herzlichst, Ihr

Tipps für gesundes Essen und Trinken

Wasser ist das A und O

1

Wir müssen unseren Organismus laufend mit Flüssigkeit versorgen. Unser Körper besteht zu 70 Prozent aus Flüssigkeit. Er braucht das flüssige Milieu. Für einen gesunden Kreislauf, für den Stoffwechsel, für geistige Fitness und für gute Laune. Wir müssen trinken, damit wir nicht von innen her austrocknen.

Wir sollten uns jeden Tag aufs Neue vor Augen halten, dass das regelmäßige Wassertrinken lebenswichtig ist. Man kann Wasser als Supernaturarznei für das Wohlbefinden und für die Gesundheit nützen. Aber man muss wissen, wie und wann man es richtig einsetzt. Am besten eignet sich dafür Mineralwasser, je nach Geschmack mit Kohlensäure oder still. Der ständig steigende Mineralwasserkonsum in Deutschland zeugt von einem zunehmenden Gesundheitsbewusstsein. Es macht aber auch Sinn, gutes Leitungswasser zu trinken, Tafelwasser oder ganz und gar Heilwasser, das besonders reich an Mineralstoffen und Spurenelementen ist und das so streng kontrolliert wird wie eine Arznei aus der Apotheke.

Nur mit genügend Wasser können alle Organe optimal funktionieren, können Stoffwechselabfallstoffe und -gifte aus dem Körper abtransportiert werden. Ein Erwachsener gibt in der warmen Jahreszeit oder im Winter in überheizten Räumen täglich über Harn und Schweiß etwa 3 Liter Flüssigkeit ab, mitunter auch mehr. Wenn nicht sofort entsprechende Mengen an Flüssigkeit nachgeliefert werden, kommt es zu Kreislaufversagen, zu Störungen der Herz- und Bronchientätigkeit. Auch Haut und Blut leiden darunter. Das bedeutet: Jeder von uns sollte täglich etwa eineinhalb bis 2 Liter Flüssigkeit für seine Gesundheit zu sich nehmen. Dabei sind auch die Flüssigkeiten aus Suppe, Soßen und Salat hinzuzurechnen.

Wer regelmäßig Wasser trinkt, beugt Nierensteinen vor, steigert seine körperliche Leistungsfähigkeit, lernt besser, hat eine optimale geistige Fitness, bewahrt sich vor depressiven Verstimmungen und schlechter Laune.

Fühlen Sie sich geistig und körperlich erschöpft? Trinken Sie innerhalb von drei Stunden 2 Liter stilles Mineralwasser.

Leiden Sie an Verstopfung? Gießen Sie abends einen Viertelliter Wasser in ein Glas und lassen es zugedeckt stehen. Am nächsten Morgen trinken Sie das abgestandene Wasser in kleinen Schlucken. Das bringt die Verdauung in Schwung.

Haben Sie Übergewicht und wollen Sie abnehmen? Dann ist da der gefährliche Heißhunger, der Ihnen das Leben schwer macht. Trinken Sie zu jeder vollen Stunde einen Viertelliter stilles Mineralwasser: von 8 Uhr morgens bis 6 Uhr abends. Das hat schon der „Wasserdoktor" Pfarrer Sebastian Kneipp seinen Patienten geraten. Ein zusätzlicher Tipp von mir für die heutige Zeit: Geben Sie ein wenig Zitronensaft dazu. Sie haben dann immer einen vollen Magen, überlisten den Hunger. Und das Vitamin C der Zitrone fördert den Abbau von Fettpolstern.

Haben Sie beruflich und privat viel Stress? Dann sind Ihr Herz und Kreislauf belastet. Man verliert über Harn und Schweiß viel Flüssigkeit. Das Blut wird dick. Der Blutdruck steigt. Wer in Stresssituationen viel Wasser konsumiert, hält das Blut flüssig, sorgt für eine optimale Sauerstoffzufuhr zum Gehirn, bekommt keinen hohen Blutdruck und bleibt stressfest.

Stellen Sie fest, dass Ihre Leistungen beim Freizeitsport nachlassen? Sie sollten vor Ihrer sportlichen Tätigkeit einen halben bis zu einem Liter Mineralwasser – und zwar ein Natrium-Hydrogen-Karbonat-Wasser – trinken. Man kann damit die Leistung bis zu 20 Prozent steigern. Mit dem Wasser wird nämlich der Zeitpunkt der Laktatazidose hinausgeschoben, also die Übersäuerung des Blutes durch eine übermäßig starke Produktion von Milchsäure. Den Muskeln fehlt dann nicht so schnell der Sauerstoff, den sie zum Verbrennen benötigen.

Wer gerade am Abnehmen ist, eine Diät durchführt und zu wenig trinkt, transportiert die gelösten Fette und abgebauten Stoffwechselschlacken nicht aus dem Körper. Das bedeutet: Wer zu wenig trinkt, nimmt nur schwer ab. Und Gifte, die ausgeschwemmt werden müssten, belasten den Organismus weiter. Wir alle sammeln Gifte und Schadstoffe in unserem Körper. Hochaggressive Moleküle – freie Radikale genannt – greifen unsere Zellen an, machen uns alt und krank. Wenn wir regelmäßig Wasser trinken, werden die Schadstoffe schnell ausgeschwemmt. Das mindert, so wird vermutet, auch das Risiko von Blasen- und Darmkrebs.

Es ist eine Tatsache: Frauen, die regelmäßig Wasser trinken, haben weniger Falten, weil die Haut von innen her geglättet wird und elastisch bleibt. Wenn Frauen und auch Männer in die Jahre kommen und zu wenig trinken, trocknen Sie von innen her regelrecht aus.

Wenn Kinder beim Schulunterricht nicht mehr konzentriert den Ausführungen des Lehrers folgen, ist die beste Lösung: Man dirigiert sie in den Waschraum. Sobald sie dort Wasser getrunken haben, sind sie im Klassenzimmer wieder aufmerksam und geistig einsatzbereit.

Viele Leute sind der Meinung: „2 bis 3 Liter Wasser am Tag – das schaffe ich nicht!" Das trifft vor allem auf Menschen über 50 zu, bei denen das Durstgefühl schwindet. Da gibt es nur eines: Stellen Sie sich morgens zwei bis drei Flaschen Mineralwasser hin. Oder einen Krug mit derselben Menge Wasser oder ungesüßten Kräutertee. Wenn die Flüssigkeitsmenge bis abends leer getrunken ist, dann haben Sie eine Menge für Ihre Gesundheit getan.

Allerdings: Wenn jemand Nieren- oder Herzprobleme hat, muss der Arzt genau die Wassermenge vorgeben, die man zuführen darf. Und auf einige andere Dinge sollte man achten.

Wenn man direkt aus der Flasche getrunken hat, sollte man sie rasch austrinken und den restlichen Inhalt auf keinen Fall bis zum nächsten Tag aufheben. Durch den Speichel haben sich im Getränk längst Bakterien gebildet. Wer aus der Flasche trinkt oder gar aus einer Dose, die man nicht einsehen kann, muss sehr vorsichtig sein, dass sich da drinnen nicht vielleicht eine Wespe oder Biene befindet. So ein Stich in den Mund kann – speziell für Allergiker – tödlich ausgehen.

Ganz besonders vorsichtig sein muss man, wenn man Wasser aus so genannten Wasserspendern trinkt, wie sie heutzutage in öffentlichen Gebäuden oder in Büros aufgestellt sind, oder wenn man Sodawasser aus Flaschen trinkt, das aus Leitungswasser und Kohlensäure aus Patronen selbst hergestellt werden kann.

Warum kann das gefährlich sein? Wissenschaftler aus dem Institut für Umweltmedizin und Krankenhaushygiene der Universität Freiburg haben nachgewiesen: In diesem Wasser sind oft zahllose Keime zu finden, bis zu 34000-fach höher, als der Grenzwert der Mineral- und Tafelwasserverordnung es zulässt. Man hat in 39 von 60 untersuchten Geräten Schimmelpilze, Darmkeime und Corynebakterien gefunden. Bis zu 6,9 Millionen Keime pro Liter Wasser!

Der *Spiegel* und die *Süddeutsche Zeitung* haben im Jahr 2006 groß darüber berichtet.

Für gesunde Menschen besteht da nicht unmittelbar eine Gefahr, aber für Krankenhauspatienten, Menschen mit schwacher Immunkraft und für nicht ganz gesunde Kinder kann das gefährlich werden.

Die Gefahr entsteht, weil die Geräte – die Wasserspender und die Sodawasserflaschen oft nur mit lauwarmem und nicht mit heißem Wasser gewaschen werden. Ein Problem mangelnder Hygiene. Manche Teile kann man auch gar nicht reinigen. Die Wasserbehälter werden oft viel zu selten ausgetauscht.

Außerdem sind die Wasserspender oft in einer unakzeptablen Umgebung aufgestellt. Man sollte nur Wasser daraus entnehmen, wenn sie in kühler, sauberer Umgebung stehen und gut gepflegt sind, wenn keine schmutzigen Becher umherliegen. Man sollte sie meiden, wenn sie in der Sonne stehen, in Heizungsnähe, in staubiger Umgebung, in einem feuchten Raum oder gar – was immer wieder der Fall ist – in der Nähe von Toiletten.

Muss es denn immer Wasser sein, wenn wir genug trinken wollen?

Nein. Auch Tees haben eine sehr große Bedeutung als Durstlöscher, sowohl Kräutertees als auch Schwarztee und Grüntee. Besser und gesünder sind lauwarme Tees, also nicht zu heiß und nicht zu kalt.

Unterschiedliche Tees haben unterschiedliche Auswirkungen. Melissentee beruhigt und baut Stress ab, Johanniskraut verbessert die Laune, Pfefferminztee regt die Verdauung an, Lavendelblütentee vertreibt Ängste, Schwarztee hält wach und bremst die Arteriosklerose, Grüner Tee senkt das Krebsrisiko und einen zu hohen Cholesterinspiegel, beruhigt aber auch Magen und Darm. Dasselbe kann der Weiße Tee.

Wie sind Bier und Wein als Getränke einzustufen?

Beide sind in Maßen durchaus akzeptabel. Gegen ein Glas Wein am Abend ist nichts einzuwenden. Der Rotwein senkt einen zu hohen Cholesterinspiegel und bremst die Arteriosklerose, der Weißwein stärkt mit seinen Flavonoiden die Atemwege. Ein halber Liter Bier über den Tag verteilt kann einen zu hohen Blutdruck senken und das gute HDL-Cholesterin anheben, 1 Liter Bier hingegen jagt den Blutdruck hoch und ist aus gesundheitlicher Sicht zu viel.

Wein sollte man übrigens niemals mit stark kohlensäurehaltigem Wasser mischen. Die Kohlensäure verstärkt die Wirkung des Alkohols und beschleunigt die Aufnahme ins Blut.

Mancher von uns sieht sich morgens vor dem Spiegel im Badezimmer mit unliebsamen Überraschungen konfrontiert: Die Haare sind glanzlos, die Augen wirken müde, die Nägel sind brüchig und eingerissen, am Mundwinkel zeigen sich wunde Hautstellen, und im Gesicht kann man von Monat zu Monat mehr Falten zählen. Der Gesamteindruck: Man fühlt sich alt und unattraktiv. Für viele stellt sich da die Frage: Muss man sich damit abfinden? Oder kann man etwas dagegen tun?

Die eindeutige Antwort: Man kann mit Essen und Trinken die Attraktivität, die Schönheit und das Jungbleiben beeinflussen. Man kann sich tatsächlich „schön essen".

Viele Mängel unseres Aussehens treten dann auf, wenn unserem Körper bestimmte lebenswichtige Substanzen fehlen. Wenn man sie zum richtigen Zeitpunkt und in der richtigen Menge zuführt, dann kann man damit eine Menge fürs Aussehen tun. Und dieses Aussehen hat auch immer mit Jungsein und Jungbleiben zu tun. Man kann mit einer ausgewählten Nahrung das Altern hinauszögern.

Amerikanische Forscher behaupten: Wenn man sich ideal ernähren würde, könnte man 120 Jahre alt werden und dabei obendrein vital aussehen. Für alle Menschen, die gesund, jung und gut aussehend bleiben wollen, gilt die Regel: Wir sollten 50 bis 60 Prozent Kohlenhydrate aufnehmen, maximal 30 Prozent Fett (was heutzutage leider weit überschritten wird) und nur 10 bis 20 Prozent Eiweiß.

Das heißt: von allem etwas essen. Für unser gutes Aussehen sind wichtig: Vollkornprodukte, Kartoffeln, Grüngemüse, weil sie alle enorm viele Vitamine und Mineralstoffe liefern, weiterhin Pflanzenöle statt tierische Fette, besonders Olivenöl und Rapsöl wegen der zahlreichen einfach ungesättigten Fettsäuren, und natürlich Fisch mit seinen Omega-3-Fettsäuren.

Wichtig für die Gesundheit und Schönheit ist eine Abnahme des Fettanteils. Abnehmen allein genügt jedoch nicht. Das Körpergewicht auf einer normalen Waage verrät mir nicht, ob meine Kilos aus Fett oder aus Muskelmasse sind. Ausschlaggebend ist da immer der Körperfettanteil.

Beim Aussehen geht es zunächst einmal um eine gute Figur und eine gute Körperhaltung. Wir müssen also unsere Knochen – vor allem die Wirbelsäule – stärken. Welche Naturprodukte tragen dazu bei?

- Alles, was Calcium liefert: Milch und Milchprodukte, Broccoli, Petersilie, Mangold und Ölsardinen, aber nur mit Haut und mit Gräten.
- Alles, was Fluor liefert: Walnüsse und Lachs.
- Alles, was Vitamin D liefert: Champignons und Avocados.
- Alles, was Vitamin E liefert: Weizenkeime, Weizenkeimöl, Leinsamen, Haselnüsse, Mandeln, Schwarzwurzeln.
- Alles, was Magnesium liefert: Naturreis, Haferflocken.

Wichtig: All diese Nahrungsmittel tragen im Übrigen auch zu gesunden und schönen Zähnen bei.

Für eine gesunde und schöne Haut brauchen wir Nahrungsmittel mit folgenden Bestandteilen und Inhaltsstoffen:

- Silizium, auch Kieselsäure genannt: etwa Vollkornbrot, vor allem aber Goldhirse. Hirse schützt die Haut vor Entzündungen und stärkt ihren Säureschutzmantel. Essen Sie Hirseflocken in der Suppe, Hirsefrikadellen, Hirseauflauf und Hirsebrei. Oder rühren Sie sich täglich einen Teelöffel frisch gemahlene Hirse ins Müsli.
- Vitamin C: Es ist wichtig für den Aufbau von Kollagen. Gemeinsam mit Silizium und Elastin sorgt Kollagen für eine elastische, jugendliche Haut. Vitamin C kann auch Hautstörungen reparieren.
- Zink: Wir nehmen dieses Spurenelement mit weißem Hühnerfleisch, mit Haferflocken und Bananen zu uns.
- Vitamin A und das Provitamin Beta-Carotin: Karotten, Papayafrüchte, Pfirsiche, Kürbisfruchtfleisch. Man kann damit der Faltenbildung vorbeugen. Dazu immer reichlich Wasser trinken, weil damit die Haut glatter bleibt.
- Vitamin E und Selen: Weizenkeime, Weizenkeimöl im Salat, Vollkornprodukte, Meeresfisch. Beide Stoffe beugen Altersflecken vor.
- Omega-3-Fettsäuren: Lachs, Makrelen, Heringe. Diese Fettsäuren helfen gegen rauhe und rissige sowie schuppende Haut.

14

Ein hervorragendes Naturprodukt aus dem Lebensmittelbereich für den Kampf gegen Falten ist die Ziegenmilch. Machen Sie einen Test: Trinken Sie zehn Tage lang jeden Tag einen Liter Ziegenmilch aus dem Reformhaus oder Bioladen. Sie werden im Spiegel deutlich erkennen, wie die Faltentiefe geringer wird, wie die Haut glatter wird.

Um glänzendes, festes Haar zu behalten oder wiederzubekommen, sollten wir Hefe, Tomaten, Eier, Sojabohnen und Naturreis essen. Aus diesen Naturprodukten erzeugt der Körper im Darm das Schönheitsvitamin Biotin. Es wird aber auch direkt vom Weizen angeliefert. Bei schweren Haar- und Nägelproblemen empfehlen daher Ärzte Biotinpräparate aus der Apotheke. Haare und Nägel brauchen vor allem zwei Aminosäuren: zum einen Methionin, das sich in Milchprodukten findet, zum anderen Cystein, das wir mit Fleisch zu uns nehmen. Gegen das vorzeitige Ergrauen von Haaren hilft Pantothensäure. Wir finden sie in Sonnenblumenkernen, in Weizenkleie, Avocados und in Nüssen.

Wenn Sie trübe aus der Wäsche schauen, dann halten Sie sich an diese Nahrungsmittel:

- Petersilie, Thymian, Steinklee und Spitzwegerich enthalten wichtige Mineralstoffe und Vitamine, die den Augen Glanz verleihen. Man trinkt den Tee oder tränkt Wattebausche darin, die man dann auf die geschlossenen Augen auflegt.
- Der blaue Farbstoff von Heidelbeeren stärkt die Netzhaut.
- Möhren und gelbe Rüben fördern die Bildung des Sehpurpurs Rhodopsin.
- Paprika, Orangen, Kiwis und Bananen halten die Augen jung. Ihr Vitamin C wirkt einer Verformung des Augapfels entgegen und trägt so dazu bei, einer Weit- oder Kurzsichtigkeit vorzubeugen.
- Auch Bienenpollen geben den Augen Glanz.
- Frische Ananas liefern das fürs Auge wichtige Beta-Carotin. Wer viel Ananas isst, bekommt junge, sprühende Augen.

Manche Frauen – mitunter auch Männer – haben morgens Tränensäcke und ein verschwollenes Gesicht. Man spricht dann von einem „Morgenstau". Auch hier kann man über die Ernährung etwas tun. Man sollte abends keinen Bohnenkaffee, keinen Alkohol, keine scharfen Gewürze konsumieren. Auch zu viel Käse, der reichlich

Calcium enthält, ist schlecht. Erst recht sollte man abends fette Speisen meiden. Und sparsam mit Salz umgehen. Stattdessen sollte man zum Abendessen Rettich, Radieschen, Rote Bete als Salat oder Pellkartoffeln zu sich nehmen. Ideal sind morgens und abends jeweils ein Glas Sellerie- oder Rote-Rüben-Saft. Das wirkt einer Übersäuerung des Organismus entgegen.

Wiederum eher Frauen und Mädchen als Männer leiden häufig unter eingerissenen, wunden Mundwinkeln. Das liegt oft an Eisenmangel. Besonders große Mengen an Eisen liefern frischer Schnittlauch, Spinat, grüner Salat, Erbsen und Linsen. Wenn man zu den Mahlzeiten Hagebuttentee oder Sanddornsaft trinkt, dann nimmt man viel Vitamin C auf, was die Aufnahme von Eisen erleichtert und verbessert. Auch Zink aus Meeresfisch, Hühnerbrust und Haferflocken hilft, einen eingerissenen Mundwinkel oder aufgerissene Lippen zu besiegen. Denn das Spurenelement Zink kann die Haut reparieren.

Grundsätzlich gilt: Wer wenig isst, wirkt jünger und attraktiver. Prof. Clive Mac Cay von der Cornell-Universität im Staat New York ist der Überzeugung, dass man – seinem guten Aussehen zuliebe – zwei Stunden vor dem Zubettgehen nichts mehr essen sollte. Der österreichische Wissenschaftler und Gynäkologe Prof. Johannes Huber, einer der führenden Hormonforscher der Welt, ist noch rigoroser. Er meint: Wer abgestorbene Zellen rasch wieder regenerieren, jeden Tag jugendliche Energie tanken und lange attraktiv aussehen möchte, der sollte ab 16 Uhr absolut nichts mehr essen, nur noch trinken, am besten Johanniskrauttee.

Auch hier kann mein häufig wiederholter Appell nicht fehlen, reichlich Wasser zu trinken. Gerade in der kalten Jahreszeit sollten es jeden Tag mindestens 2 Liter sein. Wasser glättet die Haut von innen, verringert die Faltentiefe und lässt kleine neue Fältchen nicht aufkommen. Außerdem wirkt man, wenn man viel Wasser trinkt, fröhlicher, vitaler und hat mehr geistige Kraft.

Bedeutsam für jugendliches Aussehen sind auch Schafs- und Ziegenkäse, weil sie Orotsäure enthalten, eine Substanz, welche unsere Körperzellen länger jung erhält. Auch Kefir und Joghurt helfen in gewisser Weise, jung zu bleiben. Und für Frauen tut das auch der Granatapfel, weil er viele pflanzliche Östrogene liefert.

Wir müssen uns damit abfinden: Es gibt keine Wunderpille fürs Abnehmen, bei der wir weiter nach Herzenslust essen können. Wenn uns die Waage unbarmherzig zeigt, dass wir Übergewicht haben, dann müssen wir einfach die Ernährung umstellen und uns mehr bewegen. Für die Ernährungsumstellung gibt es einige einfache Tricks, die man kennen sollte.

Zunächst einmal: Gewaltkuren sind gefährlich. Es ist ganz schlecht, nur die Hälfte zu essen oder tagelang zu hungern, weil der Organismus dann zu wenig lebenswichtige Substanzen zugeführt bekommt. Und die Radikaldiäten – Eierdiät, Steakdiät oder wie sie alle heißen – sind einseitig, liefern viel Cholesterin, viel Fett, Harnsäure. Man kann krank davon werden. Das Herzinfarktrisiko steigt. Und so oder so kommt am Ende dabei heraus: Was man vielleicht abnimmt, nimmt man nach diesen Diäten gleich wieder zu.

Also geht es darum, wie wir unser Übergewicht ohne Diät loswerden.

Was sollten wir lassen? Lassen Sie allen Zucker weg – keine Süßigkeiten, kein Naschwerk, keine Desserts. Lassen Sie spezielles Fett weg – keine Butter, keine Margarine aufs Brot streichen, Fettränder beim Fleisch wegschneiden. Verzichten Sie auf Weißgebäck, verzichten Sie auf Alkohol – das hat beides viele Kalorien.

Und was sollten wir stattdessen tun? Essen Sie nur, wenn Sie wirklich Hunger haben, hören Sie sofort auf, wenn Sie satt sind. Halten Sie sich an das Sprichwort: Frühstücken wie ein König, Mittagessen wie ein Bürger, Abendessen wie ein Bettler. Essen Sie drei Stunden vor dem Zubettgehen nichts mehr. Essen Sie tagsüber des Öfteren als Hauptmahlzeit mittags eine große Schüssel Salat und sonst nichts. Essen Sie vor jeder Mahlzeit entweder zwei Äpfel oder eine halbe Zucker- oder Honigmelone. Damit liefern Sie dem Organismus reichlich Vitalstoffe, wenig Kalorien und füllen den Magen, sodass Sie danach nicht mehr so viel essen können. Trinken Sie viel Wasser, das hat keine Kalorien und füllt dennoch den Magen. Trinken Sie vor jeder Mahlzeit einen Viertelliter Rettichsaft aus biologischem Anbau. Der hohe Gehalt an Senfölen aktiviert die Gallentätigkeit und damit die Fettverdauung. Oder essen Sie einmal am

Tag eine Portion Rettich. Rettich bindet Fett. Legen Sie Rohkosttage ein – wichtig auch wegen der Vitalstoffe.

Es ist schlecht, komplett auf Fett zu verzichten. Unsere Leberzellen brauchen Fett. Unser Fettstoffwechsel braucht Fett. Wir brauchen Fett für unsere Energie und innere Wärme. Aber das richtige Fett muss es sein. Keine tierischen Fette, außer etwas Butter, dafür hochwertige pflanzliche Fette: Olivenöl, Weizenkeimöl, Sonnenblumenöl, Distelöl usw.

Man weiß aus Studien an der Universität von North Carolina: Wenn Menschen im Rahmen einer extremen Diät absolut kein Fett essen, dann kann es sein, dass sie am Ende der Diät Leberprobleme haben. Die Leberzellen brauchen Cholin. Und das liefert das Fett. Daher ist es sinnvoll, wenn man das Fett stark reduziert, dass man als Ausgleich Naturlecithin aus der Sojabohne zuführt: als Granulat, flüssig oder als Kautablette. Das bekommt man alles in der Apotheke.

Sehr wichtig: Wer abnehmen will, muss sich auch bewegen. Wer zu viel Kalorien aufnimmt, muss sie wieder abbauen. Dazu gehört Sport. Ohne körperliche Bewegung kann die beste Diät nichts nützen. Wer wenig isst und sich nicht bewegt, der verliert Muskelmasse. Daher täglich 25 Minuten Freizeitsport treiben. Bei reduzierter Kost werden Fettdepots abgebaut. Die Grundregel fürs Abnehmen lautet: Kalorienbuchhaltung führen! Wenn ich ein Stück Sahnetorte essen will, muss ich danach zwei Stunden laufen gehen.

Beim Abnehmen ist der verführerische Hunger die größte Gefahr. Merken Sie sich die einfachsten Tricks gegen den Hunger:

- Kauen Sie jeden Bissen 30- bis 50-mal. Dann sind Sie schneller satt. Mehr Speichel wird produziert, die Nahrungsmasse bekommt mehr Volumen.
- Tragen Sie möglichst knappe und taillierte Kleidungsstücke.
- Gehen Sie niemals hungrig zu einer Einladung oder zum Einkaufen.
- Lagern Sie nicht zu viele Vorräte in den Kühlschrank ein.
- Gehen Sie öfter chinesisch essen, aber nehmen Sie dabei bitte Stäbchen. Das dauert länger. Man wird mit weniger Essen schneller satt.
- Essen Sie niemals während des Fernsehens. Da hat man keine Kontrolle über die aufgenommene Nahrung.

- Kauen Sie ein trockenes Salbeiblatt, das Sie nach einiger Zeit wieder ausspucken – zwei bis drei Stück über den Tag verteilt. Nur die Mundschleimhäute sollen die Bitterstoffe aufnehmen. Das stoppt den Appetit.
- Essen Sie Grapefruits. Das hat zwei Effekte: Die Bitterstoffe bremsen den Appetit, und Enzyme helfen Fettdepots auflösen. In den USA sind Grapefruits als Diätbegleiter beliebt. Aber Vorsicht: Wer zu Nierensteinen neigt, muss darauf verzichten.
- Trinken Sie Matetee, dreimal täglich eine Tasse. Der Tee aus den Blättern des südamerikanischen Matebaumes macht nicht schlank, wie viele glauben, aber er bremst den Hunger und hilft daher, schlank zu werden.
- Essen Sie jeden Tag eine Hand voll frische, rohe Kresse: im Salat, auf dem Butterbrot. Kresse liefert das Spurenelement Chrom. Und dieses steuert einen harmonischen Fettstoffwechsel, reguliert das Gefühl des Sattseins.
- Nehmen Sie über den Tag verteilt eine frische Ananas zu sich. Deren Enzym Bromelin bremst den Hunger.
- Wenn Sie vom Naschen nicht lassen können: Kauen Sie zuckerfreien Kaugummi oder lutschen Sie Obstkerne.

Es gibt auch einen chinesischen Akupressurgriff gegen den Hunger. Das ist der Ohrpunkt Nr. 13. Suchen Sie mit dem Zeigefinger der linken Hand in der linken Ohrmuschel den kleinen Knorpel vor dem Gehörgang. Diesen Knorpel massieren Sie eine bis zwei Minuten lang intensiv mit dem Zeigefinger und mit dem Daumen. Machen Sie dann eine Pause und wiederholen Sie die Übung mehrmals.

Das richtige Fett und das falsche Fett 4

Noch vor einigen Jahren war es ein klassisches Gebot in der Ernährungslehre für alle, die schlank bleiben und schlank werden wollen: weg mit dem Fett! Es sind sogar absolut fettfreie Speisen entstanden. Das Fett war der Inbegriff des bösen Feindes, mit dem wir gegen unser Übergewicht und so ziemlich alle Gesundheitsbelastungen ringen mussten. Aber in Wahrheit ist das ganz anders. Die moderne Ernährungsmedizin spricht vom lebenswichtigen Fett. Auch wenn Sie es nicht glauben wollen: Fett macht fit, Fett macht schlank.

Fett ist aus unserer täglichen Ernährung nicht wegzudenken: ein optimaler Geschmacksträger und Geschmacksverstärker. Fette Sachen schmecken einfach besser. Das ist ja das Verhängnis für alle Feinschmecker. Fett ist aber auch noch aus anderen Gründen wichtig für den Organismus. Prof. Steven Zeisel, der Leiter des Instituts für Ernährungswissenschaften an der Universität von North Carolina, hat im Rahmen mehrerer Studien nachgewiesen, dass unsere Leberzellen Fett zum Leben und Arbeiten brauchen. Daher sind fettfreie Diäten so gefährlich. Die Betroffenen sind dann schlank, haben aber sehr oft Leberprobleme oder gar eine Lebererkrankung.

Und noch etwas macht Fett so wichtig. Fett liefert uns Lecithin. Ein Baustein von Lecithin ist das Cholin. Genau das aber braucht der Körper, um daraus den Botenstoff Acetylcholin herstellen zu können. Ohne Acetylcholin funktioniert unser Gehirn nicht. Wenn man bei extrem fettreduzierter Diät nicht als Ersatz Lecithin aus der Sojabohne zuführt, lebt man gefährlich.

Nun ja, nicht jedes Fett ist für uns wichtig. Es gibt sehr wohl auch Fette, die uns belasten. Das sind die Fette mit gesättigten Fettsäuren. Sie sind, biochemisch gesehen, unseren körpereigenen Fettpolstern sehr ähnlich. Wenn wir sie konsumieren, machen sie uns dick und belasten unsere Gesundheitswerte. So entstehen unsere rund 20 Milliarden Fettzellen im Körper – ganz besonders das Bauchfett, das unsere Gesundheit am meisten belastet, weil es ein stoffwechselaktives Fett ist, das die Leber mit Cholesterin beliefert. Diese schlechten Fette sind alle tierischen Fette und ein einziges pflanzliches Fett: das Kokosfett. Schlechte Fette, die uns dick machen, stecken also im Sonntagsbraten, im Hamburger, in Würsten und zahllosen Fertiggerichten.

Aber es gibt sie wirklich, die Fette, die für uns pure Medizin und Schlankmacher sind, die Herz und Kreislauf stärken und uns jung erhalten. Das sind die Fette mit den einfach und mehrfach ungesättigten Fettsäuren, die wir mit Pflanzenölen, mit Nüssen und Fischen zu uns nehmen. Diese Fette braucht der Körper zum Aufbau seiner Nervenbahnen, damit wir denken, fühlen und riechen können, damit wir aktiv und dynamisch sind. Diese Fette halten unsere Gefäße jung, bremsen die Arteriosklerose, halten unsere Gefäße elastisch.

Diese Fette sind es auch, die uns mit lebenswichtigem Vitamin E versorgen – klassisches Beispiel: Leinsamenöl, Walnussöl, Olivenöl, Rapsöl. Und dieses Vitamin E schützt unsere Zellen vor zu viel Sauerstoff in unserem Körper, das heißt vor Oxydation, durch die wir vorzeitig altern können

Die guten Fette greifen regulierend in den gesamten Fettstoffwechsel ein und tragen auf vielfältige Weise dazu bei, dass wir nicht dick werden. Sie blockieren jene Enzyme, die am Fettaufbau und an der Fettablagerung im Körper beteiligt sind, steigern die Fettverbrennung, sorgen dafür, dass Kalorien statt in Fett in Energie umgewandelt werden. Sie verhelfen dem appetithemmenden Hormon Leptin zur optimalen Funktionstüchtigkeit. Sie senken auch den Insulinspiegel und schützen daher vor Diabetes.

Gezielt eingesetzt können die guten Fette auch beim Abnehmen helfen. Wer beim Abspecken regelmäßig Omega-3-Fettsäuren – also Lachs, Makrele und Hering – in den Speiseplan einbaut, der regt seine Gehirnzellen dazu an, dem Körper schneller zu sagen: „Du bist satt." Wer dann noch Sport treibt, macht schon fast alles richtig. Da wird die Fettverbrennung in den Muskeln richtig angeheizt.

Außerdem: Ein Bestandteil des Fischfetts ist die Docosahexaensäure. Diese DHA macht intelligent, reaktionsfähig und schafft gute Laune – lauter gute Voraussetzungen fürs Schlankwerden. Dreimal die Woche Fisch, das macht glücklich und schlank, dank der guten Fette. Man weiß heute auch, dass die Omega-3-Fettsäuren im Fisch Rheuma, Neurodermitis und Gicht bekämpfen helfen. Wir sehen also: Fett kann Medizin sein.

In welchen Nahrungsmitteln stecken gute Fette, die uns fit machen? Dazu gehören die schon erwähnten Fische und Nüsse, ferner Tofu, Avocados, Oliven, Quark, Mozzarella, Joghurt, Buttermilch, Putenfleisch, Hähnchenfleisch ohne Haut.

Die gesündesten Pflanzenöle in unserer Nahrung sind Olivenöl, Rapsöl, Leinsamenöl, Weizenkeimöl, Sesamöl, Walnussöl. Man sollte sie aber alle nicht zu stark erhitzen, nur zum Dünsten oder Kurzbraten einsetzen. Vor allem das kaltgepresste, native Olivenöl sowie Rapsöl dürfen niemals soweit erhitzt werden, dass sie in der Pfanne zu qualmen beginnen.

Was ist gesünder: Margarine oder Butter? Butter ist in Maßen leicht verträglich. Die Leberzellen mögen Butter sehr. Bei der Margarine muss man auf die Angabe „ohne gehärtete Fette" achten.

Dann ist es eine qualitativ hochwertige Sorte, zu der Sie greifen sollten.

Falsch wäre es, umstandslos alle tierischen Fette für ungesund zu erklären. Manche von ihnen enthalten durchaus positive Faktoren für unsere Gesundheit – so zum Beispiel die Substanz CLA, die konjugierte Linolsäure. Sie bremst das Stresshormon Cortisol. CLA findet sich in Butter, Milch und Milchprodukten, in Lamm, Rind und Kalb.

Welche Fette sollten wir in unserer Nahrung meiden? Gesättigte und gehärtete Fette in Fertigprodukten, Butterschmalz, Schweineschmalz, Rindertalg, Palmöl. Sie alle machen dicke Hüften und dicke Bäuche, schädigen unsere Blutgefäße. Diese Fette gibt's in Frittieröl, im Schweinefleisch, in Innereien und in der Geflügelhaut.

Von einem Begriff hört man in jüngster Zeit recht oft: Transfette. Das sind Fette mit Transfettsäuren. Sie entstehen, wenn Öle erhitzt werden: in kleinem Stil in der Pfanne, stark in der Fritteuse oder gar bei der industriellen Herstellung von Nahrungsmitteln wie etwa von Kartoffelchips. Transfette stecken in billiger Margarine, in raffinierten Ölen, in frittierten Nahrungsmitteln und vielen erhitzten Fertigprodukten. Die Transfette zerstören Blutgefäße, fördern Herzerkrankungen, machen alt. Da kann die Parole nur heißen: Machen Sie einen weiten Bogen um solche Speisen!

Wenn man nun nicht pauschal vom Fett als Hautschuldigem fürs Zunehmen sprechen kann, was ist es dann? Es sind neben den schlechten Fetten die schlechten Kohlenhydrate. 25 Jahre lang hat man die Kohlenhydrate generell als gesundheitsfördernd eingeordnet. Das war ein Riesenfehler. Der französische Ernährungsguru Michel Montignac war einer der ersten, die davor gewarnt haben, und ist dafür anfangs heftig kritisiert worden. Heute zählt er mit seiner Ernährungsmethode, die auf der Unterscheidung zwischen guten und schlechten Kohlenhydraten aufbaut, zu den großen Pionieren.

Die schlechten Kohlenhydrate sind jene, die schnell in den Körper gelangen. Sie jagen den Blutzuckerspiegel in die Höhe und stressen die Bauchspeicheldrüse, die dann viel zu viel Insulin produziert. Das fördert den Heißhunger und die Unterzuckerung. Wir werden nervös, brauchen weitere Kohlenhydrate. Und das macht dick und krank. Zu den schlechten Kohlenhydraten gehören Weißmehl, Zucker, Marmeladen, Fastfood.

Was wir brauchen, sind gute Kohlenhydrate. Muskeln und Gehirn können sonst nicht funktionieren. Die guten gelangen langsam in den Körper, werden harmonisch verarbeitet: Vollkornbrot, Naturreis, Obst, Gemüse, Hülsenfrüchte, Schokolade mit 70 bis 80 Prozent Kakaoanteil. Besonders wichtig sind Kohlenhydrate mit reichlich Ballaststoffen, die lange satt machen. Diese Ballaststoffe fangen auch Cholesterin ein. Wenn ich gute Kohlenhydrate esse, verbrennt das Fett in den Muskeln, der Blutzucker bleibt konstant. Diabetes wird vorgebeugt, zu hohes Cholesterin gesenkt.

Halten wir fest: Es gibt in unserer Ernährung Kombinationen, die besonders verhängnisvoll und gefährlich sind. Zum Beispiel Schweinebraten mit Klößen, Bier mit Wurst, Kartoffeln mit Fett, Käse und Brot, Fruchteis mit Sahne, Teigwaren mit Sahnesoße.

Es gibt aber auch gesunde, schlankmachende Nahrungskombinationen: Lammbraten mit Naturreis, Putenbrust mit Kartoffeln, Teigwaren mit Tomatensoße, Pasta mit Gemüse, Brot und Tomaten, Mozzarella mit Tomaten, Joghurt mit Früchten, Müsli mit Früchten, Melone mit Schinken. Und wenn es schon mal unbedingt eine Bratwurst sein muss, dann bitte mit Senf.

Kauen Sie richtig?   5

Unser Verdauungstrakt ist das Zentrallabor für unseren Organismus. Hier werden in vielen verschiedenen Bereichen alle lebenswichtigen Substanzen verarbeitet und genutzt – vom Eintritt in den Mund bis zum Austritt aus dem Darm –, damit unsere Zellen genügend Energie bekommen. Die wichtigste Arbeit beginnt bereits im Mund, unmittelbar nach der Nahrungsaufnahme, durch die Zähne. Sie führen die Erstzerkleinerung der aufgenommenen Nahrung durch. Je besser sie diese Aufgabe erfüllen, desto leichter hat es dann der restliche Verdauungstrakt. Der Volksmund sagt daher zu Recht: „Gut gekaut ist halb verdaut!"

Die Zähne werden bei ihrer Arbeit durch den Speichel unterstützt. Im Speichel befinden sich Enzyme, welche die zerkaute Nahrung schon in der ersten Phase biochemisch zerlegen. Und durch den Speichel wird die Nahrung so weich, dass sie leicht geschluckt und in den Magen befördert werden kann, wo sie dann weiter aufgeschlossen wird.

Ideal wäre es, jeden Bissen bis zu 50-mal zu kauen. Das schafft man anfangs absolut nicht. Also sollte man zu Beginn jeden Bissen 20- bis 25-mal kauen und sich dann langsam steigern, bis das Ziel erreicht ist. Wie kriegt man das hin?

Man muss sich beim Kauen ganz bewusst vorstellen, dass man auch noch den letzten Wertstoff aus jedem Bissen herausholen möchte. Man muss langsam essen, muss sich Zeit nehmen, darf die Mahlzeit nicht nur so zwischendurch einnehmen. Wichtig ist es, konzentriert zu essen, man sollte also dabei nicht reden und sich auch keinen Fernsehfilm ansehen, weil man da vollkommen die Kontrolle über die Nahrungsaufnahme verliert und, wenn es besonders spannend wird, nur noch schlingt. Man sollte übungshalber nach jedem Bissen das Essbesteck weglegen und erst wieder hingreifen, wenn der eine Bissen genug durchgekaut ist; dann lernt man einen neuen Essrhythmus.

Bekämpfen Sie vor allem den Drang, dass man alles, was man kurz gekaut hat, gleich schlucken möchte. Anfangs ist das sehr schwer. Der Körper wehrt sich gegen das lange Kauen. Geben Sie dem Schluckreflex nicht nach.

Es gibt bestimmte Nahrungsmittel oder Naturprodukte, die uns helfen, dass wir besser kauen. Man sollte, wenn man das richtige Kauen erlernen will, Vollkornprodukte essen. Das volle Korn mit seinen Randschichten und den Keimen zwingt uns förmlich zum besseren Kauen. Wenn man immer nur Cremes, Soßen und Weißmehlprodukte zu sich nimmt, verkümmern unsere Kaumuskeln. Essen ist nun einmal eine Mahlzeit – das heißt: Die Nahrung soll dabei zermahlen werden.

Vollkornbrot und andere Vollkornprodukte haben einen großen Vorteil: Beim starken Kauen wird mehr Speichel produziert. Der fördert die gesamte Verdauung. Auch knackiges Gemüse wie Gurken, Radieschen und Paprikaschoten eignen sich hervorragend, wenn man richtig kauen lernen will. Das Aha-Erlebnis, um wie viel besser intensiv Gekautes schmeckt, hat man nur bei gesunden Naturprodukten. Wer das langsame, intensive Kauen beherrscht, ernährt sich mit der Zeit viel gesünder als derjenige, der sein Essen hinunterschlingt und nur schlampig kaut.

In gewisser Weise ist vorbildliches Kauen, wie zahlreiche Untersuchungen belegen, eine „Naturheiltherapie" mit vielen Wirkungen. Hätten Sie gedacht, was Sie sich alles Gutes tun, wenn Sie beim Essen sorgfältig kauen?

Sie stärken Ihre Kaumuskeln und fördern dabei die Durchblutung im Kopfbereich. Sie verbessern Ihr Hörvermögen. Sie lösen Verspannungen im Kopf-, Nacken- und Schulterbereich. Sie stärken schwache Nerven. Sie sorgen Verstopfungen vor. Sie bauen Stress ab. Sie bringen Ihren gesamten Stoffwechsel auf Trab. Sie stärken Ihr vegetatives Nervensystem. Sie aktivieren die Arbeit des Gehirns. Wer gut kaut, kann besser denken.

Was viele interessieren wird: Man kann durch intensives Kauen auf natürliche Weise auch besser abnehmen. Man kann sich schlank kauen. Der Vorteil gegenüber anderen Abspeckprogrammen: Sie dürfen im Grunde genommen alles essen, allerdings nur dann, wenn Sie es langsam und fest kauen. Bereiten Sie immer nur kleine Portionen zu, doch nehmen Sie sich vor, diese kleine Portion ebenso lange durchzukauen wie die ungleich größere, die Sie noch in der letzten Woche vertilgt haben. Konkret: Wenn Sie früher in 20 Minuten zwei bis drei Wurststullen oder Käsebrote hinuntergeschlungen haben, dann müssen Sie sich jetzt bemühen, für eine Wurststulle oder ein Käsebrot durch intensives Kauen auch wieder 20 Minuten zu benötigen.

Der Vorteil dabei: Durch das Kauen und durch die verstärkte Speichelproduktion quellen die Speisen im Darm viel mehr auf. Man ist schneller satt. Und die Verdauung wird optimal gefördert. Außerdem werden durch das intensive Kauen Enzyme frei, welche uns helfen, mehr Vitalstoff aus dem Essen herauszuholen, der wiederum das Abnehmen fördert und die Ablagerung von Fetten und anderen Stoffwechselschlacken unterbindet. Und man hat viel weniger Kalorien aufgenommen.

Eine wichtige Begleitmaßnahme beim Schlank-Kauen: Trinken Sie, über den Tag verteilt, anderthalb bis 2 Liter Wasser. Wenn man das Schlingen aufgibt und zum vorbildlichen Kauer wird, kann man im Laufe eines Jahres ohne Anstrengung – nahezu automatisch – bis zu 8 Kilo abnehmen. Das belastet den Organismus nicht. Und man leistet einen wertvollen Beitrag zur allgemeinen Gesundheit.

6 Bitterstoffe sind Lebenselixiere

Bereits beim Frühstückstisch scheiden sich die Geister. Der eine greift mit Leidenschaft zur Orangenkonfitüre. Der andere kostet, schüttelt den Kopf und meint: „Igitt! Ist das bitter!" Und angelt sich die Erdnussbutter. Der viele Zucker, den er damit zu sich nimmt, macht ihn zwar zufrieden, aber seinem Organismus tut er weiter nichts Gutes.

Die Anhänger des bitteren Geschmacks leben gesünder, auch wenn sie das nicht wissen. Nur dann, wenn sich jemand nach einem deftigen Essen einen Kräuterschnaps bestellt, um seinem Völlegefühl und etwaigen Blähungen zu Leibe zu rücken, scheint er instinktiv zu ahnen, dass natürliche Bitterstoffe in unserer Nahrung einen sehr positiven Einfluss auf unsere Gesundheit haben.

Warum sind Bitterstoffe aus der Natur so wertvoll für uns? Weil bittere Pflanzeninhaltsstoffe ein großes Wirkspektrum haben. Sie wirken auf den Verdauungstrakt, auf Magen, Gallenblase, Leber, Bauchspeicheldrüse, Dünndarm, Dickdarm, aber auch auf das Herz-Kreislauf-System und auf die Harnwege.

Es ist ja heute gar nicht so leicht, sich gesund zu ernähren. Unsere industriell hergestellten Lebensmittel sind sehr oft mit Farbstoffen, Konservierungsstoffen und Emulgatoren behandelt. Dazu kommen noch Insektizide, Pestizide, Hormone und Antibiotika, die in der nicht kontrollierten Landwirtschaft eingesetzt werden. Diese Substanzen führen zu einer Erschlaffung der Schleimhäute in Magen und Darm.

Und genau da setzen die Bitterstoffe an. Sie wirken wie ein Schleimhauttraining. Die Schleimhäute ziehen sich durch den bitteren Geschmack zuerst zusammen, dehnen sich dann wieder aus. Sie werden wieder richtig aktiv. Dabei können dann auch Gifte, Stoffwechselschlacken, Viren und Bakterien sowie Pilze leichter abtransportiert und ausgeschieden werden. Das ist auch der Grund, warum Tiere immer wieder bittere Kräuter fressen.

Was bewirken natürliche Bitterstoffe sonst noch? Sie steigern die Produktion des Magensaftes und kräftigen die Magen- und Darmschleimhäute. Sie fördern damit den gesunden Appetit. Und sie regulieren eine gestörte Verdauung. Aufgrund ihrer stark basischen Wirkung entsäuern Bitterstoffe den heutzutage fast immer übersäuerten Organismus auf sanfte Weise. Sie geben auch Kraft, können also bei Erschöpfung helfen, schneller wieder fit zu werden. Und sie tragen nicht zuletzt dazu bei, das natürliche Abwehrsystem des Körpers zu stärken.

Obwohl man in der Landwirtschaft versucht, Bitterstoffe durch hochkomplizierte Zuchtverfahren zu mildern und sie aus den gängigen Naturprodukten wegzuzüchten, ist die Palette an bitterstoffreichen Obst-, Gemüsesorten und Kräutern sehr groß:

- Gemüse: Blumenkohl, Artischocken.
- Salate: Radicchio, Endivien, Chicorée, Rucola, Löwenzahn.
- Obst: Grapefruits, Zitronen und Orangen.
- Getreide: Hirse und Amarant.
- Gewürze: Kardamom, Ingwer, Pfeffer, Odermennig, Thymian.
- Küchenkräuter: Sauerampfer, Liebstöckel – auch als Maggikraut bekannt –, Lorbeerblätter, Kerbel, Majoran, Rosmarin und Estragon. Sie geben den Speisen eine ganz eigene herbe Note, sodass der Bitterstoff hier auch zum reizvollen Geschmacksstoff wird.
- Heilkräuter: Salbei (gegen Erkältungen und zum Stärken der Immunkraft), Beifuß (auch Gänsekraut genannt; gegen Verdauungsstörungen), Benediktenkraut (gegen Sodbrennen, Völlegefühl und Gallenbeschwerden), Bitterklee (gegen Magenkrämpfe und Gallenbeschwerden), Galgantwurzel (gegen Appetitlosigkeit und Magenkrämpfe), Gelber Enzian (gegen Blähungen, Völlegefühl und Verdauungsbeschwerden, die auf einen Mangel an Magensaft zurückzuführen sind; die Wurzel des Gelben Enzians hat den höchsten Bittergehalt, der in der Natur überhaupt vorkommt), Mariendistel (gegen den Reizmagen), Tausendgüldenkraut (gegen Leberbeschwerden), Schafgarbe (gegen Gallenbeschwerden).

Wermut sollte man nur in Absprache mit dem Arzt gegen Verdauungsbeschwerden und bei zu wenig Speichelproduktion einsetzen. Vorsicht: Wermut ist sehr bitter und kann in Überdosierung zu Kopfschmerzen und Schwindelanfällen führen.

Wir dürfen die Getränke nicht vergessen. Vom Kräuterschnaps oder Magenbitter war schon die Rede, ebenfalls von verschiedenen Kräutertees. Aber auch in der Kaffeebohne sind Bitterstoffe enthalten, in den Teeblättern sind es bittere Gerbstoffe, und im Bier ist es der Hopfen mit seinen Bitterstoffen Humulon und Lupulon.

Viele Aperitifs, die man trinkt, um das nachfolgende Essen besser verdauen zu können, enthalten Bitterstoffe. Dazu gehören Prosecco, Sekt, Champagner. Man kann ein paar Tropfen Kräuterbitter dazugeben, um die Wirkung zu verstärken. Viele Bitterstoffe sind auch im Cynar sowie im Fernet Branca enthalten.

Zum Schluss will ich Ihnen ein Rezept für einen schmackhaften Bitterstoffcocktail ohne Alkohol, der die gesamte Verdauung stärkt, nicht vorenthalten: Gießen Sie Saft von zwei Grapefruits, zwei Orangen und einer halben Zitrone in einen Krug, geben Sie einen Viertelliter naturtrüben Apfelsaft dazu, rühren Sie eine Messerspitze geriebene Biopomeranzenschale ein und gießen Sie mit etwas Mineralwasser auf.

7 Jede Menge gesundes Gemüse

Gemüse hat im Rahmen einer gesunden, ausgewogenen Ernährung einen hohen Stellenwert, weil es kalorienarm ist und weil es kein Cholesterin enthält. Stattdessen versorgt es uns mit Vitaminen, Mineralstoffen, Spurenelementen, Enzymen, Ballaststoffen (gut für die Verdauung) und Folsäure (gut gegen Herz-Kreislauf-Probleme). Das alles steht außer Frage.

Jahrzehntelang hat es zudem in der Ernährungswissenschaft eine ganz wesentliche Botschaft gegeben: Am meisten tut man für die Gesundheit, wenn man knackig frisches, vor allem aber rohes Gemüse konsumiert. Diese Lehrmeinung hat jedoch mit der Entdeckung der sekundären Pflanzenstoffe schlagartig ihre Allgemeingültigkeit verloren. Seit ein paar Jahren weiß man: Manche Gemüsesorten fördern die Gesundheit viel mehr, wenn man sie erhitzt zu sich nimmt.

Was sind denn eigentlich diese sekundären Pflanzenstoffe, von denen man in jüngster Zeit so viel hört? Die sekundären Pflanzenstoffe – auch Bioaktivstoffe oder Bioflavonoide genannt – sind keine Nährstoffe, sie sind also für den Menschen nicht lebenswichtig, da sie der Körper nicht als Baustoffe benutzt. Es handelt sich dabei in erster Linie um Farb- und Duftstoffe im Gemüse und natürlich auch im Obst. Sie können dennoch unserer Gesundheit hervorragende Dienste leisten – so etwa die Zellen schützen, welche die Immunkraft stärken, das Krebsrisiko senken, Entzündungen hemmen, den Blutdruck oder einen erhöhten oder zu hohen Cholesterinspiegel senken.

Die Erforschung der sekundären Pflanzenstoffe hat gerade erst begonnen. Wissenschaftler vermuten, dass man letztendlich an die 10 000 verschiedenen Substanzen entdecken wird – und zwar in den Gemüsesorten, die wir tagtäglich zu uns nehmen. Wie viel man von diesen Stoffen aufnehmen sollte, darüber gibt es derzeit noch keine allgemein anerkannten, offiziellen Werte.

Ist also durch die Entdeckung dieser neuen Substanzen die seit Jahrzehnten propagierte Rohkost plötzlich nicht mehr gültig?

So kann man das nicht sehen. Die Situation ist bloß etwas unübersichtlicher geworden. Verschaffen wir uns daher einen Überblick. Es gibt drei große Gruppen, in die wir unser Gemüse einteilen können.

Da sind zum einen die Gemüsesorten, die besonders gesundheitsfördernd sind, wenn man sie roh genießt, die man nicht erhitzen kann, weil sie sonst vollkommen wertlos werden. Dazu gehören zum Beispiel alle Salatarten, ferner Gurken, Radieschen und Rettich, Jungzwiebeln, Avocados, Knoblauch sowie Sprossen und Keime: Weizenkeime, Sojakeime, Linsenkeime.

Dann gibt es Gemüsesorten, die man sowohl roh als auch gekocht oder gedünstet konsumieren kann, wobei sie im Rohzustand fast immer mehr Vitalstoffe haben, gekocht jedoch die Verdauung weniger belasten. Dazu gehören Sellerie, Zwiebeln, Rote Bete, Paprika, Pilze, Sauerkraut, Kohlrüben, Lauch, Fenchel, Spinat, Blumenkohl und auch grüne Erbsen, die in jedem Fall gekocht gesünder sind.

Und schließlich gibt es Gemüse, das man ausschließlich in gekochtem oder gedünstetem Zustand essen muss: Kartoffeln, Broccoli, Kohl, Kraut, Kohlsprossen, Sojabohnen, grüne Bohnen, Spargel, Kürbis, Mais, Zucchini, Auberginen, Artischocken, Schwarzwurzeln. Manches Gemüse ist roh bloß schwer verdaulich sind und schmeckt einfach nicht so gut: Kohl, Kraut, Broccoli, Rosenkohl. Anderes ist roh schlechterdings ungenießbar: Artischocken, Spargel, Maiskolben, Sojabohnen, Schwarzwurzeln. Und einige Gemüsesorten – wie etwa die grünen Bohnen – enthalten sogar Solaningiftstoffe, die erst nach

20 bis 25 Minuten Kochen zugrunde gehen. Wer rohe Bohnen isst, dem kann sehr übel werden.

Natürlich gehen beim Kochen von Gemüse in der Regel viele Vitalstoffe verloren, vor allem Vitamine. Im Rahmen einer ausgewogenen Ernährung tut das aber nichts zur Sache. Besonders interessant: Es gibt einige wenige Gemüsesorten, die über eine ganz bestimmte Zusammensetzung von Enzymen verfügen, die mithelfen, dass manche Vitamine trotz des Erhitzens erhalten bleiben. So lässt sich etwa Wirsing bis zu einer halben Stunde kochen, ohne viel Vitamin C einzubüßen. Ähnlich ist es bei Kartoffeln, Artischocken und beim Kürbis. Das bedeutet aber nicht, dass man diese Gemüsesorten zu Tode kochen darf. Man muss immer um eine schonende Zubereitung bemüht sein.

Es gibt Gemüsesorten, von denen man immer dachte, sie seien roh gesünder, die jedoch nach neuesten Erkenntnissen erhitzt besser für den Organismus sind. So haben jüngste Studien der Tufts University in Massachusetts und der Universität von North Carolina ergeben, dass der rote Farbstoff – das Lycopin – der Tomaten Herz und Kreislauf stärkt, einer frühzeitigen Adernverkalkung vorbeugt und den Körper vor Umweltschadstoffen und vor krebserregenden Stoffen wie etwa den Nitrosaminen schützt. Im Zuge dieser Studien ist ferner nachgewiesen worden, dass erhitzte Tomaten und selbst Großmutters gute, alte Tomatensoße sehr wertvoll sind, weil das Lycopin aus den erhitzten Tomaten viel schneller in den Organismus gelangen kann und dort dann auch intensiver wirkt. Also haben auch die Tomaten auf einer Pizza, hat sogar Ketchup, wenn es nicht zu viel Zucker enthält, einen gesundheitsfördernden Wert.

Ernährungstechnisch heißt das: Wenn ich ein Stück Räucherspeck oder Gepökeltes verzehre, nehme ich wohl oder übel auch Nitratsalze zu mir, die bei der Verdauung zu krebserregenden Nitrosaminen umgewandelt werden. Der Farbstoff der Tomaten kann diese verhängnisvolle Umwandlung verhindern – und zwar am besten dann, wenn ich als Vortisch keinen Tomatensalat, sondern Tomatensuppe esse! Dass sich in der Suppe kaum noch Vitamin C befindet, braucht mich jetzt nicht zu kümmern. Das ist aber ein Beleg dafür, dass wir unserer Gesundheit zuliebe sowohl rohes als auch gekochtes Gemüse essen müssen.

In diesem Zusammenhang sollte allerdings nicht nur von Tomaten die Rede sein. Prof. Luke Howard von der Universität von Arkansas in Fayetteville hat herausgefunden, dass auch gekochte

Möhren und gelbe Rüben gesundheitsfördernder sind als rohe. Sie enthalten nämlich in gekochtem Zustand viel mehr zellschützende Substanzen, also Substanzen, die uns vor Umweltschadstoffen und krebserregenden Stoffen schützen. Indem durch das Erhitzen das Gemüse weich wird, bilden sich neue Phenolverbindungen, die im Körper eine sehr starke Schutzwirkung haben.

Wenn man allerdings die Möhren wegen der Vitamine isst, dann muss man sie roh knabbern. Aber nicht vergessen: etwas Fett dazugeben! Die Vitamine A, D, E und K sowie das Provitamin Beta-Carotin sind fettlösliche Vitamine. Der Organismus kann sie nur dann aufnehmen, wenn sie zusammen mit Fett konsumiert werden.

Aber, wie gesagt: Es kommt nicht immer auf die Vitamine und die Ballaststoffe an. Manchmal – und das ist die neue Erkenntnis – zählen eben auch die Duft- und Farbstoffe des Gemüses, die als Miniarzneien in unserem Körper wirken. Die sekundären Pflanzenstoffe und ihre Auswirkungen werden erst jetzt nach und nach entdeckt. Und die Konsequenz dieser Entdeckungen ist, Gemüse sowohl roh als auch gekocht in den Speiseplan einzubauen. Nur dann kann man die breite Palette der Vitalstoffe nützen.

Gutes Essen am besten aus der Region 8

Wir leben in Europa in einer Überflussgesellschaft. Alles ist immer da, und wer genügend Geld hat, kann es sich kaufen. Was das Nahrungsmittelangebot betrifft, sind wir – im Vergleich zu vergangenen Zeiten – besonders verwöhnt. Wir bekommen das ganze Jahr über alle Obst- und Gemüsesorten aus allen Teilen der Welt. Die Früchte sehen immer schön frisch und prall aus. Die Frage ist bloß: Wie wertvoll sind sie für uns?

Die Naturprodukte werden oft über weite Strecken von anderen Kontinenten per Flugzeug oder mit dem Lkw herangeschafft. Zweifelsohne eine Umweltbelastung. Das aber ist nicht allein das Problem. Wir wissen sehr oft nicht, wie diese Produkte gedüngt, welche Insektizide oder Pestizide eingesetzt worden sind. Wir wissen oft auch nicht, wie viele Vitalstoffe diese Naturprodukte noch enthalten, wenn sie bei uns angekommen sind.

Ein Beispiel: die Weintrauben aus Übersee. Sie gedeihen oft auf belasteten Böden, werden wochen- und monatelang mit Pestiziden und Insektiziden gespritzt, damit ihnen kein Insekt zu nahe kommt. Und noch auf dem Transport und im Großmarkt werden diese Trauben mit gesundheitsbelastenden Wachsen und Harzen nachbehandelt, um sie haltbarer und künstlich schöner zu machen.

Der Energieaufwand für Gemüse und Obst aus dem fernen Ausland ist sehr hoch. Nehmen wir als weiteres Beispiel die Tomaten, die bei uns im Winter angeboten werden. Für uns heute eine Selbstverständlichkeit. Sobald in Europa die Ernten nachlassen, kommen die Tomaten aus Marokko. Sie müssen vielfach eine festere Haut haben und länger haltbar sein, sonst würden sie den Transport nicht überstehen. Das Saatgut liefern meist holländische Agrarkonzerne. Die Tomaten müssen in Holzkisten verpackt werden, das oft aus Brasilien oder Skandinavien kommt. Dann werden sie mit dem Kühl-Lkw bei acht Grad Celsius nach Tanger gebracht, per Schiff über die Straße von Gibraltar transportiert, von spanischen Spediteuren nach Perpignan verfrachtet, wo sich ein großes Verteilerzentrum befindet. Von hier aus kommen sie per Lkw in alle Teile Europas. Sie sind oft 2 200 Kilometer unterwegs.

Ähnlich ist es mit den neuen Kartoffeln, die bei uns schon im März angeboten werden. Sie kommen meistens aus Ägypten.

Die Frage ist nun: Wie reif sind Ost und Gemüse, wenn sie im fernen Ausland geerntet und auf die Reise geschickt werden? Das lässt sich nicht bei allen Produkten so genau sagen. Man weiß aber, dass etwa Bananen und Kiwis unreif geerntet werden und erst auf der Reise und später in einem CO_2-Zelt nachreifen. Sonst würde die Ware kaputt und ungenießbar ankommen. Dasselbe gilt für Aprikosen und Pfirsiche, die von weit her transportiert werden.

Darum sieht es sehr oft mit dem Gehalt von Vitaminen und Mineralstoffen bei Obst und Gemüse aus dem fernen Ausland traurig aus. Die lange Reise sorgt für einen hohen Verlust. Es gibt eine Liste im Europäischen Zentrum für Immunforschung und Immuntraining in Obertal, die die Ärztin Dr. Irmgard Niestroy bei einer gesundheitspolitischen Konferenz des Europaparlaments in Brüssel vorgestellt hat. Daraus ersieht man, wie transportiertes Obst und Gemüse im Laufe der Jahre an Vitalstoffen verloren hat. Ein paar Beispiele der Verluste seit 1985:

- Erdbeeren haben 14 Prozent Calcium, 8 Prozent Magnesium und 67 Prozent Vitamin C weniger.
- Spinat hat bis zu 68 Prozent weniger Magnesium, 58 Prozent weniger Vitamin C.
- Möhren haben 57 Prozent weniger Magnesium, 17 Prozent weniger Calcium.
- Kartoffeln haben 70 Prozent weniger Calcium, 25 Prozent weniger Vitamin C.
- Broccoli hat nahezu 68 Prozent weniger Calcium, 52 Prozent weniger Folsäure und 25 Prozent weniger Magnesium.

Wenn man reif geerntetes Obst und Gemüse aus dem eigenen Garten konsumiert, dann sind die Früchte randvoll mit Vitalstoffen. Das ist auch so, wenn man zu einem Gärtner seines Vertrauens in nächster Nähe geht, der selbst anbaut und erntet, oder auch dann, wenn man Tiefkühlgemüse kauft, das bei optimaler Reife in kurzer Zeit schockgefrostet wird, sodass es nahezu erntefrisch etliche Monate erhalten bleibt, wobei dann allerdings der Vitalstoffgehalt – sehr langsam, aber stetig – sinkt.

Darum ist es die beste und einfachste Ernährungsphilosophie, sich hauptsächlich auf das Gemüse und Obst der Saison und aus der Region zu konzentrieren. Die Produkte haben einen hohen Gehalt an Vitaminen, Mineralstoffen und Spurenelementen sowie Enzymen. Es gibt wieder die Freude an wechselnden Früchten. Wir freuen uns, dass es im Sommer und Frühherbst Tomaten, dass im September und Oktober Trauben gibt, weil wir sie längere Zeit nicht hatten. So war es ja auch in früheren Jahrzehnten. Bei Erdbeeren noch im Dezember oder Januar kommt so recht keine Freude auf – noch dazu, wenn sich wieder einmal erweist, wie arm sie an Aroma, oft sogar völlig geschmacklos sind.

Es sind vor allem fünf Obstsorten aus der Region, die ich Ihnen für eine gesunde Ernährung im Herbst empfehle: Äpfel, Birnen, Hagebutten, Nüsse und Preiselbeeren.

Äpfel gibt es in den verschiedensten Geschmacksrichtungen, aber alle sind jetzt – wenige Wochen nach der Ernte – randvoll mit Vitalstoffen. Sie bestehen zu 30 Prozent aus Ballaststoffen, die den Cholesterinspiegel senken und die Verdauung aktivieren helfen. Aber auch ihre Pektine und die Pottasche senken die Cholesterinwerte, stärken Herz und Kreislauf. Äpfel wirken auch blutdrucksenkend, stärken die Blutgefäße und kräftigen das Zahnfleisch. Sie enthalten eine Mischung aus allen Vitaminen, Mineralstoffen und Spurenelementen, besonders interessant aber ist ihr Gehalt an Vitamin C und Kalium für das Herz, die Nerven und die Muskeln. In der Adventszeit sind früher oft Bratäpfel gegessen worden: ein uraltes, wirksames Hausrezept gegen Halsschmerzen und Heiserkeit.

Birnen sind durch ihren hohen Flüssigkeitsanteil interessant. Sie reinigen den Darm, fördern den Abbau von Stoffwechselschlacken. Sie helfen bei Nieren- und Blasenproblemen. Sie sind reich an Folsäure zum Stärken von Herz und Kreislauf und ideal für den kleinen Hunger zwischendurch. Und sie sind reich an den Spurenelementen Kupfer, Phosphor und Zink. Birnen helfen, Umweltgifte aus dem Körper auszuschwemmen und fördern die Gehirnarbeit. Darum haben Hausärzte Anfang des 20. Jahrhunderts älteren Menschen, die vergesslich, und Kindern, die in der Schule unkonzentriert waren, eine Birnenkur verordnet: eine Woche lang jeden Tag 1 Kilogramm saftige Birnen essen.

Hagebutten, die im Herbst am Strauch reifen, sind reich an Vitamin C, das auch noch im Tee über eine Stunde erhalten bleibt. Acht Hagebutten haben mehr Vitamin C als fünf Orangen. Sie enthalten die Spurenelemente Zink und Selen, helfen Umweltgifte aus dem Körper ausscheiden. Man kann Hagebutten nicht roh essen, aber Konfitüre aus rohen wie auch aus gekochten Früchten zubereiten. Hagebutten schützen vor Erkältung, beeinflussen unsere Hormonproduktion, verbessern die Libido und die Potenz. Sie stärken aber auch das Zahnfleisch. Raucher sollten damit wenigstens die Folgen ihrer Sucht bekämpfen und drei Wochen lang jeden Tag einen Liter Hagebuttentee trinken. Das Rezept: vier Esslöffel Hagebutten in einem Liter Wasser zehn Minuten kochen.

Nüsse stärken die Nerven durch ihren reichen Anteil an Vitamin B und wirken rheumatischen Erkrankungen durch das Vitamin E entgegen. Sie sind leicht verdaulich, zeichnen sich durch hochwertiges Eiweiß aus: Die Nuss hat 20 Prozent Eiweiß, Roastbeef nur 10. Nüsse sind durch ihren Reichtum an Phosphor, Kupfer und Selen gerade für das Gehirn eine Supernahrung. Ideal für eine bessere Gedächtnisleistung ist die Kombination von Birnen und Nüssen. Einen Nachteil haben sie: Nüsse sind leider auch Kalorienbomben.

Preiselbeeren verfügen über natürliche antibiotische Kräfte. Mit ihrem Saft kann man einen Harnwegsinfekt erfolgreich bekämpfen. 1994 sind an der Rutgers State University in New Jersey die Substanzen gefunden worden, die das bewirken und die sich ideal als Naturmedizin eignen. Es sind die so genannten Pro-Anthocyane. Sie verhindern, dass sich in der Blase und in der Niere Kolibakterien festsetzen. Die Bakterien werden mit dem Harn ausgeschwemmt. Die Therapie besteht darin, für einige Zeit täglich etwa einen halben Liter bis drei Viertelliter Preiselbeersaft zu trinken oder einen Viertelliter Kompott zu konsumieren. Um einer Infektion der Harnwege vorzubeugen, sollte man drei Wochen lang täglich ein Glas Preiselbeersaft trinken.

Und hier serviere ich Ihnen die sieben Gemüsesorten, die im Herbst aus der Region für eine gesunde Ernährung besonders empfehlenswert sind: Schwarzwurzeln, Wirsing, Sauerkraut, Rote Bete, Rotkohl, Sellerie, Süßkartoffeln.

Schwarzwurzeln verhelfen zu geistiger und körperliche Vitalität, speziell im reiferen Alter. Man kann sich besser konzentrieren, das Erinnerungsvermögen wird gestärkt. Schwarzwurzeln beugen der Osteoporose vor – wichtig für Frauen in den Wechseljahren –, weil sie reich an Kupfer sind, und dieses Spurenelement stabilisiert das Calcium in den Knochen. Wer viel Fleisch isst, sollte sich dieses Gemüse als Beilage auf den Teller tun, weil es hilft, die Harnsäure schnell abzubauen. Schwarzwurzeln werden unterschätzt und sind nicht sehr beliebt, weil sie ein Arme-Leute-Essen waren und in der Küche viel Arbeit machen.

Wirsing muss man essen, sobald er auf dem Acker den ersten Frost abbekommen hat. Die Kälte aktiviert im Wirsing zahllose Enzyme und macht auch Vitamine und Mineralstoffe schneller und besser aufnehmbar. In anderen Gemüsearten geht das Vitamin C durch Erhitzen kaputt, im Wirsing bleibt es erhalten. 100 Gramm gekochter Wirsing haben doppelt so viel Vitamin C wie 100 Gramm Zitrone. Außerdem senkt Wirsing das Risiko für Magen- und Darmgeschwüre bis hin zum Krebs. Das ist dem Eiweißkörper Methyl-Methionin-Sulfonium-Bromid zu danken. Wichtig: zum Wirsing keine heiße Wurst, sondern ein kleines Stück mageres Lammfleisch genießen.

Sauerkraut liefert enorm viel Vitamin C und Milchsäure, welche die Produktion von positiven Darmbakterien fördert, also die Darmflora und damit die Immunkraft aufbaut. Zum Schutz vor Erkältungen und bei Stressüberforderung sollte man jeden Tag drei Gabeln Sauerkraut kauen. Sauerkraut und Sauerkrautsaft entschärfen starken Fleischkonsum, weil sie Harnsäure abbauen helfen. Sauerkraut neutralisiert Gärstoffe und Fäulnissubstanzen im Darm.

Rote Bete hat zwei wesentliche positive Eigenschaften: Der Farbstoff Betanin macht Erkältungsviren und -bakterien inaktiv und hilft, dass sie schnell wieder über die Harnwege abtransportiert werden. Man sollte daher in Grippezeiten täglich einen Viertelliter Rote-Bete-Saft trinken. Rote Bete verfügt auch über den Eiweißbaustein Betain. Dieser hilft Fettpolster abzubauen und stärkt die Leber. Außerdem liefert die Rote Bete reichlich Folsäure für Herz und Kreislauf, schützt unser Gehirn vor Schadstoffen.

Rotkohl macht müde Menschen wieder munter. Er liefert Eisen fürs Blut und wirkt blutdrucksenkend. Und er hilft durch seinen reichen Gehalt an Folsäure, das Eiweiß aus dem Fleisch besser zu verdauen und zu verarbeiten. Rotkohl ist sozusagen das gute Gewissen zur Weihnachtsgans. Er stärkt die Immunkraft, weil er große Mengen an Selen enthält. Und er bekämpft die Darmträgheit.

Sellerie verfügt über wertvolle Terpene, Aromastoffe, die Nieren- und Harnsteinen vorbeugen. Die Harnwege werden desinfiziert. Durch seine Mineralstoffe – vor allem Magnesium – beruhigt Sellerie und macht munter. Sellerie enthält wie Spargel Asparagin, und das wirkt entwässernd und harntreibend. Selleriesaft zum Fleisch sorgt für einen basischen Ausgleich zur Übersäuerung des Körpers. Daher sind Sellerie und Selleriesaft wunderbar für alle Menschen, die viel Stress haben. Denn auch Stress schafft ein saures Milieu im Körper.

Topinambur, auch Süßkartoffel oder Diabetikerkartoffel genannt, ist ideal für alle, die abnehmen wollen, und für Diabetiker. Topinambur hat fast 80 Prozent Kohlenhydrate, die nicht verdaubar sind. Das Hauptkohlenhydrat: Insulin. Es passiert Magen und Darm. Erst im Dickdarm wird es aktiv, fördert den Aufbau der Darmflora. Topinambur macht schnell satt, verhindert Heißhunger. Dadurch wird die Bauchspeicheldrüse nicht gestresst und nicht überfordert. Der Körper kann folglich mit seinem Insulin besser haushalten, weil der Blutzuckerspiegel durch Topinambur nicht verändert wird. Außerdem fördert die Süßkartoffel die Verdauung.

Es geht auch ohne Fleisch

Laut einer Umfrage der Europäischen Union nimmt die Zahl der Menschen, die kein Fleisch essen, ständig zu. In England ist der Anteil der Vegetarier von 1984 bis 2000 von 2 auf 9 Prozent angestiegen. In Deutschland sind es derzeit 7 Prozent. Der BSE-Skandal, die Maul- und Klauenseuche, Salmonellen im Geflügel sowie Antibiotika im Schweinefleisch haben vielen von uns den Appetit auf Wurst und Fleisch gründlich verdorben. Viele haben in jüngster Zeit den Entschluss gefasst: Ich esse in Zukunft kein Fleisch mehr.

Aber: Ist es im Interesse einer ausgewogenen, vernünftigen Ernährung richtig und gesund, auf Fleisch zu verzichten? Gibt es Alternativen, um sich mit wertvollem Eiweiß zu versorgen?

Bevor ich darauf antworte, muss ich zunächst darauf hinweisen, dass es drei Varianten der vegetarischen Ernährung gibt:

- Die Ovo-Lacto-Vegetarier nehmen kein Fleisch zu sich, aber Milch, Käse und Eier.
- Die Lacto-Vegetarier trinken auch Milch und essen Käse, aber keine Eier.
- Die Veganer hingegen verzehren keinerlei Tierprodukte.

Für die Veganer mit ihrer entschiedenen Haltung stellt sich daher die Frage nach den Alternativen am vordringlichsten. Jedoch können auch sie genügend lebenswichtige Stoffe aufnehmen, wie jüngste Untersuchungen gezeigt haben:

- Fleisch ist eine gute Eiweißquelle, aber nicht die einzige. Ovo-Lacto-Vegetarier können ihren Eiweißbedarf problemlos mit Milch und Eiern decken.
- Eiweiß oder doch zumindest dessen Bausteine, die Aminosäuren, sind auch in bestimmten Pflanzen zu finden. Wer überhaupt keine Tierprodukte zu sich nimmt, der muss regelmäßig Sojaprodukte und andere Hülsenfrüchte, Sesamsamen, Sonnenblumenkerne, Nüsse und Kürbiskerne in den Speiseplan einbauen.

Veganer müssen vor allem Obacht geben, dass sie keinen Mangel an den Vitaminen B 12 und D erleiden. Vitamin B 12, das wir alle hauptsächlich aus Eiern, Quark und Fisch aufnehmen, müssen sie aus Sauerkraut und Vollkornprodukten tanken. Problematisch ist es für schwangere Frauen, stillende Mütter, Kinder und Jugendliche. Wenn sie sich fleischlos ernähren wollen, sollten sie das vorher mit dem Arzt besprechen.

Interessant sind drei große Studien, die an der Universität Gießen, am Krebsforschungsinstitut Heidelberg und am Bundesgesundheitsamt Berlin durchgeführt wurden. In allen drei Fällen hat man festgestellt, dass eine vegetarische Lebensweise in mehrerer Hinsicht von Vorteil ist: Vegetarier weisen günstigere Blutdruckwerte und Cholesterinwerte auf, haben weniger Gewichtsprobleme und sind weniger infektanfällig. Sie haben sehr oft eine längere Lebenserwartung und ein herabgesetztes Krebsrisiko.

Interessant ist auch, dass fast alle, die sich für eine vegetarische Lebensweise entscheiden, mit dem Rauchen aufhören und wenig Alkohol trinken.

Die übliche Eiweißquelle für Vegetarier ist die Sojabohne. Sie enthält etwa 40 Prozent hochwertiges, leicht verdauliches Eiweiß, ist frei von Cholesterin und liefert viele Ballaststoffe für eine optimale Verdauung. Man nimmt mit Sojabohnen viel Magnesium, Kalium, Calcium und Eisen auf, zudem Selen, Folsäure und Lecithin. 500 Gramm Sojamehl entsprechen, was den Eiweiß- und Fettgehalt anbelangt, fünf Litern Vollmilch und 28 Hühnereiern. Eine halbe Tasse Sojabohnen hat den gleichen Eiweißgehalt wie ein 150-Gramm-Steak.

Allerdings enthält die Sojabohne, anders als Fleisch, nicht alle lebenswichtigen Aminosäuren. Man muss Soja daher mit Reis, Vollkornnudeln und Milch kombinieren. Dann ist alles in Ordnung. Es muss auch bedacht werden, dass für manche Menschen Sojaprodukte nicht bekömmlich sind. Sie haben dann mit Blähungen zu kämpfen, weil sie die Oligosaccharide nicht vertragen.

Neueste Forschungsergebnisse machen die Sojabohne für die gesunde Ernährung besonders interessant. Man hat nachgewiesen: Wer Sojaprodukte isst, führt seinem Organismus so genannte Isoflavone zu. Und diese verwandeln bestimmte Hormone in Anti-Krebs-Substanzen. Soja in der täglichen Nahrung senkt das Risiko für Brust- und Prostatakrebs. Außerdem kann man mit dem regelmäßigen Verzehr von Sojaprodukten der Adernverkalkung vorbeugen und zu hohe Cholesterinwerte senken.

Das Angebot an Sojaprodukten in den Reformhäusern und Gesundheitsregalen der Supermärkte ist vielfältig: Es gibt Sojamilch,

Sojaquark – besser als Tofu bekannt –, des Weiteren Sojapaste, bekannt als Miso, Sojasoße, Sojamehl, Sojaflocken und Sojateigwaren. Da Soja keine Stärke enthält, eignet es sich auch sehr gut für Diabetiker.

Seit einiger Zeit gibt es eine starke Konkurrenz zur Sojapflanze. Lopino heißt die neue Alternative im Rahmen der gesunden Ernährung für Vegetarier und Allergiker, die tierische Produkte meiden wollen. Gewonnen wird Lopino aus dem Samen einer Blume. Es handelt sich dabei um die gelbblühende Süßlupine, eine ursprünglich bolivianische Verwandte der Gartenlupine. Lopino hat die Konsistenz von Quark, die Farbe von Vanille, schmeckt nach Nuss, ist besonders leicht verdaulich und verursacht keine Blähungen. Das Besondere an dem Lupinensamen: Er hat einen höheren Eiweißgehalt als alle anderen tierischen und pflanzlichen Nahrungsmittel. Zum Vergleich: 200 Gramm Lopinoquark enthalten so viel Eiweiß wie 330 Gramm Fleisch oder 400 Gramm Tofu.

Und so wurde diese „Blumennahrung" wiederentdeckt: Der deutsche Ernährungsberater Paul Bremer aus Bremerhaven erzeugte Tofu aus der Sojabohne. Solange diese Pflanze ausschließlich biologisch angebaut wurde, war das für ihn in Ordnung. Als dann aber in den USA das erste Gensoja angeboten wurde, da wollte er vom amerikanischen Markt unabhängig sein und suchte nach einer Alternative zum Soja. In alten Schriften stieß er auf die Lupine, deren Samen bereits in der Bronzezeit gegessen wurden.

Im Rahmen eines großen Forschungsprojektes in Bolivien, initiiert von der deutschen Bundesregierung, wurden dann der kontrolliert-ökologische Anbau und die Verwertung des erbsengroßen Lupinensamens erkundet. Seither wird das Eiweiß aus diesem Samen in einem sorgfältigen Verfahren gewonnen. Die Samen quellen über Nacht in riesigen Wasserbottichen, dann werden sie zermahlen und mit Wasser verrührt. Es entsteht eine cremefarbene Milch, in der durch Erhitzen die gelösten Eiweißanteile gerinnen. Dieser Lopinoquark kann problemlos zu Brotaufstrichen, zu fleischlosen Brätlingen und zu anderen hervorragend schmeckenden Naturprodukten verarbeitet werden. Man kann Lopino braten, backen, rösten und grillen.

Nahrung aus dem Lupinensamen hat viele Vorteile und wird auch von Allergikern ausgezeichnet vertragen. Lopino ist der einzige Eiweißträger, der frei von harnsäurebildenden Purinen ist. Es enthält keine blähenden Stoffe, dafür aber alle lebenswichtigen Aminosäuren. Besonders reich ist Lopino an Methionon, Cystein und Lysin und ist wegen des Letzteren eine sehr gute Ergänzung zu Getreide. Denn in den Getreidesorten kommt Lysin nur in geringen Mengen vor. Lopino ist außerdem cholesterinfrei und kalorienarm, dafür aber reich am Vitamin B 12, Calcium, Magnesium und Phosphor.

Für Biobauern ist der Lupinensamen auch eine wichtige und wertvolle Futter- und Düngepflanze. Die Lupine verbessert den Boden, auf dem sie angebaut wurde. An den Wurzeln der Blume siedeln sich Knöllchenbakterien an, die Luftstickstoff binden und ihn damit biologisch verfügbar machen. Auf diese Weise werden saure Böden von der Lupine neutralisiert.

Lupinensamen, Lupinenquark, Lupinenmilch sowie Lupinenjoghurt gibt es – mit Rezepten für die Zubereitung von Speisen – in Naturkostgeschäften und Reformhäusern.

Ein weiterer wertvoller Eiweißlieferant ist Kamut, der Kornschatz der Pharaonen. Wissenschaftler aus den USA, Kanada, Italien, Israel und Russland haben diese uralte Getreidesorte, die sich ideal für den biologischen Landbau eignet, vor etwa 30 Jahren bei ägyptischen Bauern wiederentdeckt. Ohne Kunstdünger und Pestizide kann man damit hohe Erträge erzielen.

Dazu muss man wissen: Um 4000 v. Chr. bauten die Ägypter den ersten Weizen an – sozusagen den Urweizen. Sie gaben ihm den Namen Kamut, was so viel bedeutet wie „die Seele der Erde". Das Brotgetreide Kamut wurde als heilig verehrt und für Notzeiten in großen Speichern gehortet. Im Laufe der Jahrtausende entstanden – aus Wildgräsern gezüchtet – neue Weizensorten, die immer wieder gekreuzt wurden und dadurch natürlich an Nährwert und Geschmack verloren. Kamut geriet in Vergessenheit – bis zu seiner Wiederentdeckung. Im Jahr 1977 trat diese klassische Getreidesorte einen Siegeszug um die Welt an. Und seit 1989 wird Kamut wieder als Mehl und als Brot in zahlreichen Bäckereien in Deutschland, in den Niederlanden, Belgien, Frankreich, Italien und Österreich angeboten. In all diesen Ländern wird Kamut auch angebaut und geerntet.

Kamut ist ein Verwandter des Hartweizens und wurde im Gegensatz zum modernen Weizen niemals mit anderen Sorten gekreuzt, hat also auch heute noch dieselben Eigenschaften wie vor 6 000 Jahren. Und das sind die Vorzüge dieser historischen Weizenart: Sie wird zu 100 Prozent biologisch angebaut, hat einen sehr hohen Nährwert, enthält 40 Prozent mehr Proteine und weitaus mehr ungesättigte

Fettsäuren als moderne Weizensorten. Kamut liefert dem menschlichen Organismus etwa 30 Prozent mehr Magnesium (ein Mineralstoff) und Zink (ein Spurenelement) als andere Vollkornarten. Nach neuesten Prüfungen am Institut für Bio- und Lebensmittelchemie der Technischen Universität Graz verfügt diese Getreidesorte auch über einen besonders hohen Gehalt des Spurenelements Selen, wichtig als Krebsschutz und zur Festigung der allgemeinen Immunkraft. Schon beim Verzehr von 200 Gramm Brot aus Kamutmehl ist der Tagesbedarf an Selen gedeckt. Und weiter: Kamutkorn enthält besonders viel Vitamin B 1, B 2, B 6, B 9 und Vitamin E.

Damit ist der Urweizen ein besonders hochwertiges Getreide. Und zudem mit seinem milden, leicht nussigen Geschmack ein ideales Naturprodukt für Brot und Kuchen.

Wer Nahrungsmittel aus dem Urweizen genießt, kann es selbst beobachten: Man hat danach lange keinen Hunger. Und man tankt enorme Mengen an Energie. Daher eignet sich Brot aus diesem Getreide speziell auch für Schulkinder zum Frühstück.

Abgesehen von Soja, Lopino und Kamut: An dieser Stelle darf ein Plädoyer für Bohnen nicht fehlen. Wir alle – und nicht nur Vegetarier – sollten viel mehr Bohnen essen. Sie machen stark gegen Leber-, Nieren- und Blasenleiden. Sie wirken zellverjüngend und erhalten uns lange fit und vital. Sie wirken entwässernd, kräftigen Herz und Kreislauf. Vor allem die weißen Bohnen stärken das Nervensystem, geben im Alter mehr Kraft als Fleisch.

All diese Eigenschaften sind auf eine Reihe von wichtigen Inhaltsstoffen zurückzuführen: 22 Prozent Eiweiß, die Spurenelemente Mangan für gesunde Haare, Molybdän für den Stoffwechsel, Nukleinsäure fürs Jungbleiben und für die Körperenergie, Zink für die Immunkraft. Mit nur 100 Gramm Bohnen können wir mehr als die Hälfte unseres Tagesbedarfs an Kalium für Muskeln, Herz und Nerven, an Eisen fürs Blut und an Magnesium fürs Herz tanken. Bohnen enthalten sämtliche Vitamine der Gruppe B und Beta-Carotin. Sie sind reich an Ballaststoffen, regen somit die Darmtätigkeit an. Und was die Kalorien betrifft, so haben Bohnen 30 Prozent weniger als Reis oder Nudeln.

Sehr sinnvoll als Alternative zu Fleisch sind auch Linsen und Erbsen. Linsen sättigen stark, enthalten viel von den Spurenelementen Zink und Eisen. 100 Gramm Linsen liefern mehr Aminosäuren als 100 Gramm Fleisch. 100 Gramm Erbsen liefern zehnmal mehr Eiweiß als eine Currywurst mit Pommes und Sahnetorte als

Dessert. Und: Erbsen, wie auch die anderen Hülsenfrüchte, senken den Cholesterinspiegel.

Mais in Form von Polenta, von Cornflakes oder Popcorn ist ebenfalls ein interessanter Eiweißlieferant. Aber man muss diese Maisspeisen mit Milch kombinieren. Mais hat zu wenig von den beiden Aminosäuren Tryptophan und Lysin. Die liefert die Milch dazu.

10 Essen für Frauen – Essen für Männer

Wir kennen das alle: Sie und Er gehen einkaufen, kochen zusammen und essen gemütlich miteinander. Und in den meisten Fällen essen sie beide das Gleiche. Das ist aber für die Gesundheit der beiden gar nicht so gut, denn Frauen und Männer sind verschieden. Sie haben unterschiedliche gesundheitliche Voraussetzungen, und sie sollten auch sonst im Alltag auf ihre spezifischen Bedürfnisse besser eingehen. Das haben sowohl Wissenschaftler der amerikanischen Ernährungsbehörde in Boston als auch die Professoren Michael Kunze, Antia Rieder und Ingrid Kiefer am Institut für Sozialmedizin der Universität Wien nachgewiesen.

Ein wesentlicher Aspekt der Wiener Studie: Wenn Frauen lange fit bleiben und nicht zu früh altern wollen, benötigen sie andere Nahrungsmittel als die Männer. Denn der weibliche Körper ist eben etwas ganz Besonderes.

Was sollten Frauen also bei der Ernährung im Interesse ihrer Gesundheit beachten?

- Erstes Gebot: Sparsamer Konsum von Fleisch, tierischen Fetten und ganz besonders von Wurst und fettem Käse; reichlich Gemüse roh und schonend gedünstet, Salate und Obst. Das hat einen spezifischen Grund: Die Körperzellen der Frauen haben die genetische Veranlagung, mehr Fett aufzunehmen. Sie sind daher stärker gefährdet, dick zu werden. Der tiefere Sinn dahinter besteht darin, dass bei einer Schwangerschaft das werdende Kind durch Fettdepots geschützt werden soll.
- Zweites Gebot: Sparsamer Umgang mit Süßigkeiten. Zumindest dürfen diese nicht fett sein. Wenn Sie also Sehnsucht nach Sü-

ßem auf gesunde Weise stillen wollen, dann greifen Sie zu Trockenfrüchten wie Datteln, Feigen, Rosinen, Apfelringen und zu Dörrpflaumen.

- Drittes Gebot: Frauen legen nicht so große Nährstoffreserven in ihrem Körper an wie dies Männer tun. Deshalb sollten sie bei vielem Stress öfter Magnesium tanken. Zum Beispiel: Nicht nur eine Portion Naturreis am Tag, sondern auch zwei Schnitten Vollkornbrot, Vollkornteigwaren und zwei Äpfel. Wenn sie sich in der kalten Jahreszeit vor Erkältungen schützen wollen, dann brauchen sie fünfmal am Tag Orangen, Kiwis, Sauerkraut oder Paprikaschoten, weil sie schneller das Vitamin C abbauen. Sie sollten auch zur Stärkung der Immunkraft öfter die Spurenelemente Selen und Zink tanken, mit öfter mal einer Haferflockensuppe, Haferflocken im Müsli, Vollkornteigwaren und regelmäßigen Fischmahlzeiten.

- Viertes Gebot: Frauen bekommen eher Osteoporose als Männer. Ab dem 45. Lebensjahr beginnt der altersbedingte Abbau der Knochenmasse. Je mehr davon die Frau bis zum 35. Lebensjahr aufgebaut hat, desto geringer ist das Risiko. Daher ist für sie die Aufnahme von Calcium aus Milch und Milchprodukten und die Bildung von Vitamin D durch Sonnenbestrahlung besonders wichtig. Aber auch die Aufnahme von Vitamin D aus der Nahrung ist an sonnenarmen Tagen wichtig, zum Beispiel mit Champignons.

- Fünftes Gebot: Frauen stehen regelmäßig Krisen durch, die der Mann so nicht kennt. Es sind die Tage vor und nach der Menstruation. Durch hormonelle Veränderungen verbraucht die Frau in dieser Zeit besonders viele lebenswichtige Vitalstoffe. Die Eisenvorräte werden stark strapaziert. Damit der Verlust ausgeglichen werden kann, sollten Frauen und Mädchen all jene Gemüsesorten essen, die Eisen liefern, und regelmäßig Sonnenblumenkerne, Walnüsse, Haselnüsse, Weizenkeimflocken, Naturreis, Kartoffeln, Broccoli und Möhren in den Speiseplan einbauen. Auch viel Rohkost, vor allem grünes Blattgemüse, sind hervorragend, da sie einen Mangel an Folsäure, Vitamin B 6, Magnesium und Vitamin E verhindern. Gerade der Mangel an Folsäure ist alarmierend. Durch ihn kann es zu Früh- oder Fehlgeburten und zu Missbildungen in der Schwangerschaft kommen, denn Folsäure ist für das Wachstum des Embryos zuständig.

Der Bedarf an unterschiedlichem Gemüse für Frauen und Männer hängt mit den verschiedenen Schwachpunkten zusammen, mit denen die beiden Geschlechter ausgestattet sind. Männer haben ein schwächeres Immunsystem, sind auch anfälliger für Herz-Kreislauf-Erkrankungen und für Darmkrebs. Frauen leiden viel mehr an Vitaminmangel-Erkrankungen, bekommen leichter die gefürchtete Knochenentkalkung. Diese gesundheitlichen Schwachstellen und Wundpunkte kann man gezielt mit bestimmten Gemüsesorten ausgleichen oder zumindest entschärfen.

Wobei man den Männern überhaupt nicht oft genug sagen kann, dass sie mehr Gemüse essen sollen. Männer sind überwiegend begeisterte Fleischesser, daher neigen sie auch verstärkt zu Krebserkrankungen im Darm, in der Lunge und an der Haut. Viele Ärzte sind der Ansicht, dass man dagegen mit mehr Gemüse ankämpfen kann.

Das sind die Gemüsesorten, auf die Frauen nicht verzichten dürfen:

- Spinat enthält reichlich Folsäure, pflanzliches Eiweiß, Vitamin A, Calcium, Kalium, die Vitamine B 2 und B 5, Magnesium, Zink und Kupfer. Von alledem haben viele Frauen viel zu wenig.
- Broccoli, Schwarzwurzel und Fenchel liefern enorm viel Calcium für die Knochen.
- Kartoffeln bieten Vitamin C, kombiniert mit Folsäure.
- Kohl, Blattsalat, Gurken und Tomaten, aber auch Lauch sind absolut empfehlenswert, sie enthalten viele, für Frauen notwendige Vitamine.

Und das sind die Gemüsesorten, die speziell für die Männer Bedeutung haben:

- Erbsen sind ein Antistress-Gemüse, das Herz und Kreislauf stärkt. Sie enthalten viel Magnesium, liefern pflanzliche Proteine zum Aufbau der Muskeln, ohne dass Fett angesetzt wird. Denselben Effekt schaffen Bohnen und Linsen. Sie liefern derart viele Ballaststoffe, dass nicht nur die Verdauung in Schwung kommt, sondern auch ein Zuviel an Cholesterin abgebaut wird. Hülsenfrüchte halten zudem lange satt und bremsen den Appetit. Die Linsen bringen noch einen Vorteil. Sie liefern Cholin. Daraus baut sich das Gehirn Acetylcholin, ein Botenstoff, der für die geistige Fitness zuständig ist.

- Möhren und Tomaten schützen vor Krebs, stärken die Sehkraft, die Immunkraft und das Herz. Viele Männer lieben Wurst und Speck. Diese Nahrungsmittel sind mit Nitratsalzen hergestellt, die bei der Verdauung in krebserregende Nitrosamine umgewandelt werden. Diese Umwandlung können vor allem die Tomaten mit ihrem roten Farbstoff Lycopin verhindern.
- Paprikaschoten, Petersilie, Sauerkraut liefern reichlich Vitamin C und schützen das Immunsystem des Mannes zusätzlich.
- Alle Kohlsorten: Weißkohl, Rotkohl, Blumenkohl, Wirsing und Sauerkraut senken das Risiko für Darmkrebs.

Frauen und Männer dürfen selbstverständlich das Gemüse des jeweils anderen Geschlechts auch essen. Doch die zugeordneten Gemüsesorten sollten Vorrang haben.

Auch beim Obst gibt es für Frauen und Männer verschiedene Schwerpunkte. Frauen sollten viel Trauben essen, weil sie Folsäure und Pflanzenhormone sowie Bioaktivstoffe liefern. Auch Orangen liefern Folsäure. Männer sollten mehr nach Papayas, Mangos und Aprikosen Ausschau halten, weil sie reichlich Beta-Carotin beinhalten, das wichtig für die Augen, die Atemwege und die Immunkraft des Mannes ist.

Männer sterben früher als Frauen, das ist statistisch erwiesen. Das Durchschnittsalter der Frauen beträgt 80 Jahre, das der Männer nur 74. Viele schließen daraus, Frauen seien robuster, hätten die besseren Gene. Nun haben Wissenschaftler der Weltgesundheitsorganisation in Genf nachgewiesen, dass das nicht stimmt. Männer könnten ebenso alt wie Frauen werden, begingen sie in ihrer Jugend nicht so viele Sünden gegen ihre Gesundheit. Das rächt sich nämlich.

Man muss den jungen Männern mit 18 Jahren also klar machen, wovon es abhängt, dass sie länger leben.

- Mehr Obst und Gemüse essen, weniger Fleisch, weniger Fastfood. Junge Mädchen im selben Alter essen oft viel weniger Fleisch oder ernähren sich sogar mit Überzeugung vegetarisch. Eine Studie von Schweizer Ärzten zeigt zum Beispiel, dass Mädchen im Alter von 15 bis 20 doppelt so viel Obst essen.
- Weniger Salz, weniger Zucker und weniger Fett. Junge Männer langen da fast immer viel mehr zu als junge Frauen. Man muss wissen: Die ersten Ansätze für die Arteriosklerose findet man in den Gefäßen bereits in der Pubertät.

- Bescheiden mit Alkohol umgehen. Männer sind elfmal so häufig in Verkehrsunfälle mit Alkohol am Steuer verwickelt wie Frauen. Es sterben in Deutschland auch mehr als doppelt so viele Männer, die alkoholisiert waren, bei Verkehrsunfällen.
- Regelmäßig die Leber entgiften und stärken. Am besten mit Artischockenblätterextrakt, mit Brottrunk, mit Stutenmilch und mit Mariendisteltee.
- Depressive Verstimmungen mit Naturarzneien bekämpfen. Am besten mit Johanniskraut. Frauen greifen eher zu dieser Naturarznei, wenn sie sich in einem seelischen Tief befinden. Mehr als doppelt so viele Männer wie Frauen begehen Selbstmord.
- Öfter zum Arzt gehen. Speziell Herz und Prostata sollten im Rahmen einer Vorsorgeuntersuchung regelmäßig kontrolliert werden. Damit könnten viele schwere Erkrankungen rechtzeitig verhindert werden. Frauen gehen dreimal häufiger zum Arzt.
- Weniger Kaffee, aber mehr Wasser trinken. Es leiden überwiegend Männer an Nierensteinen.
- Spät abends nicht mehr deftig essen. Das strapaziert den gesamten Verdauungstrakt, aber auch Herz und Kreislauf. Der österreichische Wissenschaftler Prof. Johannes Huber geht davon aus, dass Männer, die zweimal die Woche auf das Abendbrot verzichten und um 16 Uhr die letzte Mahlzeit einnehmen, damit ihr Leben enorm verlängern können.

11 Unsere Kinder werden zu dick

Aktuellen Schätzungen zufolge haben in Deutschland etwa 20 Prozent der Schulkinder und Jugendlichen Übergewicht, mit steigender Tendenz. Es gibt 14- bis 16-Jährige mit einem Kampfgewicht von 130 bis 150 Kilogramm. Und es gibt in dieser Altersgruppe bereits Diabetiker vom Typ 2, also mit Altersdiabetes.

Ist das Kind erst einmal dick, dann hat die Gewichtsreduktion nur Erfolg, wenn ein ganzes Team von Experten eingesetzt wird: Kinderärztin, Psychologe, Sporttherapeutin, Diätassistent, Eltern und Lehrer. Es ist daher wichtig, dass vorbeugend etwas gegen das

Dickwerden getan wird. Denn: Wer dick ist, wird schneller krank und hat eine kürzere Lebenserwartung.

Wieso werden unsere Kinder dick? Drei Ursachen sind dafür verantwortlich:

- Antrainiert wird ab dem Säuglingsalter: Mutter und Großmutter wollen, dass das Kind groß und stark wird. Also muss es viel und oft essen. Isst es weniger, denken alle, es verhungert. Es bekommt also Fläschchen um Fläschchen, wird beim Füttern regelrecht vergewaltigt. Der kindliche Organismus verlernt in diesem Prozess, auf die Signale von Hunger und Sattsein zu hören. Das Dickwerden ist damit vorprogrammiert.
- Mangelnde Aufsicht: Viele Schulkinder versorgen sich selbst, weil die Eltern berufstätig sind. Sie bekommen Geld und kaufen sich Schokoriegel, Hamburger, Pommes, Pizza und Eis. Abends wünschen sie sich dann Spaghetti mit fetter Soße oder Bratwurst mit Bratkartoffeln. Man hat errechnet, dass 15-Jährige mit derartigem Essen auf täglich 4000 Kalorien kommen. Ist das nicht Wahnsinn?
- Der Frust ist ein fataler Automatismus: Wenn Kinder Stress haben, dann greifen sie zu Schokolade oder Bonbons. Erwachsene belohnen Kinder ja auch mit Süßigkeiten. Sie werden also dicker und dicker; der Frust wächst. Die Schulkameraden verspotten sie, sie essen noch mehr: ein Teufelskreis.

90 Prozent der übergewichtigen Kinder haben auch übergewichtige Eltern. Erbanlagen spielen also sicherlich eine nicht unerhebliche Rolle. Doch diese Ausrede trägt nicht. Auch wenn der Organismus zu Fettablagerungen neigt, ein gestörter Energieverbrauch diagnostiziert werden muss: Man kann mit gesunder Ernährung viel erreichen. In schlechten Zeiten sind auch Menschen mit dicker Erbanlage schlank. Es spielt also der Lebensstil eine enorme Rolle.

Es gibt heute auch eine enorme Sucht nach Schokolade. Ein Drittel der Bevölkerung leidet darunter. Aber es ist auch das Verlangen nach dem Botenstoff Serotonin, einem Glückshormon, das dafür zuständig ist, dass wir uns wohl fühlen. Sinkt der Serotoninspiegel, sinkt die Laune und Hunger kommt auf. Der Organismus will Kohlenhydrate.

Manche Kinder haben tatsächlich einen größeren Magen. Und zwar diejenigen, deren Mägen vom Säuglingsalter an gestopft und damit gedehnt wurden. Sie haben einen großen Appetit, brauchen doppelt oder dreimal so viel Nahrung, bis sich ihre Sättigungsrezeptoren an den Magenwänden melden. Das viele Essen wird dann als Fett abgelagert, weil es gar nicht abgearbeitet werden kann. Der Magen kann wieder kleiner werden, durch hartes Training. Indem man ganz langsam die Essmengen reduziert.

Das neugeborene Kind hat einen Fettanteil von nur 12 Prozent. Mit jedem Fläschchen wächst die Zahl der Fettzellen im Körper. Am Ende des ersten Jahres liegt der Fettanteil des Kindes schon bei einem Drittel. Das ist auch wichtig, denn das Fett wird für das geistige und körperliche Wachstum gebraucht. Mit dem Krabbeln und Laufen nimmt der Fettanteil wieder ab. In der Pubertät nimmt er vorübergehend wieder zu. Und alles, was danach geschieht, ist abhängig von der Esskultur.

Die Bildung von Fettzellen ist leider nicht begrenzt. Wenn man ständig zu viel isst, dann vergrößern und vermehren sie sich. Das zu viele Fett, das nicht als Energie verbraucht werden kann, wird in Form von Fetttröpfchen in den Fettzellen gespeichert. Ist eine Fettzelle voll, wird eine neue gebildet. Diese Fettzellen können nicht mehr eliminiert werden, sie können aber durch richtige Ernährung kleiner werden und verkümmern, sodass nur mehr ein Zellkern übrig bleibt, der sogar im Mikroskop kaum sichtbar ist. Das bedeutet: Ein dickes Kind kann wieder schlank werden. Allerdings gibt es genetisch bedingt gewisse Körperstellen, wo die Fettzellen nicht mehr wegzubekommen sind; zum Beispiel an den Schenkeln die so genannten Reithosen.

Ein Kind ist dann zu dick, wenn es Probleme mit dem Bauch hat, nicht richtig laufen kann, beim Treppensteigen außer Atem kommt, wenn die gesundheitlichen Werte nicht stimmen, wenn es 20 Prozent über dem Durchschnittsgewicht liegt. Nach dem Body-Mass-Index sollte ein sechsjähriger Junge mit einer Größe von 120 Zentimetern einen Index von 16 aufweisen. In der Praxis heißt das: Mit sechs Jahren dürfen Jungen und Mädchen etwa 21 Kilo wiegen, mit acht Jahren etwa 26 Kilo, mit zehn Jahren 33,8. Es gibt zwischen Jungen und Mädchen kaum Unterschiede. Zwischen zwei und sechs Jahren sind die Mädchen etwas leichter, zwischen elf und 16 etwas schwerer, aber ab 18 Jahren wieder leichter als die Jungen.

Wie kann man nun Kinder dazu veranlassen, schlanker zu werden? Und was kann man tun, damit Kinder schlank bleiben?

- Man kann Kinder davon überzeugen, dass es cooler ist, die Treppe hochzugehen, als den Lift zu nehmen. Das geht einfacher, wenn man es auch nicht mit dem Auto zur Schule fährt. Gehen Sie mit ihm zu Fuß, das macht schlank (in 20 Minuten werden dabei 150 Kalorien verbraucht). Melden Sie Ihr Kind bei einem Sportverein an, es ist nicht gesund, den ganzen Tag vor dem Computer zu sitzen.
- Steigen Sie auf eine fettarme, zuckerarme Kost um und reduzieren Sie die Essensmengen. Es ist aber auch wichtig, dass Kinder manchmal sündigen dürfen. Zum Beispiel an einem Büfett oder im Fastfood-Restaurant. Gut wäre es auch, wenn Kinder zeitweise selbst kochen würden. Das macht Spaß und sie lernen besser die Wertigkeit der einzelnen Lebensmittel einzuschätzen.
- Machen Sie nach dem Abendessen gemeinsam einen Spaziergang, dabei können auch Probleme besprochen und damit Frust abgebaut werden, und widmen Sie das Wochenende dem Wandern, Radfahren. Da ist man stundenlang unterwegs und denkt nicht unentwegt ans Essen.

Wenn das alles nicht zum Erfolg führt, dann muss der Arzt eingeschaltet werden. Ein Diätprogramm mit Sport ist oft eine gute Lösung, am besten in einer Gruppe mit Gleichbetroffenen. Die Philosophie muss lauten: nicht zu viel, nicht zu fett und nicht zu süß; und viel Wasser trinken. Und eines ist ganz wichtig: Hände weg von Schlankheitspillen bei Kindern. Das kann gefährlich für Herz und Kreislauf werden. Und es kann zu schweren Darmerkrankungen kommen.

Was Sie für Ihre Schönheit und Haut tun können

Rauhe Hände kann man pflegen 12

Rauhe und rissige Hände sind nicht nur hässlich anzusehen, sie vermitteln auch ein unangenehmes Gefühl. Das beginnt schon morgens, wenn man sich mit rauhen Händen eincremen muss. Und wenn man sich ankleidet, bleibt man am glatten, feinen Stoff der Bluse oder am feinen Gewebe der Strümpfe hängen. Rauhe, rissige Hände sind aber ein Zeichen, dass die Haut nicht nur ein kosmetisches, sondern auch ein gesundheitliches Problem hat. Rauhe Hände beweisen: Die Haut ist krank.

Was ist die Ursache dafür, dass speziell im Winter so viele diese Probleme mit den Händen haben? Wer bei niedrigen Temperaturen draußen im Garten oder vor dem Haus Arbeiten verrichtet, wer sich viel im Freien aufhält, vielleicht sogar mit nassen Händen hinausgeht, bei dem geschieht etwas ganz Logisches. Die Haut ist entweder von Erfrierungen betroffen oder sie trocknet aus. Man weiß seit einigen Jahren, dass unsere Haut über ein eigenes, komplettes Immunsystem verfügt. Das wird in der Winterkälte enorm geschwächt. Die Haut wird angreifbar für eine Reihe von Krankheitserregern. Darum kommt es dann auch leicht zu Entzündungen und Eiterungen.

Es kann aber auch durch Küchenarbeit in der Wohnung – zum Beispiel im Umgang mit Wasserdampf, mit Chemikalien usw. – zu rauhen und rissigen Händen kommen: durch extremen Wechsel von Hitze und Kälte, durch trockene Luft in den Räumen, durch die Einwirkung von Staub.

Man kann vorbeugend allerlei tun, damit die Hände bei der Arbeit im Freien und in der Küche nicht so rauh und rissig werden. Man muss sie nur pflegen.

Gleich nach der Arbeit in der Küche oder im Freien sollte man die Hände vorerst mit einer Zitronenscheibe abreiben und dann mit einer Mischung aus einem Teelöffel Zitronensaft und einen Esslöffel Olivenöl. einmassieren. Lassen Sie die Mischung auf die Haut einwirken. Schließlich mit einem Wolltuch abreiben, bis die Hände sehr warm sind. Ebenso hilft es, wenn Sie ein Viertel von einem Apfel reiben, mit einem Stück Schale von einer unbehandelten Biozitrone und etwas Rahm vermischen und die Hände damit einreiben.

Wer besonders empfindlich ist, der sollte bei Arbeiten, welche die Hände strapazieren, vorsorglich Haushaltshandschuhe aus Kunststoff anziehen – oder Naturlederhandschuhe, wenn man im Freien in der Kälte mit Eisen hantieren muss.

Eine sehr gute vorbeugende Maßnahme, damit die Haut der Hände glatt bleibt: Baden Sie die Hände einmal die Woche in etwas angewärmtem Olivenöl. Und zwar 15 Minuten lang.

Oft tun abgearbeitete Hände regelrecht weh. Die Haut ist gespannt und hart. Da gibt es ein ganz einfaches Rezept. Man reibt die Hände mit Pfefferminzöl aus der Apotheke oder aus dem Reformhaus ein. Das macht die Haut weich und lindert Schmerzen. Einen ähnlichen Effekt erzielt man, wenn man frische Pfefferminzblätter zwischen den Fingern zerreibt und die Hände danach mit einem Frotteetuch abreibt. Gute Dienste tun auch Ringelblumensalbe oder eine in der Apotheke erhältliche Salbe, die 25 Prozent Vitamin E enthält.

Wenn die Hände durch Garten- oder Mechanikerarbeiten sehr schmutzig sind, dann verwenden viele Leute aus Tradition Benzin. Abgesehen von den schädlichen, nicht ungefährlichen Dämpfen, die dabei in der Wohnung entstehen: Die Haut wird durch Benzin sehr spröde. Lassen Sie also die Finger davon. Viel besser ist da Schweineschmalz. Danach mit sehr warmem Wasser abwaschen, eventuell unter Verwendung von Holzasche oder Bioseife.

Bioseife ist überhaupt sehr wichtig: Normale Seife ist ein Fetträuber. Außerdem: Seifenreste, die an der Haut haften bleiben, machen die Hände rissig. Oft wissen viele gar nicht, dass sie dadurch die rauhe Haut bekommen haben. Also gut abwaschen.

Was kann man nun tun, wenn die Hände bereits rauh und rissig geworden sind? Hier haben sich mehrere Heilpflanzen bestens bewährt:

- Kamille: Übergießen Sie zwei Esslöffel Kamillenblüten aus der Apotheke mit einem halben Liter kochendem Wasser. Zugedeckt 15 Minuten ziehen lassen. Nicht durchseihen. In der lauwarmen Flüssigkeit die Hände baden.

- Thymian: Bereiten Sie Thymiantee zu. Vier Esslöffel getrockneter Thymian werden in einem Topf mit einem Liter kochendem Wasser übergossen, 15 Minuten ziehen lassen.
- Eichenrinde: Übergießen Sie zwei Esslöffel Eichenrinde aus der Apotheke mit einem Liter kochendem Wasser, lassen Sie den Sud lauwarm werden und legen Sie die Hände hinein. Wirkt auch gegen gerötete Hände.

Sie können es sich auch einfach machen und sich in der Apotheke Arnikasalbe besorgen. Oder schauen Sie sich in Ihrer Küche um, da gibt es einiges zur Auswahl:

- Buttermilch: einfach erwärmen und die Hände 15 Minuten lang hineinlegen. Gegebenenfalls ein bisschen Apfelessig dazugeben oder die Buttermilch mit der gleichen Menge Apfelsaft aufstocken.
- Vollkornhaferflocken: Zerreiben Sie die Flocken zu Mehl und machen Sie mit lauwarmem Wasser einen Brei daraus. Reiben Sie damit mehrmals am Tag die Hände ein.
- Möhren: Reiben Sie Möhren zu einem feinen Brei und verrühren Sie den mit etwas Olivenöl. Den Brei für zehn Minuten auf die Hände auflegen, dann abwaschen.
- Butter – für all jene, die wenig Zeit haben: Nehmen Sie ungesalzene Butter mit etwas Zitronensaft und reiben Sie die Hände damit ein.

Das Spitzenrezept ist allerdings Staubzucker mit Mandelöl. Man mischt in einer kleinen Schüssel etwas Staubzucker mit ein paar Tropfen Mandelöl aus der Apotheke und reibt diese Mischung beharrlich und intensiv in die Hände ein. Sie erreichen damit einen Soforteffekt. Wenn Sie damit fertig sind, reiben Sie die Hände zur Probe aneinander. Sie werden staunen, wie glatt die Haut bereits nach diesem einen Mal geworden ist.

Ihre Hände sind bereits stark gerötet? Baden Sie sie in Eichenrindentee, tragen Sie über Nacht ganz dick Kampfersalbe auf. Oder verrühren Sie etwas Tonerde aus der Apotheke mit einer Handcreme zu einem Brei, reiben Sie damit die Hände ein, lassen Sie den Brei fünf Minuten einwirken und waschen Sie dann Ihre Hände mit Kamillentee ab.

Ihre Hände sind ganz und gar angeschwollen? Dann massieren Sie sie mehrmals am Tag mehrere Minuten von den Fingerspitzen bis zur Handwurzel. Immer die eine Hand mit der anderen. Und verrühren Sie abends fünf Tropfen Zitronenöl in einem Viertelliter kalter Milch. Tauchen Sie ein Tuch ein, wringen Sie es aus, schlagen Sie für zehn Minuten die Hände darin ein.

Man kann auch mit seiner Ernährung vorbeugend etwas gegen rauhe und rissige Hände tun. Führen Sie dem Körper Silizium, Vitamin E und Biotin zu. Silizium – also Kieselsäure – liefert in klassischer Form die Hirse aus dem Reformhaus. Bauen Sie so oft wie möglich Hirsegerichte in Ihren Speiseplan ein: Hirseflocken in der Suppe, Hirselaibchen, Hirseauflauf oder Hirsebrei. Vitamin E tanken wir mit Nüssen, Vollkornprodukten und Milchprodukten. Und Biotin liefern Eigelb und Sojabohnen. Wenn Ihr Speiseplan nicht genügend dafür hergibt: In der Apotheke und im Reformhaus gibt es einschlägige Präparate.

13 Die Morgenrasur, eine tägliche Tortur

Das tägliche Rasieren ist für Millionen Männer am Morgen eine Selbstverständlichkeit. Meist führt man diese Pflichtübung ganz automatisch durch, schenkt ihr gar keine Aufmerksamkeit. Aber jeder Mann sollte sich im Klaren darüber sein: Die Rasur stellt jedes Mal eine große Belastung für die Gesichtshaut dar. Mehr noch: Sehr oft ist sie für den Teint eine Tortur. Und man muss sich vergegenwärtigen, dass ein Mann in seinem Leben durchschnittlich 3 600 Stunden mit Rasieren verbringt! Sehr häufig wird dabei vieles falsch gemacht. Die Folge: Die Haut leidet. Es kann zu einer Reihe von gesundheitlichen Störungen kommen.

Welche Hautprobleme können durch Fehler beim Rasieren entstehen? Es kann zu einer bakteriellen Infektion kommen, zu einer Pilzinfektion, zu Akne und anderen Hautunreinheiten, zu einwachsenden Härchen, zu einer Bartflechte. Man kann all diese Probleme durch peinliche, optimale Hygiene und richtiges Rasieren vermeiden.

Allein schon der Zeitpunkt der Rasur ist von Bedeutung. Auf keinen Fall sollten Sie sich abends rasieren. Das ist die Zeit, in der die Haut nicht so elastisch ist wie am Morgen, also am empfindlichsten und verletzlichsten. Rasieren Sie sich gleich nach dem Aufstehen, also noch vor dem Frühstück. Wenn Sie bereits gegessen haben, dann sind durch das Kauen die Wangen mit mehr Blut versorgt. Eine kleine Schnittwunde blutet dann viel leichter und schneller.

Es gibt da die ewige Frage: Rasiert man sich zuerst? Oder wäscht man sich zuerst das Gesicht? Eindeutig Letzteres. Die Haut muss von Schmutz, Schweiß und Talg befreit werden. Verwenden Sie warmes Wasser, nicht zu heiß. Dabei werden die Poren erweitert. Die Rasur kann dadurch gründlicher durchgeführt werden. Ein Trick: Tauchen Sie ein Leinentuch in warmes Wasser und legen Sie es für 60 Sekunden aufs Gesicht. Dann abtrocknen und mit der Rasur beginnen.

Was ist besser: die nasse oder trockene Rasur? Schaum und Rasierklinge oder elektrischer Rasierapparat – das ist natürlich zuerst eine Frage des persönlichen Geschmacks. Für die Haut ist beides strapaziös. Aber: Die Trockenrasur ist sanfter. Das hat man in der Ambulanz für Endokrine Dermatologie am Allgemeinen Krankenhaus in Wien getestet. Die Nassrasur ist für die Haut die größere Strapaze, wenn auch gründlicher. Daher: Wer eine besonders sensible Haut hat, der sollte sich immer nur trocken rasieren.

Es macht Sinn, vor dem Rasieren – egal, ob nass oder trocken – etwas auf die Haut aufzutragen. Eine Vor-der-Rasur-Tinktur richtet die Barthaare auf, sodass sie sich besser schneiden lassen. Und sie enthält antiseptische Wirkstoffe, die die Haut vor Entzündungen schützen.

Was sollten Sie beim Nassrasieren beachten?

Rasieren Sie sich immer mit einer sauberen, scharfen Klinge. Es ist besser, sie öfter zu wechseln. Wer an der Klinge spart, ist meist nicht glatt rasiert und läuft Gefahr, seine Haut zu schädigen. Rasieren Sie sich nicht gegen den, sondern mit dem Bartstrich, also in Wuchsrichtung. Gegen den Strich ist für die Haut ein großer Stress. Beginnen Sie immer an den Wangen. Danach kommt der Hals dran, dann Oberlippe und Kinn. Rasieren Sie immer jene Stellen im Gesicht zuletzt, an denen die Bartstoppeln am härtesten sind. Dann hat nämlich die vorher aufgetragene Rasiercreme mehr Zeit, die Bartstoppeln aufzuweichen. Mitunter muss man auch problematische Zonen eincremen. Probieren Sie aus, was für Sie am angenehmsten ist – ob Sie vor der Nassrasur lieber Schaum oder Gel auftragen, ob Sie Ihren möglicherweise starken Bart besser mit Creme oder Seife vorbereiten.

Was sollten Sie bei der Trockenrasur beachten?

Beim elektrischen Rasierapparat ist wichtig, dass der Scherkopf immer sauber und unversehrt – also ganz glatt – ist. Der Scherkopf muss nach jeder Rasur mit dem Bürstchen gereinigt werden, damit es zu keiner Hautinfektion kommt. Es gibt Apparate, die man unter fließendem Wasser auswaschen kann. Die Scherköpfe des Rasierapparates hobeln auch eine ganz feine Hornschicht von der Haut ab – Tausendstel von Millimetern –, wodurch die Ausführungsgänge der Talgdrüsen gereizt werden, was dann wiederum zu Pickeln oder Akne führen kann. Die Hornzellen müssen sofort von der Hautoberfläche entfernt werden. Dazu ist ein Aftershave oder ein Kölnischwasser geeignet.

Wer allerdings sehr empfindlich ist, der sollte das Aftershave nicht direkt auf die frisch rasierte Haut auftragen. Es hat ja meist einen Alkoholanteil von 80 Prozent und brennt daher wie Feuer. Männer mit zarter, sensibler Haut sollten zuerst ein beruhigendes und feuchtigkeitsspendendes Gel auftragen. Sehr bewährt hat sich auch Siliziumspray aus der Apotheke.

Wer eine gesunde Gesichtshaut bewahren möchte, sollte sich am Ende der Rasur das Gesicht mit kaltem Wasser waschen. Das beruhigt die Haut. Die Poren schließen sich. Und etwaige Seifenreste werden entfernt. Danach nicht trocken reiben, sondern Gesicht und Hals einfach mit einem Tuch abtupfen.

Sehr bewährt haben sich zur Pflege nach der Rasur Cremes oder Lotions aus der Apotheke mit einem hohen Anteil an Vitamin E: 5 oder gar 10 Prozent. Sie lösen im Gesicht und am Hals einen Schutzeffekt aus. Das heißt: Entzündungen und Reizungen werden unterbunden. Der Teint regeneriert sich nach der Rasur schneller und bleibt generell länger jung.

Sehr sinnvoll ist auch eine Pflegelotion aus Ziegenbutter. Deren Wirkstoffe reparieren die Haut und verschaffen ihr ein harmonisches Gleichgewicht.

Ein großes Problem kann die Bartflechte werden. Sie taucht vor allem bei Männern auf, die einen starken, dichten Bart haben und sich daher sehr oft und intensiv rasieren müssen. Besonders anfällig ist die Haut am Hals unter dem Kinn. Krankmachende Keime – Bakterien oder Pilze – kommen zu den Barthaarwurzeln und rufen dort eine Entzündung hervor. Die Erreger der Bartflechte sind überwiegend Pilze aus der Gattung Trichophyton. Wenn sie tiefer in die

Haut eindringen, kann es zur Bildung schmerzhafter Knötchen oder von Furunkeln kommen.

Was kann man gegen die Bartflechte tun?

Keine Nassrasur. Pilzabtötende Präparate einnehmen und auftragen, die der Arzt verschreiben muss. Waschungen mit lauwarmem Eichenrindentee, Kompressen mit kühlem Wasser, dem man Teebaumöl beigibt: auf zwei Liter acht bis zehn Tropfen. Von innen her ist eine Pilzdiät angebracht: kein Zucker, keine Süßigkeiten, viel Obst und Gemüse, dazu viel Zwiebel und Knoblauch.

Ein altes Hausmittel: Backpulver mit lauwarmem Wasser zu einem Brei verrühren, auf die Hautstellen auftragen, drei Minuten einwirken lassen, lauwarm abspülen. Oder medizinische Cremes und Lotions gegen Bakterien oder Pilze verwenden.

Was kann man gegen eine bakterielle Infektion der Haut tun? Waschungen, Gesichtswickel mit Thymian-, Kamillen- oder Zinnkrauttee. Medizinische Präparate.

Was kann man gegen eingewachsene Barthaare tun?

Wer einen Kräuselbart hat, bei dem wachsen einzelne Barthaare nicht steil aus der Haut heraus, sondern flach. Nach einigen Millimetern beginnen sie wieder in die Haut zurückzuwachsen. Das reizt die Haut und führt zu Entzündungen. Man muss durch korrektes, genaues Rasieren der Barthaare dieses Problem unterbinden. Nur trocken rasieren! Nassrasieren fördert das Einwachsen. Wer sich einen Bart stehen lässt, sollte ihn so kurz wie möglich und die Barthaare sauber halten.

Was kann man gegen die Bartakne tun? Da gibt es drei Möglichkeiten. Entweder Heilerdebrei 2 Zentimeter dick auflegen, 30 Minuten einwirken lassen, lauwarm abwaschen. Oder Arnikasalbe auftragen. Oder sich spezielle dermatologische Präparate vom Hautarzt verschreiben lassen.

Mit Naturkraft gegen Faltenwurf   14

Ein heikles Thema für Frau und Mann am Morgen nach dem Aufwachen. Man schaut in den Spiegel und entdeckt neue Falten und Fältchen. Und man überlegt: Was könnte ich tun, damit diese Hautfurchen wieder weniger werden? Man kann tatsächlich einiges machen, um bestehende Falten zu vermindern und neue zu verhindern. Fältchen, Falten, ein schlaffer Teint, müde Augenlider und Altersflecken sind heute kein unabwendbares Schicksal mehr. Dank dermatologischer Forschungen in den letzten Jahren weiß man, dass es ganz unterschiedliche Falten gibt, wie sie entstehen und wie man sie in Grenzen halten kann – auch ohne Facelifting und ohne Unterspritzungen. Nur mit natürlichen Maßnahmen.

Da sind zuerst einmal die Altersfalten. Sie entstehen im Verlauf des natürlichen Alterungsprozesses, weil sich die Zellen nicht mehr so schnell teilen und neu bilden und weil das Bindegewebe einer gewissen Degeneration und einem Verschleiß ausgesetzt ist. Dieser Vorgang ist genetisch vorgegeben und kann bisher nicht gestoppt werden. Man kann diesen Vorgang aber durch entsprechende Pflege und Lebensführung deutlich bremsen.

Dann gibt es die Falten, die durch Feuchtigkeitsmangel entstehen. Wenn man zu wenig trinkt und der Haut von außen zu wenig Feuchtigkeit zuführt, wenn man die Haut besonderer Sonneneinstrahlung – auch im Solarium – aussetzt, dann knittert sie und sieht auch bei jungen Menschen alt aus. Auch Klimaanlagen und trockene Luft in beheizten Räumen trocknen die Haut aus.

Dann gibt es Falten, die durch unsere Mimik entstehen. Man rümpft die Nase, lacht und weint, runzelt die Stirn, zieht die Augenbrauen hoch, verkneift das Gesicht. Für unser Mienenspiel sind 59 Muskeln im Gesicht verantwortlich. Jeder von uns hat da so seine Eigenheiten und seinen bevorzugten Gesichtsausdruck. Dabei werden immer wieder dieselben elastischen Fasern im Bindegewebe beansprucht. Deren Spannkraft lässt mit der Zeit nach. Es bleiben Faltenlinien.

Zur verstärkten Faltenbildung kommt es bei Frauen in den Wechseljahren, wenn die Östrogenproduktion nachlässt. Das bedeutet: Die Durchblutung und damit auch die Regenerationsfähigkeit der Haut werden schlechter. Es wird nicht mehr so viel Kollagen gebildet. Die Haut kann die Feuchtigkeit nicht mehr so lange halten.

Dann gibt es Falten, die durchs Abnehmen entstehen. Wer sein Körpergewicht reduziert, der muss wissen: Es schmilzt dabei auch ein Teil der Fettpölsterchen ab, die in der Unterhaut eingelagert sind. Wenn man nur ganz wenig abnimmt, passt sich die Haut den neuen Gegebenheiten relativ schnell an und strafft sich. Wenn man zu schnell und zu viel abnimmt, bleiben die Falten. Jenseits der 50 sollte man daher langsam und wenig abnehmen.

Schließlich gibt es die sprichwörtlichen Kummerfalten. Wenn jemand längere Zeit Krisen durchmachen muss, Trauer trägt und ein schweres Schicksal erleidet, dann gräbt sich das in Form von Falten ins Gesicht.

Und das sind die größten Gefahren, von denen unsere Haut bedroht wird und die man abwehren muss, wenn man sich nicht vorschnell Falten einhandeln will:

- Zu viel Sonne. Wer viel in der Sonne brät, der bekommt eines Tages lederne und faltige Haut. Dasselbe gilt auch für übermäßige Besuche auf der Sonnenbank.
- Rauchen. Das Kohlenmonoxid im Tabak bremst die Sauerstoffversorgung der Haut und entzieht der Haut Feuchtigkeit. Eine 40-jährige Raucherin hat ebenso viele Falten wie eine Nichtraucherin mit 60.
- Stress. Die Versorgung der Haut mit Nährstoffen – mit Vitaminen, Mineralstoffen und Spurenelementen – wird durch Stress gestört. Außerdem wirkt sich Stress bei Frauen mindernd auf den Östrogenspiegel aus.
- Zu wenig Schlaf. Unsere Haut braucht den Schlaf zum Regenerieren, zur Bildung neuer Hautzellen.
- Zu viel Zucker. Zucker blockiert die Aufnahme von Vitaminen, schädigt das Kollagen, lässt also die Haut schneller altern. Anstelle von Zucker kann man mit gutem Gewissen in Maßen Ahornsirup, Melasse und Trockenfrüchte verwenden.

Damit ergibt sich schon eine wesentliche Lebensregel: Wenn man nicht raucht, ausgiebig schläft, übermäßigen Stress meidet, vernünftig mit der Sonne umgeht, dann kann man die Bildung von Falten verhindern, zumindest aber verzögern. Mindestens ein Drittel bis zur Hälfte aller Falten haben wir selbst zu verantworten. Und sie sind daher auch vermeidbar.

Die größten Feinde unserer Haut – wie auch für unseren gesamten Organismus – sind die so genannten freien Radikalen, aggressive Moleküle aus Umweltschadstoffen. Dagegen setzt man Schutzstoffe, die so genannten Antioxidantien, ein, die zwar alle vom menschlichen Organismus selbst hergestellt werden, aber auch als Nahrungsmittelbestandteile zugeführt werden sollten. Das bedeutet:

Um sich vor Falten zu schützen, sollte man in seinen täglichen Speisenplan folgende Naturprodukte einbauen:

- Vitamin E: Weizenkeimöl, Nüsse, Sonnenblumenkerne. Dieses Vitamin nimmt für den Hautschutz eine Spitzenposition ein.
- Vitamin C: Paprika, Petersilie, Schnittlauch oder frisch gepresster Zitronensaft.
- Vitamin A und Beta-Carotin: Möhren, Papayas, Tomaten und Melonen.
- Selen: Meeresfisch. Vor allem Lachs, Makrele und Hering liefern auch das Hormon DMAE.
- Koenzym Q 10: Nüsse, Hülsenfrüchte, Fisch und Fleisch. Q 10 regt die Hautzellen zu verstärkter Aktivität an und bekämpft schädigende Einflüsse.
- Rutin (auch Vitamin P genannt): Buchweizen, aber auch Mandarinen.
- Alpha-Liponsäure: Spinat, Broccoli, Tomaten, Erbsen, Naturreis und Sojasprossen. Die Alpha-Liponsäure schützt die Haut gegen Umweltschadstoffe und bekämpft vor allem die kleinen Fältchen um die Augen.

Alle oder viele dieser Vitamine und anderen Substanzen werden heute auch in kosmetischen Cremes und Salben verarbeitet und angeboten. Bringt es tatsächlich etwas, wenn man sie äußerlich auf die Haut aufträgt? Oder ist das nur Geschäftemacherei? Seit zehn Jahren wird dieses Thema diskutiert. Der deutsche Arzt Dr. Stefan Weber, der an der Berkeley University in Kalifornien arbeitet, hat aber unlängst im Rahmen einer Studie am Beispiel des pflanzlichen Vitamins E nachgewiesen, dass Stoffe, die äußerlich auf die Haut aufgetragen werden, durchaus eine Wirkung bringen. Wenn man eine Creme mit hohem Vitamin-E-Anteil auf die Haut aufträgt, so dringt das Vitamin binnen einer Stunde in die Haut ein, wird in körpereigenes umgewandelt und startet mit seiner Schutzfunktion.

Noch ein Beispiel: Wer zweimal täglich kosmetische Präparate mit Alpha-Liponsäure anwendet, kann nach mehreren Wochen die Tränensäcke sichtbar reduzieren. Nach mehreren Monaten können sogar kleine Augenfältchen und Rötungen im Gesicht – etwa bei Couperose (feine bläulich-rote Äderchen, die durch die Haut schimmern) und Rosacea (eine erblich bedingte Erweiterung der Blutgefäße, die die Haut rot „aufblühen" lässt) – vergehen.

Man kann Falten regelrecht wegessen oder mit gezielter Ernährung bekämpfen. Nehmen Sie viel frisches Obst und Gemüse zu sich, nach dem Motto: Bunt ist gesund. Da jede Farbe des Obstes und Gemüses einen anderen Bioaktivstoff bringt, sollte man die Naturprodukte in allen Farben genießen: dunkelgrün, hellgrün, gelb, orange, rot. Essen Sie zum Beispiel über den Tag verteilt in kleinen Portionen Erdbeeren, grüne Paprika, Karotten, Tomaten, Heidelbeeren, gelbe Rüben und eine Wassermelone. Konsumieren Sie fettarmes hochwertiges Eiweiß, zum Beispiel Fisch oder Hühnerbrust ohne Haut. Trinken Sie viel Wasser. Meiden Sie Süßes. Zucker schädigt die Kollagenfasern in der Haut. Er verhärtet sie und nimmt ihnen die Geschmeidigkeit.

Es gibt Phasen im Leben, in denen man schubweise mehr Falten bekommt. Wenn Sie das an sich beobachten, sollten Sie folgende Produkte über einen längeren Zeitraum essen: Äpfel, Ananas, Avocados, Broccoli, Kiwis, Karotten, Mangos, Melonen, Paprika, Tomaten, Orangen oder Mandarinen.

Es gibt auch eine Schnellkur gegen Falten, wenn etwa ein großes gesellschaftliches Ereignis – eine Hochzeit oder ein anderes Fest – bevorsteht und man ein möglichst glattes, faltenarmes Gesicht zeigen möchte. Sie sollten zwei Wochen vorher damit anfangen, über den Tag verteilt 3 Liter Wasser zu trinken und täglich drei Granatäpfel zu essen. Granatäpfel sind reich an pflanzlichen Östrogenen. Oder stechen Sie Kapseln mit pflanzlichem Vitamin E auf und tragen Sie den Inhalt auf die Haut auf. Das kann feine Fältchen mildern.

Nach all diesen Ernährungshinweisen noch ein kurzes Wort zur Hautpflege, die Sie anwenden müssen, um Falten zu vermeiden und zu vertreiben:

- Die Haut muss gereinigt werden. Morgens und am frühen Abend Schmutz- und Fettreste entfernen – am besten schon gegen 19 Uhr. Das verlängert die Regenerationsphase der Haut, die nachts besonders intensiv ist. Auch die Nachtcreme bereits am frühen Abend auftragen.
- Zweimal pro Woche eine Hautmaske mit Weizenkeimöl oder Olivenöl anlegen.
- Mit zunehmendem Alter weniger Sonne konsumieren.
- Wer zu wenig Schlaf abbekommen hat, sollte Cremes mit Vita-

min A einsetzen. Sie beschleunigen die Zellerneuerung, können die Folgen des Schlafdefizits etwas ausgleichen und daher auch Falten verhindern und glätten.

15 Schwitzen ist gesund

Schwitzen ist gesund, ja ein lebenswichtiger Vorgang. Erstens bringt es den Kreislauf in Schwung. Deshalb sollte man ja durch körperliche Bewegung auch einmal am Tag ins Schwitzen kommen. Zweitens scheidet der Organismus beim Schwitzen mit dem Schweiß nicht nur Wasser, sondern auch Giftstoffe und Stoffwechselschlacken über die Poren aus. Das ist ein wichtiger Reinigungsvorgang des Körpers. Drittens ist das Schwitzen die körpereigene Klimaanlage des Menschen, damit unser Körper bei Hitze seine Körpertemperatur halten kann. Wenn diese Temperatur durch Anstrengungen oder an sehr heißen Sommertagen 37 Grad Celsius zu übersteigen droht, dann gibt das Zwischenhirn über die Nervenbahnen an die Haut den Befehl: Abkühlen!

Und dann tritt aus über zwei Millionen Schweißdrüsen – vor allem in den Achselhöhlen, im Nacken, am Kopf, auf der Stirn, an Hand- und Fußflächen – Flüssigkeit aus, die auf der Haut verdunstet. Dadurch entsteht Verdunstungskälte. Dieser Schweiß kommt aus den so genannten ekkrinen oder merokrinen Drüsen. Sie scheiden je nach Temperatur täglich zwischen einem halben bis zu acht Litern aus. Wenn der Schweiß aus diesen Drüsen austritt, ist er geruch- und farblos. Er besteht aus Wasser, Mineralsalzen, Chloriden, Hydrocarbonaten, Sulfaten, Ammoniak, Kalium, Calcium, Magnesium, Harnstoff, Harnsäure, Glucose, Milchsäure, Aceton, Kreatin, Aminosäuren und Fettsäuren. Er beginnt erst zu riechen, wenn ihn Bakterien zersetzen. Darum ist in Zeiten heftigen Schwitzens größte Körperhygiene angesagt.

Doch übermäßiges Schwitzen wird zur Qual und deutet immer auf eine Störung im Organismus hin. Ursachen können sein: Überanstrengung, Erschöpfung, Eiweißmangel, Mineralstoff-, Stoffwechsel- und Kreislaufstörungen, Schilddrüsenüberfunktion, Fettleibigkeit, Erkrankungen des Lymphsystems, ein Lungenleiden.

Starkes Schwitzen ist ein typisches Symptom für Wechseljahrbeschwerden. Man kann aber auch durch bestimmte Medikamente ins Schwitzen kommen, etwa als Nebenwirkung von Kortikoiden und Salizylsäure.

Für übermäßiges Schwitzen muss die Veranlagung da sein. Bei manchen Menschen sind einfach die Schweißdrüsen aktiver als bei anderen. Der Befehl zur Aktivierung der Schweißdrüsen vollzieht sich über Nervenfasern, die wiederum durch biochemische Vorgänge angeregt werden. Die Steuerung der Abgabe von vermehrter Flüssigkeit erfolgt vom vegetativen Nervensystem aus – und zwar über sehr empfindlich reagierende Zentren im Zwischenhirn und im Rückenmark. Diese Zentren stehen in engem Kontakt mit jenen Bereichen des Gehirns, die unser Gefühlsleben steuern. Deshalb verstärkt sich Schweiß, wenn wir starken Gefühlsregungen oder seelischen Belastungen ausgesetzt sind. Nervöse Menschen schwitzen leichter. Angstzustände, Nervosität, Aufregungen: Das alles kann zu starken Schweißausbrüchen führen. Es passiert doch immer wieder, dass einem der Angstschweiß auf der Stirn steht, dass jemand vor einer Prüfung oder wenn er zu seinem Chef gerufen wird klatschnasse Hände hat. Es sind eben oft äußere Anlässe, die den Startschuss für einen Schweißausbruch geben.

Aber: Zu übermäßiger Schweißbildung neigen auch Übergewichtige, Alkoholiker, starke Kaffeetrinker und Raucher. Alkohol, Koffein und Nikotin wirken sich negativ auf die Blutgefäße und auf die Regulation des Schweißes aus.

Heute werden ja gegen Schweißbildung viele Deos oder Sprays angeboten. Mit all diesen kosmetischen Präparaten muss man maßvoll umgehen. Vor allem sollte man jene Spezialdeos, erst recht Medikamente meiden, die versprechen, das Schwitzen komplett zu unterbinden. Das ist gesundheitsschädlich. Dagegen ist es grundsätzlich sinnvoll, gegen übermäßiges Schwitzen mit natürlichen Methoden vorzugehen.

Das fängt wie so oft mit der Ernährung an. Wer zu Schweißausbrüchen neigt, der sollte wenig Salz verwenden, mehr Obst, Gemüse, Milchprodukte zu sich nehmen, weniger Fleisch und Wurst essen, starke, scharfe Gewürze ebenso meiden wie Alkohol und zu viel starken Bohnenkaffee.

Auch bei der Kleidung muss man Umsicht walten lassen. Wer viel schwitzt, sollte keine Kunstfaser tragen. Am besten sind bei den

Naturfasern Baumwolle oder Seide. Sie lassen Schweiß am schnellsten abdampfen. Zu Hause sollte man von Zeit zu Zeit nackt oder nur halb bekleidet herumlaufen. Durch Luftbäder ohne Kleidung wird die natürliche Hautatmung angeregt. Wenn Sie zudem barfuß umhergehen, werden Ihre Fußsohlen massiert, was zur Normalisierung der Schweißdrüsenaktivität beiträgt.

Ein allgemeiner Rat kann nur lauten: Treiben Sie regelmäßig Sport. Laufen, Radfahren, Tennis – was, das ist egal. Wichtig ist, dass der Körper dabei zum Schwitzen kommt. Je mehr Schweiß Sie gezielt über all ihre Drüsen verlieren, desto weniger entwickelt sich der Schweiß in unerwünschten Situationen. Oder gehen Sie regelmäßig in die Sauna. Da lernt Ihr Körper, seine Schweißdrüsen besser zu regulieren und zu trainieren. Tritt der Schweiß aufgrund von nervlichen oder seelischen Ursachen aus den Poren, dann können Sie das nur eindämmen, wenn Sie sich entspannen, wieder Ihre innere Ruhe finden. Versuchen Sie, Ihre Ängste oder Ihren Stress mit Entspannungsübungen oder mit autogenem Training abzubauen.

Von den natürlichen Rezepten, mit denen man das übermäßige Schwitzen in den Griff bekommen kann, empfehle ich Ihnen vor allem die Salbeikur. Die Bitterstoffe des Salbeis regulieren die Schweißabsonderung. Lassen Sie jeden Morgen einen Liter kaltes Wasser in einen Topf einlaufen, geben Sie zwei bis drei gehäufte Esslöffel getrocknete Salbeiblätter aus Apotheke, Drogerie oder Reformhaus dazu, bringen Sie das Ganze zum Kochen und lassen Sie es dann drei Minuten köcheln. Anschließend durchseihen und etwas abkühlen lassen. Einen Viertelliter trinken Sie sofort, den Rest geben Sie in eine Thermoskanne, aus der Sie sich den Tag lang bedienen. Bereits nach einer Woche sollten Sie die Wirkung spüren. Die ganze Kur dauert zwei Wochen.

Viele Betroffene machen einen Riesenfehler. Sie getrauen sich nicht, allzu viel zu trinken, weil sie so übermäßig schwitzen. Aber eine unzureichende Flüssigkeitszufuhr kann zu massiven Kreislaufstörungen führen. Deshalb muss der Schweißverlust sofort wieder ausgeglichen werden. Also bitte, viel trinken!

Aussichtsreich sind auch diverse Spezialbäder. Nehmen Sie zum Beispiel für einige Zeit einmal täglich eine Wechseldusche mit Warm- und Kaltwasser, wobei es am Schluss kaltes Wasser sein muss. Oder waschen Sie zweimal in der Woche nach dem Duschen den ganzen Körper mit einer Mischung aus einem Viertelliter Wasser und einem Viertelliter Apfelessig ab. Oder tauchen Sie mehrmals am Tag Hände und Füße in lauwarmes Wasser. Dabei ziehen sich die Schweißdrüsen zusammen.

Sehr beliebt ist das Tomatenbad, ein uraltes Rezept: Rühren Sie 3 Liter Tomatensaft in die Wanne mit warmem Wasser. Baden Sie in dieser roten Lauge 15 Minuten. Das hemmt die Schweißdrüsen bei der Überproduktion.

Sie können es auch mit Bockshornklee versuchen. Dessen Inhaltsstoffe beruhigen die überaktiven Schweißdrüsen ebenfalls. Zwölf Esslöffel Bockshornkleesamen aus der Apotheke oder Drogerie werden mit einem Liter kaltem Wasser angesetzt. Sechs Stunden einweichen lassen, durchseihen, den Sud kurz zum Sieden bringen, abkühlen lassen, ins Waschbecken oder in eine Waschschüssel gießen, Wasser dazu geben. Darin die Hände oder Füße 15 Minuten baden.

Wenn Sie sich waschen, dürfen Sie nur eine pH-neutrale Seife – ein so genanntes Waschstück – und keine normale Seife verwenden. Schließlich geht es um die geruchsauslösenden Bakterien, die bekämpft werden müssen.

Es gibt auch einen Akupressurgriff gegen übermäßiges Schwitzen. Die dafür zuständigen Energiepunkte liegen in Höhe der Ohrläppchen, etwa einen Finger breit hinter den Ohren am Schädelknochen. Hier massiert man links und rechts gleichzeitig mit dem Zeigefinger in kreisenden Bewegungen.

Wenn Sie es vor allem mit Fußschweiß zu tun haben, dann können Sie nach dem Füßewaschen, bevor Sie sich die Schuhe anziehen, getrost ein Deo verwenden. Sprühen Sie dieses Deo nicht nur auf die Füße, sondern auch in die Schuhe. Manche ziehen einen Fußpuder vor: auf den Füßen, vor allem zwischen den Zehen, und in den Socken oder Strümpfen. Der Puder glättet und kühlt die Haut, er tötet auch Keime ab. Wer orthopädische Einlagen trägt, muss zwei oder drei Paar davon haben. Wechseln Sie sie jeden Tag, damit ein Paar immer austrocknen und ausdünsten kann.

Und halten Sie sich immer vor Augen: Übermäßiges Schwitzen ist, wenn kein ernsthaftes Leiden dahintersteckt, aus ärztlicher Sicht keine Krankheit. Es ist eine Störung – und zwar eine eher harmlose Störung der Drüsenfunktion.

Wie Sie gesund bleiben

Unsere Darmflora, die Welt der positiven Bakterien 16

Bakterien können im menschlichen Körper Freunde oder Feinde sein. Es gibt Bakterien, die gefährliche Krankheiten auslösen können. Und dann gibt es Bakterien, die als treue Weggefährten unsere Gesundheit überwachen. In einem gesunden Darm überwiegen solche positiven, gesundheitsfördernden Bakterien. Diese Welt der positiven Bakterien nennt man die Darmflora. Sie ist eine für uns lebensnotwendige Lebensgemeinschaft unzähliger Mikroorganismen.

Jeder Mensch kommt frei von Bakterien zur Welt. Die Besiedelung mit Bakterien beginnt aber bereits unmittelbar nach der Geburt, meistens mit Keimen, die von der Mutter oder aus der näheren Umgebung übertragen werden. Diese Bakterienflora besteht zunächst nur aus wenigen Arten. Im Laufe der Zeit wird die Besiedelung immer komplexer – vor allem dann, wenn nach dem Abstillen normale Nahrung verabreicht wird. Da entwickeln sich sprunghaft immer neue Bakterienkulturen. Als Erwachsener hat man 400 bis 600 verschiedene Bakterienarten.

Der Grundstock gesunder Bakterien ist immer derselbe, aber bei jedem Menschen kommen sie in einer etwas anderen Zusammensetzung vor. Auch ist die Besiedelung der Bakterien innerhalb eines Magen-Darm-Traktes nicht gleichmäßig. Im Magen, also im oberen Bereich, gibt es relativ wenig, auf dem Weg nach unten in den Darm steigt die Anzahl der positiven Bakterien.

Die positiven Bakterien, die dicht aneinander gereiht an der Oberfläche der Darmschleimhaut sitzen, erfüllen im Darm viele Aufgaben:

- Sie sorgen dafür, dass sich an der Darmschleimhaut keine gefährlichen, krankheitserregenden Bakterien ansiedeln und erst recht nicht durch die Darmwand ins Blut und in den Organismus eindringen können.
- Sie sind zu etwa 70 Prozent am Aufbau und an der Aktivierung unserer Immunabwehr beteiligt. Man weiß heute, dass positive

Mikroorganismen im Verdauungstrakt antibiotische Substanzen produzieren, welche schädliche Bakterien bekämpfen. Ein gesunder Darm bedeutet daher immer ein starkes Immunsystem.

- Sie bilden aus Nahrungsbestandteilen Fettsäuren, wie zum Beispiel die Buttersäure. Sie liefert den Schleimhäuten des Dickdarms Energie und hemmt das Wachstum von krankem Gewebe.
- Sie produzieren Milchsäure, die wiederum die Bildung neue positiver Bakterien fördert und den Darm vor Gär- und Giftstoffen säubert.
- Sie sind notwendig, damit wir aus unserer Nahrung die Vitamine, Mineralstoffe, Spurenelemente und Enzyme herausfiltern können. Die erst in jüngster Zeit entdeckten sekundären Pflanzenstoffe werden durch die Bakterien in eine biologisch wirksame Form umgewandelt.
- Sie können aber auch selbst Vitamine produzieren. Und zwar die Vitamine B 1 (bekannt als Nervenvitamin), B 2 (wichtig fürs Wachstum), B 5 (für den Stoffwechsel), B 6 (für den Eiweißstoffwechsel), B 12 (für die Blutbildung), Folsäure (für Herz und Kreislauf), Vitamin K (für die Blutgerinnung und für die Wundheilung), Nikotinamid (für die Energiegewinnung), Biotin (bekannt als Schönheitsvitamin).
- Sie sorgen auch für die Anregung der Muskelbewegungen der Darmwand – Peristaltik genannt – zur Beförderung des Nahrungsbreis.
- Sie können die Mineralstoffaufnahme aus der Nahrung beeinflussen. Vor allem Magnesium und Calcium werden besser und schneller aufgenommen und können rationeller verarbeitet werden.
- Sie können die Giftwirkung von Quecksilber herabsetzen und sorgen dafür, dass große Teile des giftigen Schwermetalls über den Darm ausgeschieden werden.
- Sie bauen all jene Gifte ab, die im Zuge der Verdauung im Darm selbst entstehen.

In der Medizin spricht man von einer gestörten Darmflora, wenn im Darm die krankheitserregenden, negativen Bakterien die Oberhand gewinnen. Magen und Darm sind dann nicht mehr voll funktionsfähig und können aus der Nahrung die für uns wichtigen Vitamine,

Mineralstoffe, Spurenelemente sowie andere Substanzen nicht aufnehmen und auch nicht mehr selbst produzieren.

Eine gestörte Darmflora erkennt man an einer gestörten Verdauung: häufige Beschwerden nach den Mahlzeiten, vermehrter Durchfall, immer wieder auftretender Darmkatarrh, Blähungen und ein unangenehmes Völlegefühl. Aufgrund von Mangelerscheinungen lässt der Zustand von Haaren, Haut und Nägeln zu wünschen übrig. Der gesamte Organismus ist krankheitsanfällig. Er kann sich gegen Viren, Bakterien und Pilze nicht genügend wehren.

Die Ursachen für eine gestörte Darmflora liegen unter anderem in einer falschen Ernährung über einen langen Zeitraum hinweg mit zu fetten und zu süßen Speisen, im Stress, in der Einnahme von Arzneimitteln, vor allem von Antibiotika, die eben nicht nur die krankmachenden, sondern auch die guten Bakterien bekämpfen, in einer entzündlichen Darmerkrankung, einer Strahlentherapie bei Krebsbehandlung. Durch all diese gesundheitlichen Störungen wird aus der Symbiose im Darm eine Dysbiose.

Damit es erst gar nicht zu einer gestörten Darmflora kommt, sollte man sich gesund und ausgewogen ernähren. Das bedeutet, wie an anderer Stelle schon ausgeführt: reichlich frisches Obst und frisches Gemüse, Vollkornprodukte, möglichst keine tierischen, sondern nur pflanzliche Fette, weniger Fleisch, dafür öfter Fisch – und alles gut durchkauen! Besonders von Bedeutung sind in dieser Hinsicht allerdings milchsauer vergorene Lebensmittel. Dazu gehören Sauerkraut, Joghurt, Kefir und Brottrunk, aber auch Topinambur, die Süßkartoffel, die man auch als Sirup im Reformhaus bekommt. Die ballaststoffreichen Naturprodukte wie Sauerkraut und Topinambur bieten den Bakterien eine herrliches Milieu zum Vermehren. Daher nennt man Sauerkraut und Topinambur auch präbiotische Produkte.

An diesem Punkt sollten wir kurz innehalten, um den Unterschied zwischen präbiotisch und probiotisch zu klären.

Präbiotika sind Produkte, die dazu beitragen, dass sich die vorhandenen positiven Darmbakterien wieder wohlfühlen und selbst vermehren. Sie regen also die Bakterienproduktion an. Präbiotika sind, wie schon gesagt, Topinambur und Sauerkraut, aber auch die ballaststoffreichen Weizenkleie und Haferkleie.

Probiotika hingegen sind Natursubstanzen oder Nahrungsergänzungen, die lebensfähige positive Keime oder positive Bakterienkulturen durch den Magen in den Darm schleusen. Diese siedeln sich dann im Darm an und unterstützen dort die gefährdeten und dezimierten positiven Bakterienstämme. Zu den Probiotika gehören alle Sauermilchprodukte.

In den leichten Fällen einer gestörten Darmflora kann es genügen, längere Zeit täglich probiotische Joghurts, Kefir und Sauerkraut zu konsumieren, um die Anzahl der guten Bakterien wieder zu vermehren.

In schwereren Fällen sollten Sie natürlich den Arzt konsultieren. Er wird Ihnen dann vielleicht positive biologische Bakterienkulturen aus der Apotheke verschreiben. In diesen sind auch meist Vitamine und Mineralstoffe enthalten. Diese Kombination bietet den Vorteil, dass man einen entstandenen Mangel an Vitaminen und Mineralstoffen schnell wieder ergänzen kann. Meist führt man drei verschiedene Milchsäurebakterien zu: den Lactobacillus acidophilus, das Bifidobacterium bifidum und das Bifidobacterium longum.

Zuletzt nur noch ein kurzer Hinweis auf die besonders gefährdeten Risikogruppen. Das sind Senioren mit einem schwachen Immunsystem, schwangere und stillende Mütter, Raucher, Stressgeplagte, alle diejenigen, die sehr viel Sport treiben, aber auch Menschen, die bis vor kurzem im Krankenhaus waren, und jene, die Antibiotika nehmen müssen.

17 Die gesunde Leber

Sie wiegt bis zu 2 Kilo und nimmt mit diesem Gewicht in unserem Körper eine Spitzenstellung ein. Die Entgiftungszentrale des Menschen: die Leber. Dieses wunderbare Chemielabor in uns arbeitet rund um die Uhr für unsere Gesundheit: Wenn wir zu viel, zu üppig und zu fett gegessen, zu viel Alkohol getrunken, aber auch lange Zeit Medikamente genommen haben; wenn wir Nahrungsmittel mit chemischen Zusätzen konsumieren – dann muss das die Leber alles wieder gut machen. Sie produziert viele Substanzen wie Eiweiße, Gallensäure, Cholesterin. Gleichzeitig achtet sie darauf, dass Zucker, Fette, Hormone und Vitamine im Körper in einem gesunden Gleichgewicht bleiben.

Die vielen Milliarden Leberzellen sind ein wahres Wunderwerk. Man muss sich das vorstellen: Selbst dann, wenn Erkrankungen und Schadstoffe zwei Drittel der Leber zerstören, kann sie sich in der Regel wieder erholen und weiterarbeiten. Sie ist nahezu an allen Lebensvorgängen beteiligt, daher spricht man in der Medizin vom „Labor des Körpers".

Die Leber dient auch als Speicherorgan, indem sie für Reserven an Zucker und Vitaminen sorgt. Sie bildet so einen natürlichen Filter zwischen dem Darm und dem übrigen Organismus. Damit kann sie bis zu einem gewissen Grad verhindern, dass Schadstoffe und Krankheitserreger in den Blutkreislauf gelangen. Je gesünder und stärker die Leber ist, desto besser gelingt ihr das.

Die Leber liegt im rechten Oberbauch und besteht aus zwei Teilen: den beiden so genannten Leberlappen. Am rechten Leberlappen befindet sich die Gallenblase. Daher leistet die Leber auch als Drüse eine wichtige Arbeit. Sie stellt beispielsweise die Gallenflüssigkeit her. Die in dieser Flüssigkeit enthaltenen Säuren zerlegen Fette und bereiten diese für die Verdauung vor. Bevor die Gallenflüssigkeit in das Verdauungssystem gelangt, sammelt der Körper sie in der Gallenblase. Mit ihrer Hilfe steuert der Körper den Gallenfluss, der durch die Aufnahme von Speisen angeregt wird. Manche Naturprodukte regen die Galle besonders an. Wie zum Beispiel die Artischocke, der Grünkohl, der Kürbis, Radieschen und Rettich. Die Leber verzeiht vieles, aber zu viel Alkohol und eine unentwegt fette Ernährung schaden ihr. Gar kein Fett kann allerdings auch zu Leberproblemen führen, denn unsere Leberzellen brauchen zum Leben und Arbeiten Lecithin, und zwar daraus das Cholin, und das bekommen sie über Fette.

Auch Umweltschadstoffe in zu großen Mengen, Viren, Bakterien und Parasiten sowie bestimmte Medikamente machen dem Organ Leber zu schaffen. Sehr wichtig zu wissen: Auch Lebensmittel, die von Schimmelpilz befallen sind, wenn auch nur sehr gering, belasten sie enorm.

Bei der Fettleber steigt der Fettgehalt in den Leberzellen stark an. Die Leber vergrößert sich, nimmt an Gewicht zu, im Extremfall wiegt sie bis zu 6 Kilo. Eine solche Verfettung zählt in den Industrieländern zu den häufigsten krankhaften Veränderungen des Organs. Die Ausgangsbasis sind falsche Ernährung, Übergewicht, zu viel Alkohol. Der Alkohol kann auch zu Leberzirrhose führen, bei der die Leberzellen absterben.

Als Laie ist es nicht einfach herauszufinden, wenn die Leber nicht richtig arbeitet. In vielen Fällen verlaufen Lebererkrankungen zunächst ohne auffällige Symptome. Außerdem gibt es für viele Leberstörungen keine eindeutigen Anzeichen. Im Allgemeinen sollte man auf folgende Symptome achten und gegebenenfalls zum Arzt gehen: Müdigkeit, Leistungsverminderung, Appetitlosigkeit, Völlegefühl, Oberbauchbeschwerden, immer wieder Blähungen, Verstopfung oder Durchfall. Wenn die Gesichtsfarbe schmutzig-grau wirkt, weil sich die Melaninpigmente vermehren; wenn man eine knallrote Zunge, eventuell auch Haarausfall hat.

Wenn Sie den Verdacht haben, es könnte mit Ihrer Leber etwas nicht stimmen: Niemals den Arztbesuch hinausschieben. Je früher die Diagnose einer Leber- und Gallenerkrankung vorliegt, desto höher liegen die Heilungschancen.

Auch die Leber will, dass Sie viel Wasser trinken, damit Giftstoffe schneller ausgeschwemmt werden können. Sie steht vor allem auf Obst und Gemüse, das roh verzehrt wird, allerdings gründlich gewaschen.

Folgende Naturkräfte geben der Leber gezielt Kraft:

- Die Inhaltsstoffe der Mariendistel schützen die Leberzellen, beschleunigen ihre Regeneration. Das macht der Inhaltsstoff Silymarin. Er beschleunigt die Reparatur von Leberzellen und verhindert, dass geschädigte Leberzellen im Gewebe irreparabel werden. Mit der Stärkung der Leber verbessert die Mariendistel auch die gesamte Verdauung. Man trinkt Mariendisteltee aus dem Mariendistelsamen, er ist in der Apotheke zu bekommen.
- Die Artischocke ist eine besonders wichtige und wertvolle Pflanze für unsere Leber. Sie gibt der gesunden Leber enorme Kraft und übt einen Schutzeffekt auf die Leberzellen aus. Die Inhaltsstoffe Cynarin und Cynaridin sowie andere Flavonoide fangen zellschädigende Stoffe ab, die so genannten freien Radikalen, verstärken aber auch den Gallenfluss, indem sie die Leberzellen zur vermehrten Produktion von Gallensäure anregen. Sie können aber auch lädierte Leberzellen wieder regenerieren. Man kann Kuren mit Artischockensaft durchführen, aber auch mit Artischockenpräparaten – meist in Form von Kapseln –, die allerdings aus Artischockenblättern gewonnen werden, die noch mehr von diesen Wirkstoffen enthalten. Es macht durchaus auch vorbeugend Sinn,

regelmäßig Artischocken in den Speiseplan einzubauen. Beim Artischockensaft nimmt man im Rahmen einer Leberkur längere Zeit dreimal täglich zwei Esslöffel Frischpflanzensaft aus dem Reformhaus in etwas Wasser verrührt zu sich.

- Ein hohes Entgiftungspotenzial, also eine gute Unterstützung der Leber, stellt der Brottrunk aus dem Reformhaus oder aus dem Drogeriemarkt mit seinen Milliarden an Brotsäurebakterien dar. Patienten trinken über eine längeren Zeitpunkt anfangs jeden Tag eine ganze Flasche, später täglich einen Viertelliter. Die Brotsäurebakterien sind eine spezielle intensive Form der Milchsäurebakterien. Beim Brottrunk spielen aber auch Mineralstoffe und Bioflavonoide mit.

- Auch die Stutenmilch wird zur Stärkung der Leber eingesetzt. Im 19. Jahrhundert gab es in Russland viele Stutenmilch-Kurzentren, in denen leberkranke Alkoholiker erfolgreich behandelt wurden. Stutenmilch gibt es heute tiefgefroren, als Pulver, als Konzentrat und als Präparate in der Apotheke und im Reformhaus.

- Weitere Heilpflanzen wie Salbei, Löwenzahn, Schöllkraut oder Gelbwurz fördern durch ihre Bitterstoffe den Gallenfluss in den Darm. Sie sorgen dafür, dass sich die Gallenblase besser entleert. Außerdem lösen sie Verkrampfungen im Bereich der Gallenwege. Manche Ärzte kombinieren mehrere Heilkräuter.

- Mit gezielter Ernährung – dem so genannten Leberjogging – kann man der Leber ebenfalls helfen. Dazu gehört der Einsatz ganz bestimmter Lebensmittel: Rote-Bete-Saft, Magerjoghurt, einen Tag altes Vollkornbrot, Gurken, Möhren, Sellerie, Radieschen, Scholle, Holundersaft, Gemüsebrühe.

Man kann aber auch äußerlich etwas für die Leber tun.

- Heublumenwickel: zwei Hand voll Heublumen aus der Apotheke werden in 2 Liter kochendem Wasser überbrüht, 15 Minuten ziehen lassen, durchseihen. Leinentuch eintauchen, leicht auswringen, auf den Oberbauch legen, darüber ein Baumwolltuch, darüber eine Decke, am besten im Bett. Über die Poren werden Gifte aus der Haut getrieben. Ideal ist die Kombination mit Mariendisteltee.

- Einmal oder zweimal am Tag sollte man sich für 30 Minuten entspannt flach hinlegen. Dabei wird die Durchblutung der Leber angeregt, was die Entgiftung aktiviert.

- Ein Wannenbad mit Heublumenabsud: zehn Minuten bei 38 Grad Celsius, dann den Oberbauch sehr warm duschen mit 42 Grad Celsius, gut abtrocknen und ins Bett legen.
- Akupressurgriff zum Anregen der Leber: Finger ineinander verzahnen, Handballen reiben, bis sie sehr warm werden.
- 20 tiefe Atemzüge machen. Sauerstoff aktiviert die Leber, fördert den Entgiftungsprozess. Beim Einatmen Arme seitlich hochheben, Brustkorb dehnen, beim Ausatmen Arme senken, Brustkorb einsinken lassen.

Die Hepatitisimpfung, die heute als Kombination gegen Hepatitis A und B angeboten wird, ist enorm wichtig, weil Hepatitis zum Tod oder zu einem Krebsleiden führen kann. Hepatitis A wird durch Nahrung, Hepatitis B durch Blut und Sex übertragen. Es gehört heute international zum Impfplan, dass bereits Kinder geimpft werden. Ein Tipp für Genießer: Wer oft und gern Muscheln oder Austern verzehrt, die heutzutage oft sehr mit Schadstoffen belastet sind, sollte sich vorsorglich ebenfalls so einer Impfung unterziehen. Mit diesen Gaumenfreuden kann man sich Hepatitis A einhandeln.

18 Damit unser Darm gesund bleibt

Jedes Jahr sterben in Deutschland 30 000 Menschen an Darmkrebs. Jedes Jahr erkranken 57 000 Menschen neu an diesem tückischen Tumor. Dabei gibt es Methoden der Früherkennung, mit denen in neun von zehn Fällen die Krankheit geheilt oder ihr Ausbruch verhindert werden könnte. Damit ein Tumor im Darm rechtzeitig erkannt werden kann, muss die Darmkrebsvorsorge für alle so selbstverständlich sein wie die Zahnvorsorge.

Wir kümmern uns um unser Herz, um unsere Blutwerte, um alle möglichen Zipperlein, aber viel zu wenig um unseren Darm. Dabei ist der doch eines der Zentren unseres Lebens: Hier wird unsere Immunkraft aufgebaut. Hier wird die Nahrung für unseren Körper verwertet und aufgeschlossen. Hier gehen Tag für Tag, Stunde für Stunde ungeheure biochemische Vorgänge vor sich.

Das erste Anzeichen, das im Darm vieles nicht so läuft, wie es soll, ist die Entstehung von Polypen an der Dickdarminnenwand. Aus diesen Polypen entwickelt sich sehr oft Darmkrebs. Das dauert allerdings meist bis zu zehn Jahren. Mit einem Endoskop kann der Fachmann die Darmpolypen im Frühstadium erkennen und abtragen.

Falsches Essen, Stress, Medikamente und Umweltschadstoffe schlagen uns nicht nur auf den Magen, sondern schädigen auch den Darm. Er muss alles, was wir dem Körper zuführen, kontrollieren, sichten, zerlegen, verwerten. Wenn er nachlässt, dann wird der ganze Organismus vergiftet. Gelegentliche Verdauungsstörungen sind dabei noch kein Problem – die treten einfach auf und verschwinden auch wieder. Kritisch wird es erst, wenn diese Störungen chronisch werden.

Im Interesse der Darmgesundheit sollten wir regelmäßig den Stuhl kontrollieren. Verdächtig ist dünner Kot, etwa so wie ein Bleistift. Er deutet auf eine Verengung durch Polypen hin. Verdächtig ist Blut im Kot. Das kann aus dem Dickdarm stammen. Verdächtig sind Verstopfung und Durchfall, die länger als drei bis fünf Tage dauern, ein plötzlicher Gewichtsverlust ohne erkennbare Ursachen, dauerhafte Appetitlosigkeit. All das können Anzeichen einer chronischen Darmentzündung sein.

Was unser Darm mag und was nicht, was ihm bekommt und was nicht, was man essen und man nicht essen sollte – das habe ich bereits in dem Kapitel über die Darmflora beschrieben. Blättern Sie noch einmal zurück. Alle Ernährungsratschläge zur Förderung der guten Darmbakterien sind zugleich auch Ratschläge zur Minderung des Darmkrebsrisikos.

Ich möchte mich hier mit einigen Bemerkungen zur Darmvorsorge begnügen. So sieht eine vorbildliche Vorsorge aus: Gehen Sie ab dem 45. Lebensjahr jedes Jahr zum Arzt. Lassen Sie einen Test auf Blut im Stuhl machen. In der Regel ist Blut im Stuhl, das von Polypen herrührt, mit bloßem Auge nicht sichtbar, um so wichtiger ist daher eine Laboruntersuchung. Lassen Sie alle drei bis fünf Jahre Ihren Enddarm und einmal im Leben vollständig Ihren Dickdarm spiegeln.

Eine Darmspiegelung ist eine indiskrete und unangenehme Sache, viele Menschen scheuen nicht zuletzt aus Scham davor zurück. Seien Sie jedoch versichert: Das Ganze dauert bloß etwa 20 Minuten, ist völlig unkompliziert und tut nicht weh. Am Tag vor der Untersuchung muss der Patient ein Abführmittel einnehmen und anschließend viel trinken, und zwar eine Salz- und Reinigungslösung, die die letzten Reste des Darminhalts ausscheiden hilft. Das Trinken dieser Spüllösung kostet ein bisschen Überwindung.

Der Arzt schiebt durch den After einen langen, biegsamen Schlauch mit einer winzigen Kamera in den Dickdarm, bis er damit den Übergang zum Dünndarm erreicht. Das Vorschieben des Koloskops ist spürbar und wird manchmal als unangenehm empfunden. Beim langsamen Rückziehen des Instruments wird die Schleimhaut Zentimeter für Zentimeter untersucht. Etwaige Polypen können vom Arzt mit einer Schlinge an der Spitze des Schlauchs sofort abgetragen werden. Der Patient liegt auf der Seite und kann das Geschehen beobachten, wenn er will. Wer darauf keinen Wert legt und von den Unannehmlichkeiten der Untersuchung überhaupt nichts mitbekommen will, der kann sich ein Beruhigungsmittel geben lassen und fällt dann in einen leichten Dämmerschlaf.

Sie sehen also: Der Aufwand, dem Sie sich bei einer Darmspiegelung unterziehen müssen, steht in keinem Verhältnis zu der abschließenden Gewissheit, ein Maximum an Vorsorge getroffen zu haben. Deshalb sollten Sie diese Möglichkeit ab Ihrem 45. Lebensjahr unbedingt nutzen.

19 Gehen Sie nicht sauer durchs Leben

Jeder von uns ärgert sich zuweilen. Und da kommt uns dann manchmal der Satz über die Lippen: „Ich bin so richtig sauer!" Wenn wir so etwas sagen, dann sind wir vermutlich tatsächlich sauer, das heißt in unserem Organismus herrscht eine Übersäuerung. Ganzheitsmediziner befassen sich schon lange mit diesem Thema und versuchen, die Entstehung vieler Erkrankungen und Befindlichkeitsstörungen damit zu klären; ein heiß diskutiertes Thema in der Medizin.

Viele Menschen, die gesundheitliche Probleme haben, rätseln nach der Ursache und ahnen nicht, dass es sich einzig und allein um eine Übersäuerung ihres Organismus handelt. Im Grunde genommen ist es eine Bindegewebsübersäuerung. Sie können sich nicht vorstellen, dass sie übersäuert sind: „Das ist bei mir unmöglich. Ich esse keine Zitronen, kein Sauerkraut und keine sauren Gurken. Warum sollte ich sonst übersäuert sein?" Das hat damit überhaupt nichts zu tun. Im Gegenteil: Sauerkraut, saure Gurken und Zitronen schaffen im Körper basische Voraussetzungen. Viele Menschen wissen überhaupt nicht, wie es zu einer Übersäuerung kommt.

Im Körper eines gesunden Menschen sollte das Verhältnis 70 Prozent Basen und 30 Prozent Säuren vorherrschen. Die Säuren, die in zu großen Mengen belastend sind, brauchen nämlich die Basen zum Abbauen. Heute ist das Verhältnis meist umgekehrt und das macht mit der Zeit krank. Mit unserem täglichen Essen können wir dem entgegenwirken: Als Faustregel gilt: Die Säuren liefert der Fleischer und der Zuckerbäcker, die Basen der Obst- und Gemüsehändler!

Es gibt viele Gefahren im Leben des Menschen, welche den Säureanteil erhöhen und das richtige Säuren-Basen-Verhältnis stören. Dazu gehören, neben falscher, einseitiger Ernährung mit säurebildenden Lebensmitteln und Getränken, übermäßiger, ständiger Stress, aber auch Schadstoffe aus der Umwelt.

Solange die basischen Elemente im Körper überwiegen, können die Säuren von diesen neutralisiert und ungefährlich gemacht werden. Wenn nun aber die Säuren in zu großen Mengen vorhanden sind, dann setzen sie sich im Bindegewebe ab, in den Knorpeln und in den Sehnen, aber auch im Fett unter der Haut. Die Blutgefäße verlieren ihre Elastizität, die Knochen bauen Calcium ab. Die Säuren blockieren den Abtransport von Stoffwechselabfällen und Giftsubstanzen. Die Körperzellen ersticken in diesem Müll und können ihre Aufgaben nicht mehr erfüllen. Vor allem reagieren Enzyme und Hormone sehr empfindlich auf eine Übersäuerung.

Wenn der Körper längere Zeit mit Säuren überlastet ist, dann können zahlreiche Beschwerden auftreten: entzündetes Zahnfleisch, schlechter Atem, eine deutliche Überempfindlichkeit der Zähne gegen Kälte, Hitze und Saures, verstärkte Infektanfälligkeit, brüchige, weiche Fingernägel, häufige Müdigkeit, kalte Füße und Hände, trockene, rissige Haut, glanzloses Haar, Haarausfall, depressive Zustände, Parodontose, Migräne, erhöhte Leberwerte, Blähungen und Völlegefühl, Brennen beim Harnlassen, Ischias, Gelenkbeschwerden, Osteoporose, nächtliche Muskelkrämpfe. Auch das Herz und das Gehirn sind durch Säureattacken gefährdet. Sogar hinter Pilzerkrankungen, Akne, Cellulitis und dem Raynaud-Syndrom kann eine Übersäuerung stecken.

Wenn also solche gesundheitlichen Störungen auftreten und trotz gezielter Behandlung nicht besser werden, sollte man immer eine Übersäuerung des Körpers als Ursache ins Auge fassen. Mitunter kann damit dann ziemlich rasch eine Besserung oder gar eine Heilung eingeleitet werden.

Es ist interessant: Der pH-Wert des Blutes spielt bei der Behandlung von lebensbedrohenden Krankheiten eine bedeutende Rolle. Bevor der Organismus stirbt, kippt der Säure-Basen-Haushalt ins Saure. Daher wird auf der Intensivstation der pH-Wert des Blutes ständig gemessen.

In unserem Körper bilden sich Säuren. Andere entstehen durch Gärung. Wieder andere nehmen wir mit der Nahrung auf: zum Beispiel: die Harnsäure durch zu viel Fleisch, die Oxalsäure durch zu viel Rhabarber und Spinat. Zu viel Milchsäure im Muskel – Laktat – bildet sich durch den Mangel an Sauerstoff, was zu einem Muskelkater führen kann. Man weiß auch, dass die Arachidonsäure mitverantwortlich für die Entstehung von Rheuma ist.

Diejenigen, die das Thema Übersäuerung kritisch sehen, vertreten das Argument, man brauche gegen eine Übersäuerung nichts zu tun. Der Organismus gleiche das selbst aus, puffere das ab. Das ist schon richtig: Die Nieren können Säuren über den Harn ausscheiden. Die Lunge kann gewisse Säuren abatmen. Und auch im Blut gibt es Puffersysteme. Aber man weiß inzwischen, dass der Körper für dieses Ausgleichen Mineralstoffe und Spurenelemente benötigt. Und wenn man sie ihm nicht durch gesunde, vorbildliche Ernährung oder durch ein Basenpulver zuführt, dann holt er sich das alles aus seinen Reserven, die einmal zu Ende gehen. Der Körper schwächt sich damit selbst. Es gilt also, das Puffersystem des Körpers zu unterstützen.

Wer sich überwiegend von Obst und Gemüse ernährt, wer weder Alkohol noch übermäßig Kaffee trinkt, wer nie unter Dauerstress steht, der muss sich über eine Übersäuerung seines Organismus keine Sorgen machen. Alle anderen, und das dürften die meisten sein, können den Grad der Übersäuerung beim Arzt oder beim Apotheker messen lassen. Das geschieht mit einem einfachen Speicheltest oder mit einem Harntest. Wenn man aufgrund des Testergebnisses oder aber aufgrund von massiven gesundheitlichen Störungen davon ausgehen kann, dass man übersäuert ist, dann sollte man sofort etwas dagegen unternehmen.

Das harmonische Gleichgewicht zwischen Säuren und Basen kann man wieder herstellen: Man stellt die tägliche Ernährung um und führt dem Körper im Rahmen einer Kur lebenswichtige, basische Substanzen – Mineralien und Pflanzenstoffe – zu. Eine gesunde Ernährung besteht aus 80 Prozent basischen Produkten und nur 20 Prozent säurebildenden Produkten:

- Basische, gesunde Nahrung setzt sich zusammen aus: Wurzel- und Blattgemüse, aus Blattsalaten, Sprossen und Keimen, aus Pilzen, Mandeln, Pinienkernen, Leinsamen, Sesam, Pistazien, aus Hülsenfrüchten, Sojaprodukten, aus Milch und Milchprodukten, Obst, Rübensirup, stillem Mineralwasser, Kräutertees, Zichorienkaffee, Gemüsebrühe, Molke sowie basenreichen Trockenfrüchten, Gewürz- und Wildkräutern.
- Zu den säurebildenden Produkten gehören Zucker, zuckerhaltige Getränke, alle Süßigkeiten, Weißmehlprodukte, polierter Reis, Bohnenkaffee, schwarzer Tee, Alkohol, Fleisch, speziell Innereien, Fertiggerichte, Mineralwasser mit einem hohen Anteil an Kohlensäure.
- Es gibt auch neutrale Lebensmittel, die ein Gleichgewicht zwischen Säuren und Basen enthalten: Butter, naturbelassene Öle, Walnüsse, Leitungswasser.

Wenn die Ernährungsumstellung allein nichts bringt, kann man zusätzlich dazu einige Zeit basische Mikronährstoffe als Nahrungsergänzungen zuführen. Der Arzt spricht in diesem Zusammenhang von einem Basenpulver. Damit wird eine optimale Entsäuerung des Organismus eingeleitet.

Studien haben bereits gezeigt, dass man mit einer Basentherapie innerhalb weniger Wochen das Basen-Säure-Gleichgewicht wieder herstellen kann. Damit treten auch schrittweise gesundheitliche Verbesserungen ein: Zu hohe Cholesterinwerte werden durch die zugeführten Basen-Mineral-Substanzen auf natürliche Weise gesenkt; Bluthochdruck kann entscheidend verbessert werden; Pilzerkrankungen werden schneller auskuriert; Erschöpfungszustände, die im Zuge von Stress aufgetreten sind, verschwinden. Der Betroffene kann wieder besser schlafen, und auch die geistige Vitalität kehrt

wieder zurück. Muskelverspannungen, Gliederbeschwerden, Kreuzschmerzen, Kopfschmerzen gehen deutlich zurück.

Das Thema Säuren-Basen-Gleichgewicht wird in den letzten
Jahren viel diskutiert. Die Ärzte, die sich mit der bekannten Mayr-
Kur befassen, haben das Thema immer schon als sehr wichtig er-
achtet. Den großen Startschuss zur Forschung hat im Jahr 1979 ein
englischer Journalist für das *Guiness Buch der Rekorde* gegeben. Er
reiste nach Okinawa in Japan, um herauszubekommen, warum die
Menschen dort so alt werden – nicht selten bis zu 115 Jahren – und
so lange geistig und körperlich fit bleiben. Gemeinsam mit Professor Kobayashi von der Universität von Okayama kam er hinter das
Geheimnis: Die Menschen trinken dort Wasser, das aus fossilen Ko-
rallenminen kommt, also aus an Land abgelagerten, nicht mehr le-
benden Korallen. Im Wasser befinden sich Spuren von Korallen-
sand, reich an Mikronährstoffen, vor allem an Calcium und
Magnesium. Aus dieser Erfahrung heraus sind zahllose Basenpul-
verpräparate entwickelt worden.

20 So stärken Sie Ihre Abwehrkräfte

Wir können es in unseren Breiten von September bis Mai jeden Tag
am Arbeitsplatz, im Supermarkt, auf der Straße, im Bus oder in der
U-Bahn beobachten: Die einen husten, schnäuzen und niesen, sind
total erkältet. Andere wieder sind kerngesund und können dem An-
sturm von Viren und Bakterien bestens standhalten. Die Erklärung
dafür: Die einen haben ein völlig intaktes Immunsystem, die anderen nicht.

Das Immunsystem schützt uns rund um die Uhr vor Krankheiten,
besser gesagt vor Krankheitserregern, die in den Organismus gelangen. Dafür verfügen wir über ein ganzes Netzwerk an Abwehrmög-
lichkeiten: Abwehrzellen (Lymphozyten,T-Lymphozyten und B-
Lymphozyten, auch Killerzellen genannt, Makrophagen und
Granulozyten, auch Fresszellen genannt), Hormone, Nerven und
Peptide. Sie stehen alle durch Botenstoffe – durch so genannte Zy-
tokine – miteinander in Verbindung und kommunizieren ständig,
wie man diesen Körper schützen muss.

Die Immunologie – die Wissenschaft, die sich mit dem natürlichen Abwehrkräften befasst – hat im Laufe der Jahrzehnte den
Mechanismus des Abwehrsystems entdeckt: Hinter dem Brustbein
sitzt die Thymusdrüse. Sie ist die Schaltzentrale der Immunabwehr.
Vom Rückenmark werden neue Zellen hierhergeschleust und wie in
einer Schule zu Abwehrzellen herangebildet. Dann werden sie über
das Blut in den Organismus zur Abwehr entsandt. Deshalb gibt das
Blutbild auch Auskunft darüber, ob jemand ein starkes oder
schwaches Immunsystem hat. Parallel dazu arbeitet ein ganzes Heer
von positiven Bakterien im Darm an der Immunkraft mit.

Zum Schutz unserer natürlichen Abwehrkräfte müssen wir daher
alles vermeiden, was das Immunsystem schwächt. Und dessen Stärkung geht leichter, als man denkt.

Von Dr. Hermann Geesing, dem inzwischen verstorbenen Vater
der deutschen Immuntherapie, lange Jahre ärztlicher Leiter an der
Schwarzwald-Privatklinik Obertal, der das Europäische Zentrum
für Immunforschung mit aufgebaut hat, stammt ein Katalog mit den
wichtigsten zehn Geboten zum Training und zur Stärkung des Im-
munsystems. Sie lauten:

1. Ständigen Stress, Ärger und körperliche Überanstrengung meiden.
2. Ausreichend schlafen, ungestört schlafen.
3. Lachen, fröhlich sein. Eine Studie am Europäischen Zentrum
   für Immuntherapie ergab, dass Menschen, die lustige Filme zu
   sehen bekamen, hohe Werte an Abwehrzellen hatten. Wenn sie
   dann tragische Filme anschauten, sank die Zahl ihrer Abwehrzellen rasant.
4. Sport treiben, am besten im Freien. Ideal: Wandern, Joggen,
   Radfahren. Der Körper muss gleichmäßig belastet werden. Dadurch bekommen unsere Immunzellen Sauerstoff. Kraft- und
   Hochleistungssport schwächen jedoch das Immunsystem.
5. Atemübungen im Freien durchführen.
6. Den Körper abhärten: zum Beispiel mit Wassertreten am Morgen.
7. Reizüberflutungen abbauen: zu viel Lärm, Licht. Auch faulige,
   ätzende Gerüche schwächen das Immunsystem.
8. Risikofaktoren ausschalten: Rauchen, zu viel Alkohol, zu viel
   Kaffee und Schwarztee, zu vieles und zu fettes Essen.

9. Innere Ruhe finden, abschalten lernen.
10. Lebendige, natürliche Nahrung mit vielen Vitalstoffen zu sich nehmen.

Ein starkes Immunsystem braucht eine gesunde Darmflora. Dazu habe ich bereits an anderer Stelle in diesem Buch alles Nötige gesagt, das brauche ich jetzt nicht noch einmal festzuhalten. Wiederholen sollte ich bestenfalls meinen Rat, dass Sie sich – gerade im Herbst und im Winter – viel Flüssigkeit zuführen sollten, damit die Giftstoffe aus Ihrem Körper ausgespült werden können. 2 Liter Wasser pro Tag wären sehr gut, dieselbe Menge Wasser plus Hagebuttentee wären wegen dessen Vitamin-C-Gehalt noch besser.

Eigentlich sind alle Vitamine für das Immunsystem von Bedeutung, besonders aber die Vitamine A, E und C sowie das Provitamin Beta-Carotin. Vitamin C schützt die Zellflüssigkeit jeder Körperzelle, A und Beta-Carotin die Zellstruktur, E die Zellwand. Eine Anregung: Richten Sie sich einen regelrechten Immunsalat an – aus Paprikaschoten, Petersilie, Tomaten, geraffelten Möhren und Weizenkeimöl.

Eine zentrale Rolle spielt das Vitamin C. Unsere Abwehrzellen – vor allem die Granulozyten – brauchen große Mengen davon, gleichsam als Sprit, um arbeiten zu können. Wir sollten daher jeden Tag mindestens 100 bis 200 Milligramm Vitamin C zu uns nehmen. Und da es sehr schnell wieder abgebaut wird, müssen wir ständig für Nachschub sorgen. Am ergiebigsten sind Sauerkraut, Kiwis, Grapefruits, Orangen, Paprikaschoten, auch Kohlgemüse und Pellkartoffeln. Und wenn es mit der Ernährung allein nicht reicht, dann sollte man sich in der Apotheke Brausetabletten oder Kapseln besorgen. Viele Ärzte raten ohnehin zu 1 000 Milligramm täglich, allerdings idealerweise aufgeteilt in zwei Portionen morgens und abends. Das gilt besonders für Raucher, die dreimal so viel Vitamin C brauchen wie ihre nichtrauchenden Mitmenschen, weil es vom Nikotin zerstört wird.

Den Bedarf am ebenfalls wichtigen Vitamin B 6 können Sie schneller decken: mit zwei Bananen am Tag, mit Sojaprodukten, mit 200 Gramm Weizenkeimen.

Auch mithilfe von Spurenelementen können wir unsere Immunkraft stärken. Dazu zählen vor allem Zink, enthalten in Hühnersuppe, Milch- und Vollkornprodukten, und Selen, enthalten in Knoblauch und Meeresfisch.

Hinweisen will ich insbesondere auf antivirale und antibakteri-elle sowie pilzabwehrende Naturstoffe, die unsere Immunkraft stark machen:

- Knoblauch: Verbessert die Vitaminaufnahme. Um die entspre-chende Wirkung zu erzielen, braucht man jedoch mindestens vier Zehen am Tag. Oder man kauft sich Knoblauchkapseln.
- Saft der Aloe vera: Deren Hauptwirkstoff Acemannan fördert die Vermehrung der Fresszellen. Drei Wochen lang täglich einen Achtelliter trinken.
- Grüner Tee: Enthält viel Vitamin C und die schützenden Poly-phenole. Fünf Tassen am Tag.
- Schwarzkümmelöl: Dessen Wirkstoffe bauen vor allem die Im-munkraft der Atemwege auf.
- Rote Bete: Ihr Farbstoff Betanin umschließt die Krankheitserre-ger, macht sie inaktiv und führt sie über die Harnwege ab. Man sollte täglich einen Viertelliter Saft trinken.
- Echinacea (Purpursonnenhut): Steigert die Anzahl der Leuko-zyten und der Milzzellen. Ideal zur unterstützenden Behandlung von Infekten im Bereich der Atem- und Harnwege. Als Tropfen-präparat in der Apotheke.

Auch die seelische Verfassung und Ausgeglichenheit, das wissen wir ja bereits aus den zehn Geboten von Hermann Geesing, können unser Immunsystem stärken. Da sollte ich noch nachtragen, dass dazu auch der Sex in einer harmonischen Partnerschaft beiträgt. Schon ein intensiver Kuss kommt der Immunkraft zugute, weil da-durch Endorphine – Glückshormone – gebildet werden.

Die Atemwege täglich kräftigen 21

Jeden Tag sind unsere oberen und unteren Atemwege Gefahren aus-gesetzt: den heftigen Attacken von Erkältungsviren, den Schadstoffen aus Industrie und Straßenverkehr, verschiedenen Haushaltsgiften, dem Zigarettenrauch, der schlechten Luft in mangelhaft gelüfteten Räum-lichkeiten. Die Folge: Die natürlichen Abwehrkräfte unserer Atem-wege sind vielfach geschwächt. Also heißt es wiederum vorbeugen!

Jeder von uns sollte gelegentlich testen, wie stark und widerstandsfähig seine Atemwege sind. Da gibt es mehrere Möglichkeiten: Pusten Sie aus einem Meter Entfernung eine auf einem Tisch brennende Kerze aus. Wenn Sie das locker schaffen, brauchen Sie sich um Ihre Atemwege keine Sorgen zu machen. Wenn Sie beim Treppensteigen jedoch allzu schnell in Atemnot geraten, ist das ein erstes Symptom und Alarmzeichen für schwache Atemwege.

Genauer kann man die Kraft der Atemwege messen, wenn man sich aus der Apotheke ein kleines Gerät besorgt – ein so genanntes Peak-Flow-Meter oder ein Pulmo-Testgerät. Man bläst hinein. Eine Skala zeigt an, ob man einen gesunden Atemstoß hat. Wenn diese Tests zeigen, dass man schwache Atemwege hat, dann muss man zum Arzt zu einer genauen Untersuchung. Je geschwächter die Atemwege sind, desto anfälliger sind sie für Erkältungen.

Ganz allgemein gesprochen tun Sie schon viel für die Stärkung und Gesundheit Ihrer Atemwege, wenn Sie regelmäßig spazieren gehen, sich in freier Natur sportlich betätigen, öfter die Sauna aufsuchen oder sich in sauerstoffreicher Luft intensiven Atemübungen hingeben. Zur generellen Vorsorge gehören auch die richtige Ernährung – viel trinken, wenig essen, Fleischkost reduzieren, den Anteil von Obst und Gemüse erhöhen – und die Abhärtung des Organismus. Wie wäre es mit dem Kneippschen Wassertreten in der eigenen Badewanne? Steigen Sie jeden Morgen barfuß im Storchenschritt ein bis zwei Minuten lang in 20 Zentimeter tiefem kaltem Wasser umher. Das wirkt Wunder.

Erkältungsviren gelangen fast immer über den Mund und Rachenraum in den Organismus. Um sich davor zu schützen, sollten Sie Ihre Mundhöhle jeden Abend, wenn Sie tagsüber Kontakt zu erkälteten Menschen hatten, desinfizieren. Also ab ins Badezimmer, 15 Tropfen Propolistinktur in einen Viertelliter lauwarmes Wasser rühren, damit gurgeln. Sie können auch ein sechzehntel Liter puren Aloe-vera-Saft nehmen oder 15 Salbeitropfen in lauwarmes Wasser rühren.

Gut bewährt hat sich auch die Salbeiteekur: Trinken Sie eine Woche lang, jeweils über den Tag verteilt, einen Liter Salbeitee. Morgens einen Liter Wasser mit drei Esslöffeln Salbeiblättern aus der Apotheke, Drogerie oder dem Reformhaus drei Minuten kochen lassen, durchseihen, einen Viertelliter lauwarm gleich trinken, den Rest in eine Thermoskanne füllen und tagsüber trinken.

Wenn Sie sich bereits einen Husten eingehandelt haben, dann reiben Sie sich Brust und Rücken mit asiatischem Tigerbalm oder mit Propolissalbe ein. Oder beherzigen Sie das wirkungsvolle Zwiebelrezept: eine große, rohe Zwiebel schälen, fein hacken, 150 Gramm Honig darüber gießen, mehrere Stunden stehen lassen. Von dem Sirup, der sich dabei bildet, nehmen Sie jede Stunde einen Teelöffel ein.

Zwei Kräutertees haben sich besonders bewährt. Zum einen Thymiantee: einen Teelöffel Thymian mit einer Tasse kochendem Wasser übergießen, zehn Minuten ziehen lassen, durchseihen, dreimal täglich eine Tasse trinken. Zum anderen Eibischwurzeltee: einen Esslöffel Eibischwurzeln in einem Viertelliter kaltem Wasser vier Stunden stehen lassen, durchseihen, mit Honig süßen. Pro Tag trinken Sie davon drei bis vier Tassen.

Gegen starke Verschleimung sowie gegen Husten hat sich der gereinigte Hauptextrakt aus dem Eukalyptusblatt – das Soledumcineol – als hochwirksam erwiesen. In leichten Fällen kann dadurch Cortison ersetzt, in schweren Fällen immerhin noch reduziert werden. Man nimmt den flüssigen Extrakt aus dem Eukalyptusblatt als Inhalation oder in Form von Kapseln ein, dreimal täglich zwei Stück. Das wirkt schleimlösend, entzündungshemmend und schafft Atemfreiheit.

Wenn es Ihre Kinder erwischt hat, dann dürften Hustensaft oder Hustensirup aus der Apotheke die erste Wahl sein. Hustensäfte auf der Basis von Thymian und von Spitzwegerich sind besonders wirksam. Sie geben Ihren Kindern mehrmals am Tag einen Teelöffel voll und achten darauf, dass sie den Saft langsam im Mund zergehen lassen.

Eine Nebenhöhlenentzündung bekämpft man vor allem durch Wärme. Setzen Sie sich eine warme Kopfbedeckung auf, am besten eine Wollmütze, die Sie tief in die Stirn ziehen. Zudem sollten Sie sich in einem Heublumenbad entspannen und viel Vitamin C tanken. Und nehmen Sie ein Dampfbad aus Kamillentee. Das wirkt entzündungshemmend und schmerzlindernd: drei Esslöffel Kamillenblüten in einem halben Liter Wasser aufkochen, dann den Topf von der Herdplatte nehmen, zehn Minuten lang die aufsteigenden Dämpfe einatmen.

Bei Bronchitis, starker Verschleimung der Bronchien und tief sitzendem Husten müssen Sie unbedingt einen Arzt aufsuchen. Wenn er gut informiert ist, schlägt er Ihnen vielleicht eine interessante natürliche Behandlungsmethode vor, die sich in jüngeren wissenschaftlichen Studien als hochwirksam erwiesen hat: eine Behandlung mit dem Extrakt aus der Umckaloabo-Wurzel.

Diese Wurzel gehört zu der Kapland-Pelargonie (einer Geranienart), spielte in der traditionellen südafrikanischen Heilkunde schon immer eine Rolle, wurde dann vor über 100 Jahren von einem Briten entdeckt und kurzfristig in Europa populär gemacht, bevor sie wieder in Vergessenheit geriet. Aber seit kurzem erlebt die Kapland-Pelargonie eine stürmische Renaissance. Die Pflanze wird jetzt biologisch-kontrolliert angebaut, und es stehen genügend Wurzeln zur Verfügung, um den flüssigen Extrakt daraus medizinisch einsetzen zu können – sowohl bei Erwachsenen als auch bei Kindern. Der Extrakt erzielt einen dreifachen Effekt: Einmal wirkt er antibakteriell und antiviral, sorgt dafür, dass sich Viren und Bakterien in den Schleimhäuten nicht festsetzen können. Sodann löst er die Verschleimung auf. Als Hustenblocker hat sich diese Naturarznei in der Bekämpfung der oberen und der unteren Atemwege sehr bewährt und wird auch von den Krankenkassen erstattet. Und schließlich verhindert der Extrakt zuverlässig auch Rückfälle, weil er die körpereigene Abwehr gegen die Viren aufbauen hilft. Der Einsatz des Wurzelextraktes macht bei harmlosen Atemwegserkrankungen die Einnahme von Antibiotika unnötig. Und deren ebenso falscher wie zu häufiger Einsatz ist ja problematisch, weil sie dann gegebenenfalls bei lebensbedrohlichen Notfällen nicht mehr wirken.

Vor allem ältere Menschen sollten bedenken: Aus einer Atemwegserkrankung kann sich sehr leicht eine Lungenentzündung entwickeln. Diese wird meist von speziellen Bakterien – den Pneumokokken – ausgelöst. Jedes Jahr sterben in Deutschland bis zu 15 000 Menschen an so einer Pneumokokkeninfektion, die auch eine Hirnhautentzündung auslösen kann. Dagegen gibt es vorbeugend eine spezielle Impfung mit einem Pneumopur-Polysaccharid-Wirkstoff. Er kann speziell älteren Menschen mit schwachen Atemwegen das Leben retten.

22 Zahngesundheit und die richtige Pflege

Wollen Sie sich unerwartete und böse Überraschungen im Mund, wie Zahnschmerzen, eine herausgefallene Zahnfüllung oder Zahnfleischbluten, sparen? Dann sollten Sie alle sechs Monate routinemäßig zum Zahnarzt gehen, damit er bei Ihnen nach dem Rechten sieht – auch dann, wenn Sie keine Schmerzen haben. Mundhygiene und Zahnpflege sind wichtiger für die allgemeine Gesundheit, als die meisten denken.

Wenn man sich in seinem Bekanntenkreis so umhört, stellt man fest, dass es immer noch viele althergebrachte „Zahnmärchen" gibt. Doch Vorsicht: Glauben Sie nicht immer, was Ihnen Freunde, Verwandte oder Nachbarn erzählen. Vertrauen Sie nur dem Rat des Zahnarztes.

Wir haben es in Kindertagen immer wieder gehört: „Gleich nach dem Essen Zähneputzen nicht vergessen!" Dazu gibt es allerdings neue Erkenntnisse, die großes Aufsehen erregt haben. Wissenschaftler wie der Zahnmediziner Prof. Thomas Attin von der Universität Göttingen warnen davor und betonen: „Diese Regel kann man so nicht akzeptieren!"

Messungen haben ergeben: Unmittelbar nach dem Essen schadet das Zähneputzen sogar der Gesundheit, in erster Linie dem Zahnschmelz – einer Schutzschicht, die doch immerhin viele Jahre, nach Möglichkeit sogar ein ganzes Leben lang halten soll. Nahrungsmittel, die Säuren enthalten, greifen diesen Zahnschmelz an. Er wird weich, weil die Säuren das Calcium und das Phosphat aus der harten Schutzschicht herauslösen. Wer die Zähne unmittelbar nach dem Essen putzt, reibt damit auch ein Stück des aufgeweichten Zahnschmelz ab. Dieses Material ist dann für immer verloren, weil es sich nicht nachbilden kann.

Das bedeutet natürlich nun nicht, dass man aufs Zähneputzen verzichten sollte. Aber um den Zahnschmelz zu schützen, muss man mindestens 30, besser sogar 60 Minuten warten. In dieser Zeit wird der Zahn wieder härter, weil das Gebiss wieder neues Calcium und Phosphat aufgenommen hat. Man nennt das Remineralisierung. Das ist wichtig im Kampf gegen Karies.

Sie können aktiv dazu beitragen, dem Zahnschmelz nach dem Essen rasch wieder Kraft zu geben. Dazu gibt es einen einfachen Trick: Spülen Sie nach dem Essen den Mund intensiv mit Milch oder mit Joghurt aus. Das verkürzt die Erholungszeit der Zähne auf etwa 20 bis 30 Minuten. Das Calcium in der Milch hilft auch bei der Einlagerung aller anderen Mineralstoffe im Zahnschmelz.

Auch der Rat unserer Großmütter: „Der Apfel nach dem Essen ersetzt die Zahnbürste!" ist falsch und gefährlich. Der Fruchtzucker im Apfel greift den Zahnschmelz an und fördert Karies.

Und was stimmt an der Behauptung: Zahnprobleme betreffen in erster Linie den Mund? Das ist längst überholt. Es ist bekannt, dass eitrige Zähne an anderen Stellen im Körper Krankheiten auslösen können wie etwa Rheuma oder Nierenprobleme. Aber auch das Herz kann gefährdet werden. In den Essensresten zwischen den Zähnen kommt es zu einer regen Bakterienbildung, und wie gefährlich diese Bakterien sind, beweisen Untersuchungen von Prof. Michael Noack, dem Direktor des Zentrums für Zahn-, Mund- und Kieferheilkunde an der Universität Köln. Der hat in den Gefäßverschlüssen von Infarktpatienten Mikroorganismen nachgewiesen, die sonst nur in Zahnfleischtaschen vorkommen. Die Bakterien in den Zahntaschen und zwischen den Zähnen gelangen ins Blut und werden über die Blutbahnen im ganzen Organismus verteilt. Hier richten sie großen Schaden an, können Herzinfarkt, Schlaganfall, Herzmuskelentzündung und Lungenentzündung auslösen sowie Diabetes verstärken.

Das alles beweist: In einem Mund, der zahnhygienisch nicht vorbildlich betreut wird, tickt eine Zeitbombe, die eines Tages im Extremfall das Leben kosten kann.

Ein ebenso wichtiges Thema: Durch einen eitrigen Zahnherd oder durch eine chronische Kieferentzündung kann es zu Diabetes, zu Augenerkrankungen, Rheuma, Ekzemen oder zu Gelenkentzündungen kommen. In vielen Fällen ist der Zahnherd aber nicht die alleinige Ursache. Meist spielen da auch noch mehrere andere Komponenten mit.

Früher vermutete man, dass Kaugummikauen den Zähnen schadet. Heute weiß man, dass das nicht stimmt. Die Zusammensetzung zuckerfreier Kaugummis macht es möglich, dass man mit Kauen statt mit Gurgeln die Mundhöhle sauber hält und die Entstehung von gefährlichen Bakterien verhindert. Solche Kaugummis enthalten den zahnfreundlichen Zuckerersatzstoff Xylit, der Zahnstein bekämpft und Karies verhindern kann, weil er die den Zahnschmelz zerstörenden Säuren neutralisiert.

Noch so ein gängiges Vorurteil: Zahnstein lagert sich nur an echten Zähnen ab und nicht an Zahnprothesen und Zahnkronen aus Porzellan. Das stimmt nicht. Zahnstein lagert sich überall – auch an Prothesen und an künstlichen Zähnen – ab, wenn diese schlecht oder gar nicht geputzt werden. Zahnstein bildet sich aber auch bei Menschen, die ihre Zähne peinlich genau putzen. Jeder Mensch hat nämlich im Mund Schwachstellen – etwa Zahnhälse, Backenzähne –, wo man mit der Zahnbürste schlecht hinkommt. Dort setzt sich die zähflüssige Plaque auch ab, wenn man vermeintlich gründlich putzt. An Kunststoffkronen bleibt die Plaque stärker und leichter haften, an den echten Zähnen und an Keramikkronen weniger.

Manche Leute behaupten, dass die Entfernung von Zahnstein den Zahnschmelz schwächt. Das ist Unsinn. Bei der Mundhygiene wird der gröbste Belag händisch mit Instrumenten entfernt. Dann wird mit Spezialinstrumenten der verbleibende Zahnstein von Rändern und Zahnzwischenräumen, aber auch unter dem Zahnfleischrand entfernt. Zum Abschluss werden die Zähne aufpoliert. Nach dem Entfernen des Zahnsteins haben die Zähne nämlich eine rauhe Oberfläche. Daher müssen sie mit Bürste und Paste poliert werden. So wird der Zahnschmelz wieder gehärtet.

Muss ich extra darauf hinweisen, dass eine Zahnbürste nicht ewig hält? Die Zahnbürste soll alle drei Monate erneuert werden. Und jeder in der Familie sollte seine eigene Zahnbürste haben. Klingt selbstverständlich, ist es aber leider nicht immer. Nach einer Erkältung muss die Zahnbürste sofort erneuert werden, weil sie voller Bakterien ist. Außerdem muss die Zahnbürste immer mit den Borsten nach oben im Zahnbecher aufbewahrt werden, weil die Borsten sonst im Becher feucht bleiben. Und da vermehren sich die Bakterien noch mehr.

Wer der Meinung ist, gegen den Zahnstein und gegen die Parodontitis gibt es keine vorbeugenden Maßnahmen, der befindet sich im Irrtum. Die gibt es sehr wohl. Nach jeder Mahlzeit den Mund mit Salbeitee ausspülen. Oder: Nach jeder Mahlzeit eine Tasse ungesüßten Früchtetee, Brombeertee, Eichenrindentee trinken. Die Gerbstoffe der Tees festigen das Zahnfleisch.

Außerdem: dauernden Stress meiden. Stressbelastung verändert das Milieu des Speichels im Mund, fördert die Zahnsteinbildung, schwächt das Zahnfleisch. Die Akademie für Zahnheilkunde in Paris hat eine kuriose Untersuchung durchgeführt: Küssen beeinflusst das Milieu im Mund positiv.

Sind elektrische Zahnbürsten wirklich besser? Nicht unbedingt. Das schnelle Putzen mit diesen Geräten wird von vielen Menschen subjektiv oft als gründlicher empfunden. Es ist aber händisch genau so effektiv, wenn man sorgfältig putzt. Für ältere Personen mit vielleicht etwas wackeligen Kronen und Brücken sind elektrische Zahnbürsten nicht so geeignet, da sie dann vorsichtiger putzen müssen. Das kann man per Hand besser.

Viele denken, dass bei Zahnschmerzen grundsätzlich immer Wärme hilft. Das ist aber in der Regel nicht der Fall. In 90 Prozent der Fälle wirkt eine kalte Auflage auf den schmerzenden Zahn angenehmer. Vor allem bei Entzündungen ist die Wärme fehl am Platz, weil sie den Zustand verschlimmern kann.

„Schokolade ist schlecht für die Zähne!" war ein Satz, der sich vor Jahren von selbst verstand. Nach heutigen Erkenntnissen kann man das nicht so sagen. Prinzipiell sind zuckerhaltige Speisen nicht günstig, da sich Kariesbakterien gern von Zucker ernähren. Und die Säure, die sie ausscheiden, macht den Zahnschmelz kaputt. Doch bei der Schokolade ist das anders. Erstens klebt sie nicht so fest und so lang an den Zähnen wie andere klebrige Süßigkeiten. Schokolade wird binnen zehn Minuten vom Speichel aufgelöst. Und die Inhaltsstoffe der Kakaobohne – vor allem Tannin und Fluorid – wirken antibakteriell und beugen Karies vor. Das haben japanische Studien ergeben. Auch da gilt wieder: Je dunkler die Schokolade, also je höher der Kakaoanteil, desto gesünder ist sie für die Zähne.

Was, glauben Sie, ist von der Behauptung zu halten: Gute Zahnprothesen halten ewig? Gar nichts. Auch die optimal sitzende Prothese kann Probleme machen, weil sich nämlich der zahnlose Kiefer unentwegt verändert, und zwar aufgrund des Knochenschwundes. Aus der Zahnarztpraxis ist bekannt: Eine Zahnprothese sollte alle fünf bis sechs Jahre erneuert werden – sofern der Betreffende keine Probleme damit hat und sich wohl fühlt. Das bedeutet aber: Man muss auch mit den „Dritten" regelmäßig zur Kontrolle gehen. Vor allem auch, weil sich ja auch auf den Zahnprothesen Zahnstein ablagert, der entfernt werden muss.

Oft wird behauptet: Antibiotika verfärben die Zähne. Stimmt nicht bei Erwachsenen. Aber bei Kindern, deren Zähne noch im Aufbau sind, können bestimmte Antibiotika tatsächlich die Zähne verfärben. Deshalb sollte man über dieses Thema unbedingt mit dem Kinderarzt sprechen.

Häufig hört man auch: Schlechte Zähne sind genetisch bedingt. Natürlich gibt es eine gewisse erbliche Veranlagung. Doch es ist in den meisten Fällen eine Ausrede, wenn jemand schlechte Zähne hat. Schlechte Zähne sind in den meisten Fällen die Folge von falscher oder mangelnder Zahnpflege. Selbst wenn jemand ein schlechtes

Zahnmaterial hat, so kann er durch vorbildliche Zahnpflege die Zähne dennoch top in Form halten.

Gemeinhin werden weiße Zähne für gesünder gehalten als gelbe Zähne. Aber es gibt keine einzige wissenschaftliche Studie, die diesen Glauben belegt. Ein weißer oder ein gelblicher Ton sind Veranlagung. Es gibt sehr kranke weiße und sehr gesunde gelbe Zähne.

Vor allem in abgeschiedenen ländlichen Gebieten kursiert immer noch der alte Ausspruch: „Für jedes Kind muss eine Mutter einen Zahn opfern." Was ist da dran? Nichts. Der Spruch ist falsch. Der schlechte Zahnzustand einer werdenden Mutter ist kein Schicksal, sondern die Folge ihrer Nachlässigkeit oder Unwissenheit bei der Zahnpflege. Was stimmt, ist, dass während der Schwangerschaft Zähne und Zahnfleisch mehr gefährdet sind. Denn durch die hormonelle Umstellung kommt es dabei zu einer verstärkten Durchblutung des Gewebes, also auch des Zahnfleisches. Dadurch verstärkt sich eine vorhandene Zahnfleischentzündung, und das Zahnfleisch blutet viel mehr. Es kommt bei einer schwangeren Frau auch zu viel stärkeren Ablagerungen an den Zähnen. Allerdings: Ein gesundes Zahnfleisch bleibt auch in der Schwangerschaft gesund. Die werdende Mutter sollte vorsichtshalber bloß häufiger den Zahnarzt aufsuchen.

Gesund bleiben mit Kneipp   23

Kranksein ist teuer geworden. Indem die Kassen immer weniger erstatten, müssen wir selbst mehr dafür tun, um erst gar nicht krank zu werden. Eigenvorsorge ist angesagt: mit gesunder Ernährung, mit Sport, mit positiver Einstellung. Und was kann da besser helfen als die Philosophie von Pfarrer Sebastian Kneipp? Er starb zwar schon im Jahr 1897, doch seine Gesundheitsgebote sind für unsere heutige Zeit wie geschaffen und gehören unbedingt zu den 50 einfachsten Dingen, die man über die Gesundheit wissen muss.

Das Besondere und Aktuelle an der Kneipp-Gesundheitslehre ist die ganzheitliche Sicht auf den Körper. Es ging Kneipp nicht darum, kranke Teile des Menschen zu reparieren, sondern er versuchte, den ganzen Menschen körperlich und seelisch wieder auf einen gesunden Weg zu bringen. Und dazu hat er die fünf Säulen für die Gesundheit geschaffen, die sowohl für die Prävention als auch für die Therapie gelten: die Wassertherapie, die Bewegungstherapie, die Phyto- oder Heilkräutertherapie, die gesunde Ernährung und die Lebensordnung.

Die Wasserbehandlung erfreut sich heutzutage größter Beliebtheit. Sie hat Pfarrer Kneipp auch berühmt gemacht. Wasser als Naturmedizin – sowohl kalt als auch heiß – kann die natürlichen Abwehrkräfte stärken, uns abhärten, Kopfschmerzen und Migräne vertreiben, Verspannungen lösen. Wasser übt auf unseren Körper positive Reize aus. Mit Güssen, Wickeln und Auflagen kann man viele Beschwerden ohne Nebenwirkungen und ohne Tabletten meistern.

Kneipp hat seine Bewunderung für die Hydrotherapie mit dem Satz ausgedrückt: Im Wasser ist Heil. Dazu sollte man wissen: Kältereize – also Anwendungen mit kaltem Wasser – wirken vormittags stärker und besser. Wärmeanwendungen sind am Nachmittag und abends geeigneter. Außerdem sollte man Wassertherapien immer in gut beheizten Räumen durchführen, in denen keine Zugluft herrscht.

Das sollte man über die Wasseranwendungen wissen:

- Die Wassergüsse sollen mit geringem Druck aus dem Schlauch fließen und sollten den Hautbereich mantelförmig umschließen. Das schafft eine normale Brause nicht.
- Kaltwasseranwendungen dürfen nur an gut durchwärmten Körperteilen durchgeführt werden. Und nur die betroffenen Stellen werden entkleidet, wenn sich das machen lässt.
- Man sollte immer nur eine Anwendung durchführen und diese wirken lassen. Mehrere Anwendungen stören sich gegenseitig. Durch die Wasserbehandlung wird im Körper ein Rhythmus ausgelöst, der erst nach ein bis zwei Stunden abklingt.

Pfarrer Kneipp hat auch Anregungen für die innere Anwendung von Wasser gegeben. Wer abnehmen will, kann die verführerischen, gefährlichen Hungerattacken verhindern, wenn er zu jeder vollen Stunde ein Glas Wasser trinkt. Wasser füllt den Magen, hat aber keine Kalorien und aktiviert den Kreislauf, den Stoffwechsel und die Gehirnarbeit. Ja, und wer an Verstopfung leidet, kann das Problem oft ganz einfach lösen, wenn er morgens auf nüchternen Magen ein Glas abgestandenes oder warmes Wasser trinkt.

Die Bewegungstherapie von Kneipp geht davon aus, dass Bewegung nur dann gesundheitsfördernd ist, wenn man moderat dabei vorgeht, also nicht übertreibt. Er war dafür, dass man zur Anregung des Kreislaufs morgens barfuß im Winter durch den Schnee und im Sommer durchs taunasse Gras läuft. Er war der Meinung: Barfußlaufen sei das beste und einfachste Abhärtungsmittel gegen Erkältungen und depressive Zustände. Kneipp war aber auch großer Anhänger des Wanderns.

Kneipp war ein Vorkämpfer der heutigen Phytotherapie, die sich ja wachsender Beliebtheit erfreut. Er hat Heilpflanzen in erster Linie als Tees und als Bad eingesetzt. Speziell für das Gesundbleiben könnte man unzählige Rezepte aufzählen, ich nenne nur einige wichtige: Mariendisteltee regeneriert Leber und Magen, Salbeitee stärkt die Immunkraft der Atemwege, Melissentee bringt wieder Harmonie ins vegetative Nervensystem, Anistee beruhigt die Seele, Lavendelblütentee vertreibt Ängste und beruhigt die Nerven, Hopfenblütentee sorgt wie Baldriantee für einen erholsamen Schlaf.

Und das sind besonders sinnvolle und wichtige Kneippanwendungen, die jeder zu Hause machen kann.

- Das kalte Armbad an heißen Tagen: macht munter, erfrischt, hilft auch bei nervösem Herzrasen. Man spricht auch vom „Espresso" der Kneipp-Fans. Das Waschbecken wird mit kaltem Wasser gefüllt. Zuerst taucht man den rechten, dann den linken Unterarm ein, so weit wie möglich. Man bewegt nun die Unterarme im kalten Wasser hin und her, 20 bis 40 Sekunden, nicht länger. Dabei laut zählen, damit man richtig atmet. Arme aus dem Wasser. Wasser nur abstreifen und hin und her gehen, damit die Arme kräftig schwingen, bis sie trocken sind. Nicht geeignet bei Herzkrankheiten, Bluthochdruck, Rheuma.
- Wassertreten: 25 bis 30 Zentimeter tief kaltes Wasser in die Bade- oder Duschwanne einlassen, im Storchenschritt nur zwei Minuten umhergehen, abtrocknen, in warmen Socken umherlaufen. Ideal gegen Wadenkrämpfe, Muskelkater, Einschlafstörungen, depressive Stimmung, Wetterfühligkeit. Nicht geeignet bei kalten Füßen, Fieber, Thrombosen, während der Menstruation, Blaseninfektion.

Kneippen ist eine einfache Sache, aber sehr wertvoll fürs Gesundbleiben und Gesundwerden. Ich weiß, wovon ich spreche und

schreibe, denn ich bin seit über 20 Jahren überzeugter Kneippan-
hänger.

Eines möchte ich noch klarstellen: Vorbeugend kann jeder die
Kneipp-Philosophie nutzen. Bei einer Erkältung sollte jedoch zuerst
eine ärztliche Diagnose her. Und auch die Kneippanwendungen
selbst sollten von einem kneipperfahrenen Arzt vorgegeben werden.

Wie Sie wieder gesund werden

Sodbrennen ernst nehmen

Rund 20 Millionen Deutsche leiden an Sodbrennen und spüren es ganz besonders am Morgen gleich nach dem Aufstehen. Ein Leiden, dem viel zu wenig Beachtung geschenkt und das auch viel zu wenig ernst genommen wird. Daher muss man es deutlich sagen: Sodbrennen ist – wenn es häufig und regelmäßig auftritt – keine alltägliche Befindlichkeitsstörung. Es ist dann aus der Sicht der Medizin eine Krankheit, die man behandeln und genau beobachten muss. Denn im schlimmsten Fall kann Sodbrennen zu Speiseröhrenkrebs führen.

Unser Körper produziert jeden Tag – durch schlauchförmige Drüsen in der Magenschleimhaut – etwa 2 Liter sauren Magensaft. Dieser wird zum Verdauen der Nahrung gebraucht. Diese Magensäure steigt bei vielen Menschen vom Magen in die Speiseröhre hoch. Schuld daran ist eine Schwäche des unteren Speiseröhrenschließmuskels am Mageneingang.

Diese Funktionsstörung kann sich zu einem Teufelskreis entwickeln: Der saure Magensaft, der in die Speiseröhre zurückfließt, schwächt den Schließmuskel noch mehr. Man spricht dann von der Refluxkrankheit. Zuerst entstehen bei nicht behandeltem Sodbrennen durch den ständigen Reiz Entzündungen. Daraus werden Narben und Engstellen. Es kommt zu Schluckbeschwerden.

Das sind die ersten typischen Symptome für Sodbrennen: zuerst ein zartes saures Gefühl im Schlund, später ein brennendes Gefühl im Schlund und hinter dem Brustbein. Meistens beginnt es morgens nach dem Aufstehen. Und hält, wenn man nichts dagegen tut, stundenlang an. Oft sogar den ganzen Tag.

Warum leiden so viele Menschen unter Sodbrennen? Und warum nimmt das Leiden von Jahr zu Jahr zu, sodass man von einem Volksleiden sprechen muss? Ärzte vermuten, dass dies mit unserem Lebensstil zu tun hat. Denn die Ursachen für Sodbrennen sind in vielen Fällen: Übergewicht, Rauchen, Alkohol, zu fettes, zu üppiges und zu hastiges Essen, zu viel Süßes, zu enge Kleidung, zu viel Stress. Das Problem: Die meisten der Betroffenen nehmen das Sodbrennen nicht ernst. Sie denken, dass es sich dabei um ein harmloses Übel handelt. Sie nehmen es als unangenehme Begleiterscheinung des Lebens hin. Sie tun nichts dagegen, gehen nicht zum Arzt.

Das kann gefährlich werden. Bleibt das Sodbrennen unbehandelt, so kann es chronisch werden. Und daraus wieder können sich mit der Zeit im Extremfall sogar Husten, Asthma und Speiseröhrenkrebs entwickeln.

Wann sollte man demnach mit Sodbrennen unbedingt den Arzt aufsuchen? Immer dann, wenn das Sodbrennen monatelang anhält, wenn keine Naturrezepte und Hausmittel helfen, die man anfangs einsetzen sollte.

Viele greifen, wenn sie Sodbrennen haben, auch heute noch einfach zu Speisesoda. Das hat man früher gemacht, wurde auch vom Arzt akzeptiert. Heute raten Ärzte davon entschieden ab. Das ist keine sinnvolle Hilfe. Damit wird zwar die überschüssige Säure neutralisiert. Es kann aber neue Säurebildung nicht verhindert werden. Daher sind andere Maßnahmen sinnvoll.

Hier einige Naturrezepte, die sich bewährt haben:

- Wenn das Sodbrennen einsetzt, geben Sie einen Teelöffel Heilerde für den inneren Gebrauch (Apotheke) in ein Glas, gießen einen Viertelliter Wasser auf, rühren um und trinken zügig aus. Die feine Erde bildet im Magen und im Darm eine riesige Oberfläche, welche überschüssige Säuren, Fette und Gifte ansaugt und abtransportiert.
- Besorgen Sie Leinsamenschleim aus dem Reformhaus. Den gibt es in Beuteln. Zehn Minuten im heißen Wasser ziehen lassen, trinken. Der Leinsamen kleidet die gereizte Magenschleimhaut schonend aus.
- Vorbeugend sollten jene, die zu Sodbrennen neigen, 15 Minuten vor dem Essen einen Achtelliter milchsauer vergorenen Kartoffelsaft (Reformhaus) in kleinen Schlucken trinken.
- Trinken Sie ein Glas Weißkohlsaft, ein Glas Buttermilch oder eine Tasse Pfefferminztee. Mitunter hilft auch ein Glas kaltes Wasser oder kalte Milch.
- Geben Sie fünf Tropfen Melissengeist in ein Glas Wasser. In kleinen Schlucken trinken.

- Versuchen Sie es mit Schafgarbentee. Auch Tees aus Kümmel, Anis oder Fenchel haben sich bewährt.

Man kann auch den geschwächten Schließmuskel zwischen Magen und Speiseröhre auf natürliche Weise stärken. Dazu gibt es zwei Möglichkeiten: Essen Sie regelmäßig Vollkornbrot. Es liefert Substanzen für den Verschlussmechanismus des Mageneingangs. Knabbern Sie eine Walnuss dazu, das hilft dann doppelt gut. Oder nehmen Sie vor der Mahlzeit eine Messerspitze Ingwerpulver aus der Apotheke ein.

Wenn das nicht hilft: Was macht die Medizin? Sie setzt eine sehr effektive natürliche Waffe gegen das Sodbrennen ein. Das sind die so genannten Antazida: Mineralsubstanzen in spezieller Zusammensetzung. Sie neutralisieren die überschüssige Magensäure. Antazida wirken schnell und sind gut verträglich.

Ein besonders bewährtes Antazidum ist der Wirkstoff Maaloxan-Algeldrat, den man als Kautablette (Apotheke) einsetzt. In einer aktuellen Studie mit 650 Patienten hat sich die schnelle Wirksamkeit dieses speziellen Stoffes gezeigt. Nach 20 Minuten waren zwei Drittel und nach einer Stunde 86 Prozent der Patienten beschwerdefrei. Das Algeldrat legt sich nämlich wie eine schützende Gelschicht über die empfindliche Speiseröhren- und Magenschleimhaut, neutralisiert überschüssige Magensäure und beruhigt das erregte vegetative Nervensystem. Regelmäßig eingenommen – drei bis vier Kautabletten am Tag – können zudem auch refluxbedingte Atem- und Herzbeschwerden behandelt werden.

Bringt diese Maßnahme keinen Erfolg mehr und wird das Leben für den Betroffenen unerträglich, dann muss der Schließmuskel operativ verstärkt werden. Dieser Eingriff ist heute durch moderne Operationsmethoden nicht mehr sehr aufwändig.

Und so sollte man dem Sodbrennen langfristig vorbeugen:

- Bauen Sie etwaiges Übergewicht ab. Tragen Sie beim Essen keine zu engen Gürtel und Kleider. Meiden Sie generell zu enge Kleidung.
- Essen Sie weniger Süßigkeiten, nicht zu viel Fett (das legt den Muskel des Mageneingangs lahm), nicht zu scharf, abends nicht zu spät (vor allem drei Stunden vor dem Zubettgehen keine fettreichen Speisen mehr). Essen Sie stattdessen viel Obst und Gemüse, basische Nahrung. Essen Sie häufiger, fünf- bis siebenmal

am Tag, aber nehmen Sie jeweils kleine Mahlzeiten zu sich. Zu viel Nahrung auf einmal ist für den Magen Schwerstarbeit, und er produziert dann zu viel Säure. Kauen Sie jeden Bissen gut. Das ist bereits eine wertvolle Vorverdauung, die den Magen entlastet. Gut gekaut ist halb verdaut.

- Rauchen Sie nicht. Trinken Sie nicht zu viel Alkohol. Vor allem abends nicht. Er stört die Arbeit des Schließmuskels.
- Beugen Sie sich nicht zu rasch nach unten. Heben Sie nicht zu schwer. Gehen Sie Ärger, Kränkungen und Stress aus dem Weg.

Legen Sie sich ein dickes Kopfkissen ins Bett oder verstellen Sie den Lattenrost, damit der Kopf und der Oberkörper höher liegen. Dann steigt nachts die Säure nicht in die Speiseröhre hoch. Und eine neue Studie hat bewiesen: Schlafen auf der linken Seite verhindert ein Aufsteigen der Säure in die Speiseröhre.

25 Keine Chance der Darmträgheit

Ständige Darmträgheit ist das verbreitetste Verdauungsproblem in den westlichen Industrieländern. Rund fünf Millionen Deutsche klagen darüber. Ganz besonders Frauen sind davon betroffen. Das Problem beschäftigt die meisten am Morgen, bevor sie aus dem Haus gehen. Eine Verdauungsblockade ist kein guter Tagesanfang. Sie führt im Laufe des Tages, wenn auch da der Erfolg ausbleibt, zu Verspannungen, Verkrampfungen und zu einem allgemeinen Unwohlsein.

Es gibt viele Formen der Verstopfung, in der Medizin Obstippation genannt. Viele greifen wahllos, ohne mit einem Arzt gesprochen zu haben, zu starken Medikamenten. Das ist sicher nicht der richtige Weg. Aber: Wann kann man überhaupt von einer Verstopfung sprechen? Wann setzt man einfache, alte Hausmittel ein, wann Rezepte der Naturmedizin? Wie sehr kann man mit Freizeitsport und ballaststoffreicher Ernährung die Verdauung wieder in Schwung bringen? Und wie verantwortungsvoll muss man mit Abführmitteln umgehen? Alles berechtigte Fragen zu einem heißen Thema, das so viele Menschen bewegt.

Wenn der Stuhlgang vorübergehend ausbleibt, so ist das noch lange kein Beweis für eine Verstopfung. Nehmen wir ein Beispiel: Jemand stellt aus gesundheitlichen Gründen oder um abzunehmen seine tägliche Kost komplett um. Er isst kein Fleisch, nur Gemüse, und davon nicht viel. Natürlich hat dann der Darm weniger als früher abzugeben. Es kann passieren, dass es zwei bis drei Tage keinen Stuhlgang gibt. Das ist normal, hat mit einer Verstopfung nichts zu tun. Das gibt sich wieder ganz von selbst.

Außerdem dürfen wir nicht vergessen, dass es viele Menschen gibt, die ihr ganzes Leben lang nur zwei- bis dreimal pro Woche „können", ohne dass das ein Indiz für ein gesundheitliches Problem wäre. Innerhalb dieses Zeitraums kann es im Darm zu keiner schädlichen Belastung durch nicht abgeführte Gifte kommen.

Von Darmträgheit oder Verstopfung spricht man erst dann, wenn durch eine plötzliche veränderte Situation für den Organismus eine Blockade entsteht. Das kann vorübergehende Bettlägerigkeit genau so sein wie die Ernährungsumstellung bei einer Reise in ein fernes Land. Das kann auch das Alarmsignal für einen Darmverschluss sein oder auch eine hormonelle Veränderung – wie etwa bei Frauen in den Wechseljahren oder in der zweiten Hälfte der monatlichen Tage. Auch die Einnahme von manchen Husten- oder Schmerzmitteln kann zur Verstopfung führen.

Die chronische Verstopfung wird oft erst viel zu spät bekämpft. Die meisten genieren sich, mit ihrem Arzt darüber zu sprechen, oder nehmen die Störung nicht ernst. Es gibt viele Ursachen für die chronische Verstopfung: langjährige Bettlägerigkeit, ballaststoffarme Ernährung, zu wenig Flüssigkeitszufuhr, ein verzögertes Transportvermögen der Nahrung im Darm, eine Erschlaffung des inneren Schließmuskels und Störungen in bestimmten Nervenknoten in der Darmwand. Allein die Vielfalt an Ursachen beweist, dass es sich dabei um ein sehr komplexes Problem handelt und dass man auch viel falsch machen kann.

Generationen von Ernährungswissenschaftlern und Sozialmedizinern haben gepredigt: Bist du verstopft, dann musst du dich mehr bewegen und ballaststoffreich ernähren. Heute weiß man: Das kann helfen. Aber es hilft nicht immer.

Man sollte eine Verstopfung ernst nehmen. Wer viele Hausmittel und viele Naturrezepte angewendet und sich sportlich betätigt hat und dennoch keinen Erfolg hatte, der sollte den Arzt bitten, das

Problem abzuklären: ob daran bestimmte Medikamente, die man aufgrund einer Krankheit einnehmen muss, schuld sind, ob eine organische Erkrankung im Dickdarm oder eine langsame Darmpassage vorliegt, ob die Darmbewegungen funktionieren oder ob seelische Belastungen dahinterstehen.

Stress, Kränkungen, Ärger, Enttäuschungen können sehr wohl zu Verstopfungen führen. Die seelische Verfassung und die Verdauung sind eng miteinander verbunden. Das haben die Menschen schon immer geahnt, wie auch der Volksmund mit Aussagen wie „Mir steigt die Galle hoch!" oder „Ich mach' mir in die Hose vor Angst!" verrät. Vor ein paar Jahren ist der wissenschaftliche Beweis dafür erbracht worden. Der amerikanische Zellbiologe Prof. Michael Gershon hat im Rahmen einer Studie nachgewiesen, dass zwischen dem Gehirn und dem Darm so etwas wie ein direkter Draht, eine „Datenautobahn" existiert. Er spricht sogar vom Bauch als dem „zweiten Gehirn".

Und so sieht der Einfluss vom Gehirn auf den Darm konkret aus: Hirn und Bauch werden nur von scheinbar unterschiedlichen Nervensystemen gesteuert. Bei näherer Betrachtung sind sich diese sehr ähnlich. Und sie sind direkt miteinander verbunden: durch den Vagusnerv, der vom Kopf bis ins Steuerzentrum der Verdauung reicht. Beide tauschen durch Botenstoffe unentwegt Informationen aus. Das bedeutet: Jede seelische Veränderung und Belastung kann über die Nervenbahnen wie auch durch Hormone auf den Darm übertragen werden, der dann sensibel mit Funktionsstörungen reagiert – in vielen Fällen eben mit Verstopfung.

Wie weit kann nun eine chronische Verstopfung das Immunsystem im Darm gefährden? Die Antwort darauf hat der russische Gastroenterologe Prof. Igor L. Khalif vom Staatlichen Forschungszentrum für Dickdarmerkrankungen in Moskau vor zwei Jahren im Rahmen einer Studie gefunden. Bei einer chronischen Verstopfung, die mehr als zehn Tage dauert, kann man bei den Betroffenen eine verminderte Leistungsfähigkeit und blasse Gesichtsfarbe beobachten. Es kommt zu entzündlichen Veränderungen der Darmschleimhaut. Diese wiederum stören die Mikroflora im Darm und können auch zu einer Entzündung des Gewebes um den Dickdarm führen. Dabei ist das Immunsystem betroffen. Im Rahmen der Studie konnte gemessen werden, dass eine lang anhaltende Verstopfung einen Anstieg der Bakterienmasse im Darm zur Folge hat. Das bedeutet: Eine lang anhaltende Verstopfung kann zu Entzündungen, zu viralen und bakteriellen Infektionen führen. Die Folge ist ein erhöhtes Risiko für eine Reihe von Erkrankungen.

Wie kann man nun eine Verstopfung bekämpfen? Da sich von vornherein niemals sagen lässt, womit man Erfolg haben wird, sollte man ein Mehrstufenprogramm anwenden. Man spricht in diesem Fall von einem Verdauungstraining. Zuerst stellt man die Ernährung um. Sie muss ballaststoffreich sein, mit viel Obst, Gemüse, Vollkornprodukten. Parallel dazu sollte man mehr Freizeitsport treiben. Wenn das keinen Erfolg bringt, muss man es mit den guten alten Hausmitteln versuchen, auf die ich gleich zu sprechen komme. Und wenn man damit auch nicht weiterkommt, muss man zu einer Verdauungshilfe aus der Apotheke greifen und sollte dabei immer den Arzt zurate ziehen.

Das sind die besten natürliche Hausmittel gegen Verstopfung:

- Gießen Sie abends vor dem Zubettgehen einen Viertelliter Leitungswasser oder stilles Mineralwasser in ein Glas und lassen Sie es zugedeckt bei Zimmertemperatur stehen. Am nächsten Morgen trinken Sie dieses abgestandene Wasser unmittelbar nach dem Aufstehen auf nüchternen Magen.
- Versuchen Sie es mit Matetee aus der Apotheke. Zwei Teelöffel Mateblätter werden mit einer Tasse kochendem Wasser aufgegossen. Nicht mehr als drei Minuten ziehen lassen. Drei Tassen am Tag.
- Weichen Sie einen Esslöffel goldgelben Leinsamen (Reformhaus) in einem Viertelliter lauwarmem Wasser ein. Über Nacht stehen lassen. Am nächsten Morgen kauen Sie den aufgequollenen Leinsamen und trinken das übrig gebliebene Wasser – und gleich noch frisches Wasser hinterher.
- Weichen Sie abends fünf Dörrpflaumen oder fünf getrocknete Feigen in einer Tasse mit lauwarmem Wasser ein. Decken Sie die Tasse zu und lassen Sie sie bei Zimmertemperatur über Nacht stehen. Am nächsten Morgen kauen Sie die aufgeweichten Feigen oder die Pflaumen intensiv und trinken das fruchtige Wasser nach.
- Essen Sie morgens auf nüchternen Magen einen Becher Joghurt mit einem darin verrührten Esslöffel Weizenkleie.
- Nehmen Sie morgens ein bis zwei Esslöffel Rizinusöl oder Olivenöl.

- Trinken Sie mehrmals am Tag ein Glas Sauerkrautsaft oder kauen Sie dreimal täglich einen Esslöffel rohes Sauerkraut.

Auch mit Bewegung kann man einiges erreichen. Gehen Sie zum Beispiel regelmäßig schwimmen. Nutzen Sie schönes Wetter am Wochenende für Wanderungen. Setzen Sie sich regelmäßig aufs Fahrrad und treten Sie fest in die Pedale. Am gesündesten ist das natürlich in freier Natur. Doch auch das Trainieren auf dem Trimmrad zu Hause oder im Fitnessclub kann sinnvoll sein.

Zu Hause hat sich folgende Gymnastikübung bestens bewährt: Legen Sie sich rücklings aufs Bett oder auf den Boden. Stützen Sie die Hände in die Hüften, strecken Sie die Beine hoch und machen Sie zehn Minuten lang Radfahrbewegungen in der Luft.

Wer keine Lust zu Gymnastikübungen hat, sollte zumindest laufen, auf einem Bein hüpfen, auf den Zehen auf und ab wippen. An der kalifornischen Berkeley University ist nachgewiesen worden, dass vielen Menschen regelmäßiges Seilhüpfen hilft, die Verstopfung besser zu meistern.

Außer solchen Bewegungsübungen sind mitunter auch Atemübungen und Massagen wirkungsvoll. Massieren Sie sanft mit beiden Händen den Bauch. Oder massieren Sie mehrmals am Tag im Sitzen mit beiden Händen die Wirbelsäule vom Steißbein weg nach oben – aber nicht nur die Wirbelsäule direkt, sondern auch die Muskelpartien zu deren beiden Seiten.

In der chinesischen Akupressur gibt es zwei Energiepunkte gegen Verstopfung. Sie heißen M 25 und liegen drei Finger breit rechts und links vom Nabel. Von hier aus führen Nervenbahnen direkt zu jenen Teilen des Gehirns, in denen die Verdauung gesteuert und beeinflusst wird. Man übt mit den Zeigefingern auf beide Punkte gleichzeitig einen vibrierenden Druck aus, und zwar eine bis zwei Minuten lang. Die Übung sollte öfter wiederholt werden.

Wenn das alles nichts bringt, dann hilft es nichts, dann muss man zu Abführmitteln greifen. Da gibt es drei große Gruppen:

- Füll- und Quellmittel: Leinsamen, Weizenkleie, Zellulosepräparate. Wichtig: Man muss viel dazu trinken.
- Osmotisch wirkende Mittel: Glaubersalz, Bittersalz, Magnesiumsulfat. Sie rauben Flüssigkeit aus den Geweben, sind allerdings nicht ratsam bei Bluthochdruck, Nierenproblemen, Herzmuskelschwäche. Die Antibabypille kann wirkungslos werden,

weil die Passage beschleunigt wird. Auch die Milchzuckerprä-
parate gehören in diese Gruppe, sind aber komplikationslos. Es
kann höchstens bei manchen Menschen zu Blähungen kommen.
• Hydragoge Laxantien: Da gibt es wiederum zwei Untergruppen.
Die erste Gruppe sind die schleimhautreizenden Mittel wie Sennes-
blätter, Faulbaumrinde, Früchtewürfel. Eine krebserregende Wirkung, die ihnen nachgesagt wurde, konnte nicht nachgewiesen werden. Die zweite Gruppe sind Mittel ohne Reizung der Schleimhaut.
Und da sind weltweit die bekanntesten Wirkstoffe das Bisacodyl
und das Natriumpicosulfat, die es in etlichen Präparaten gibt.

Die Abführmittel, die man mit diesen Wirkstoffen einsetzt, müssen
bestimmte Voraussetzungen erfüllen: Sie müssen niedrig dosierbar,
optimal verträglich und zugleich zuverlässig wirksam sein. Sie
müssen die natürliche Eigenbewegung des Dickdarms anregen,
müssen dessen Funktion unterstützen. Magen, Leber, Herz und
Kreislauf dürfen nicht belastet werden. Diese Voraussetzungen werden bei Präparaten mit den Wirkstoffen Bisacodyl und Natriumpicosulfat erreicht. Ihre Anwendung wurde in der Unfallklinik Mur-
nau bei querschnittsgelähmten Patienten, die Abführmittel nehmen
müssen, beobachtet. Es gab keine Langzeitfolgen. Auch die strenge
Food and Drug Administration, die amerikanische Kontrollbehörde,
hat Unbedenklichkeit bei maßvollem Umgang bestätigt. Das setzt
aber voraus, dass eine Einnahme immer nur in Absprache mit dem
Arzt durchgeführt werden sollte.
    Es gibt Abführmittel als Zäpfchen, als Dragees und als Tropfen.
Wann nimmt man was? Die Zäpfen wirken binnen 20 Minuten, die
Dragees über Nacht, innerhalb von fünf bis zehn Stunden, die Tropfen innerhalb von zehn bis zwölf Stunden. Sie ermöglichen zudem
eine exakte individuelle Dosierung und sind ideal für Menschen mit
Schluckproblemen.

Wärme hat heilende Kräfte   26

Alle Jahre wieder, wenn es im Spätherbst draußen kalt wird, sehnt
sich unser Organismus nach Wärme. Nur im Warmen sind wir ent-

spannt, fühlen wir uns wohl. Doch die Wärme ist für uns noch von weitaus größerer Bedeutung: Sie hat heilende Kräfte und kann als Naturarznei eingesetzt werden. Und es gibt ganz viele einfache Möglichkeiten dazu, die man kennen sollte.

Schon in grauer Vorzeit haben Nomaden bereits immer dort, wo sie sich gerade aufgehalten haben, eine Art Sauna eingerichtet – haben ein Erdloch gegraben, es mit Holz ausgelegt und heiße Steine hineingetragen. Daraus hat sich dann in Finnland die klassische Sauna entwickelt. Die ersten heißen Wannenbäder sahen so aus, dass man in Feuer erhitzte Steine in einen Trog mit Wasser gelegt und sich dann dazugesetzt hat. Und immer – das kann man in historischen Aufzeichnungen nachlesen – hat man die Wärme nicht nur zum Wohlfühlen konsumiert, sondern auch, um gesundheitliche Effekte zu erzielen. Hippokrates, der Vater der Medizin, hat bereits im antiken Griechenland mit dem Auflegen von heißen, trockenen oder nassen Tüchern gearbeitet. Und die Römer haben später viele Thermalquellen zu Kurzentren ausgebaut, in denen heißer Mineralschlamm auf die Haut aufgelegt wurde. Viele heutige europäische Thermalkurorte haben eine römische Vergangenheit.

Wie wirkt Wärme, die von außen zugeführt wird, auf den Organismus? Der Körper versucht, die von außen lokal zugeführte Wärme mit dem Blutstrom abzutransportieren. Dadurch kommt es im erwärmten Gebiet zu einer Gefäßerweiterung. Daraus ergeben sich viele positive Effekte: Der Stoffwechsel wird an der betroffenen Stelle gesteigert; daher werden Stoffwechselschlacken und Giftstoffe rasch aus dem Gewebe abtransportiert. Umgekehrt werden viel mehr Abwehrzellen ins Gewebe entsandt. Die Muskulatur wird entspannt. Die Sehnen können besser gedehnt werden. Die Erregbarkeit der Nerven wird herabgesetzt.

Die Wärme – und das ist das Faszinierende – wirkt nicht nur auf den lokal erwärmten Teil des Körpers. Durch Nervenschaltungen und Steuervorgänge im Körper bleiben diese Wirkungen nicht bloß auf ein bestimmtes Gebiet beschränkt. Die Wärme beeinflusst vielmehr den gesamten Organismus, fördert die Durchblutung im ganzen Körper. Ein gutes Beispiel: Das Kneippsche Fußbad erhitzt nicht nur die Beine. Am Rücken, am Kopf: Überall wird einem angenehm warm.

Die Wärmeeinwirkung beeinflusst aber auch das Hormongeschehen, weil die Hirnanhangdrüse und die Nebennierenrinde aktiviert werden. Ferner wird das Immunsystem gestärkt, weil durch die Wärme die Produktion der unspezifischen Abwehrzellen und Antikörper angeregt wird. Tief gelegene Gewebe und innere Organe werden über Nervenreflexbahnen positiv beeinflusst und bei ihren Selbstheilmechanismen unterstützt.

Man kann mit Wärme auch die Seele beeinflussen. Jeder weiß aus eigener Erfahrung, dass Wärme nicht nur zu einer körperlichen, sondern auch zu einer seelischen Entspannung führt. Die Erklärung dafür: Ein Teil des vegetativen Nervensystems ist für die Entspannung zuständig – und genau dieser Teil wird durch den Wärmeeinfluss aktiviert. Dadurch kommt es zum Wohlempfinden. Das ist zum Beispiel der Grund, warum viele Menschen im Sommer einfach besser drauf sind und warum sich viele in der Sauna und in der Infrarotkabine so wohl fühlen.

Das sind die gesundheitlichen Störungen, die man mit Wärme sehr gut behandeln kann: Verspannungen im Bereich von Kopf, Nacken und Schultern, chronische Leiden des Bewegungsapparates wie Muskel- oder Gelenkrheuma, Hexenschuss und Ischias, aber auch Blasen- und Nierenbeschwerden, Magenbeschwerden, Kopfschmerzen, kalte Füße, kalte Hände, kalter Kopf, Erkältungen im Anfangsstadium und auch später, mangelnde Energie.

Wenn man bei Wärmeanwendungen regelrecht ins Schwitzen kommt, dann ist das für die Gesundheit von Vorteil. Es entstehen mehrere zusätzliche Therapieeffekte: Durch die Hitze wird im Organismus ein künstliches Fieber erzeugt, welches Krankheitserreger abtötet oder zumindest schwächt. Die Sauerstoffzufuhr im Organismus erhöht sich schlagartig. Außerdem werden Krankheitserreger mit dem Schweiß ausgeschieden und Säuren im Körper abgebaut.

Das sind die einfachsten Wärmequellen, die man im Interesse der Gesundheit und des Wohlbefindens selbst anwenden kann:

- Die gute alte Gummiwärmflasche – abgefüllt mit sehr warmem Wasser – gegen Magenbeschwerden, Blasenentzündung, Kopfschmerzen, kalten Bauch, kalte Füße. Man kann anstelle der Gummiwärmflasche auch ein elektrisches Heizkissen, ein erhitztes Kirschkernsäckchen oder einen Heublumensack nehmen, der zuvor über heißen Wasserdampf gehalten worden ist.
- Das Fußbad gegen beginnende Erkältung und kalte Füße.
- Das Wannenbad gegen Erkältungen, Hautprobleme, Wirbelsäu-

len-, Gelenk- und Muskelbeschwerden. Meist ist es da sinnvoll, entsprechende Badezusätze aus Heilkräutern zu verwenden wie etwa Wacholderöl gegen rheumatische Beschwerden. Sehr bewährt hat sich das Heublumenbad.

- Heiße Dusche gegen Verspannungen.
- Auflagen, Umschläge, Kompressen: hauptsächlich bei Sportverletzungen, Muskel- und Gelenkproblemen.
- Sauna gegen Gelenkverletzungen, rheumatische Beschwerden, zu hohen Blutdruck, Akne, Nervosität, Stress, Schlafstörungen.
- Bettwärme zum Beispiel bei Blasenentzündung.

Und das sind die Wärmequellen, die von der Medizin eingesetzt werden:

- Rotlichtbestrahlung gegen Nebenhöhlenbeschwerden und alle chronischen Muskel- und Gelenkprobleme, aber auch gegen Verspannungen.
- Massagen, vor allem gegen Erkrankungen des Bewegungsapparates. Massagen wirken zu einem Großteil auch durch Wärme, in der Haut und im Bindegewebe.
- Moorbäder gegen Frauenleiden und Rheumabeschwerden.
- Ein Heubad, das nur in Kurzentren durchgeführt werden kann.
- Wärmepackungen aus den speziellen Materialien Fangoparrafin oder Paraffinsilikat.

Eine Wärmepackung muss spezielle Eigenschaften haben, um optimal wirken zu können. Entscheidend ist dabei das Wärmeleitvermögen der Materialien. Bei einem zu hohen Wärmeleitvermögen kann das Blut seine natürliche Kühlfunktion nicht mehr erfüllen, und es kommt auf der Haut zu lokalen Hitzeschäden. Daher kann man als Packungen nur Materialien einsetzen, die keinen zu starken Wärmefluss aufweisen. Beispiel: Eine etwa 50 Grad Celsius heiße Fangoparaffin-Packung wird von der Haut bestens toleriert. Eine genau so heiße Aluminiumplatte würde dagegen zu Verbrennungen führen.

Eine Wärmepackung muss leicht sein und sich auch ideal an jeden Körperteil anmodellieren lassen. Nur dann ist eine optimale, lang anhaltende Wärmezufuhr gewährleistet.

Das sind die Gründe, warum die Krankenhäuser und Masseure in den letzten Jahren mit den traditionellen Fangopackungen nicht mehr so recht zufrieden waren. Fangoparaffin ist schwer und schmutzig. Die Fangowannen, die Tische, die Wäsche – alles muss regelmäßig gesäubert werden. Zu Hause kann man Fango kaum einsetzen, nicht zuletzt deshalb, weil man Fango in einem eigenen Ofen heiß machen muss.

Da haben amerikanische Wissenschaftler an der Universität von Dayton in Ohio eine thermophysikalische Innovation gefunden, ein neues Material namens Lucentatherm, das aus einem so genannten PCM-Pulver besteht, einer Kombination aus Paraffin und Silikat. Die Vorteile gegenüber dem Fango: Es dreckt nicht ein, wodurch sich alle Reinigungsarbeiten erübrigen, und man kann es oftmals verwenden. Das Material passt sich ideal dem Körper an. Und: Man kann es auch zu Hause anwenden: in Form von Wärmerollen und als Wärmekissen, die man im Backofen, ja sogar in der Mikrowelle aufheizen kann. Besonders erfreulich: Das neue Material hält die Wärme länger an. Es hat eine 30 Prozent höhere Speicherkapazität als Fango. Viele Krankenhäuser und Massageinstitute stellen seit einiger Zeit auf das neue Material um, weil sie damit Kosten sparen und das Personal entlasten.

Auch mit Einreibungen kann man Wärme erzeugen. Sehr bewährt haben sich Propolissalbe aus dem Bienenstock, Franzbranntwein und Melissengeist. Die legendäre Klosterfrau Maria Clementine Martin in Köln hat seinerzeit schon aus ihrer Erfahrung geschrieben: „Massiere diese Tinktur in die Haut, und sie wird sich wie von Wunderhand erwärmen." Studien an der Universität Dortmund haben vor einigen Jahren tatsächlich ergeben: Einreibungen von Melissengeist und Franzbranntwein erwärmen die Haut bis 26 oder sogar bis 28 Grad Celsius. Ideal für Heileffekte.

Unter den Kräutertees schafft man innere Wärme mit Lindenblütentee, der ja auch zur Unterstützung des Schwitzens eingesetzt wird.

Auch mit Ernährung kann man von innen her Wärme erzeugen, die dann eine klassische Wärmetherapie unterstützt. In der chinesischen Medizin weiß man das schon seit 2 000 Jahren: Man kann mit bestimmten Nahrungsmitteln den Körper von innen her erwärmen, kann einen Schutz gegen die Kälte aufbauen. Das bedeutet in der Praxis: Wenn es allmählich kalt und kälter wird, sollten wir gezielt unsere Ernährung nach diesem Gesichtspunkt zusammenstellen.

Zu den „warmen" Lebensmitteln gehören Fisch und Huhn sowie getrocknete Kräuter und Gewürze wie zum Beispiel Thymian, Rosmarin, Oregano und Lorbeer.

Zu den „heißen" Lebensmitteln, die uns besonders einheizen und gegen Herbst- und Winterkälte schützen, gehören Lammfleisch, Gewürze wie Knoblauch, Kreuzkümmel, Dill, Ingwer, Majoran und Koriander, die Gemüsesorten Rettich, Lauch, Zwiebel.

Ein Spitzenlebensmittel, das alle unsere Organe von innen her mit Wärme und Energie an kalten Tagen versorgt, ist der Vollkornreis. Die Wirkstoffe dafür sitzen im Silberhäutchen. Sie können im Herbst und Winter vor allem Lunge und Dickdarm aufbauen, die bei Kälte sehr viel Energie verlieren.

Wichtig ist, dass man an kalten Tagen auch „neutrale" Lebensmittel in den Speiseplan einbaut: Möhren, Bohnen, Erbsen, Kohl, Nüsse, Rindfleisch, Vollkorngetreide. Sie alle liefern dem Organismus wärmespendende Energie. Das Vollkorngetreide erfüllt eine ganz spezielle Aufgabe: Es schützt den Organismus vor Energie- und damit vor Wärmeverlusten.

So genannte „kalte" Lebensmittel sollte man an kalten Tagen verständlicherweise meiden: Tomaten, Gurken, Ananas, Kiwis, Zitrusfrüchte und Joghurt. Ein ideales wärmendes Gericht: Ein gebratenes und mit Knoblauch gewürztes Lammkotelett, dazu in Salzwasser gekochter Blumenkohl, mit leicht gerösteten Vollkornbröseln und geriebenen Nüssen garniert.

27 Der erste Schnupfen der Saison

Wohin wir im Spätherbst oder zu Winteranfang auch kommen, überall laufen Mitmenschen herum, die husten, niesen und sich schnäuzen. Der erste Schnupfen der Saison geht wieder um. Wir sollten ihn nicht zu locker nehmen. Aus einem nicht behandelten oder nicht auskurierten Schnupfen können sich unangenehme Folgeerkrankungen ergeben.

Jeder von uns leidet mindestens einmal im Jahr an einem Schnupfen. Die Symptome: Niesanfälle, eine juckende, brennende, laufende oder verstopfte Nase, tränende Augen, Kopfschmerzen und eine allgemeine Unpässlichkeit mit Müdigkeit und gebremster Leistungsfähigkeit. Wie kommt es dazu, dass wir von Malaisen heimgesucht werden?

Die Ansteckung durch Schnupfenviren geht ziemlich schnell. Sie dauert nur wenige Stunden bis maximal zwei Tage. Leichte Zugluft fördert die Infektion, weil deren Reiz so schwach ist, dass die Nasenschleimhaut regelrecht vergisst, sich zu wehren. Sie setzt ihre Durchblutung herab, und die Flimmerhärchen sind nicht so aktiv wie sonst. Dadurch können Viren, die durch die Zugluft angeflogen kommen, seelenruhig in die Nasenschleimhaut einwandern. Und wenn durch kaltes Wetter und kalte Füße die Temperatur in den Schleimhäuten um ein bis zwei Grad gesunken ist, dann dringen die Schnupfenviren besonders schnell in den Körper ein. Sie vermehren sich rasch und lösen in der Nasenschleimhaut eine Entzündung aus.

Die Schleimhäute in der Nase schwellen an, man kann nicht mehr durch die Nase atmen, nicht mehr riechen, nicht mehr richtig schmecken. Durch den Zerfall von Schleimhaut- und Abwehrzellen entsteht ein zäher Nasenschleim. Jetzt besteht die Gefahr, dass Bakterien eindringen.

Das alles kann zum Beispiel bei einem scharfen, eiskalten Winterwind bei tiefen Temperaturen nicht so leicht passieren. Da schaltet nämlich die Nasenschleimhaut sofort auf Alarm und bringt alle Abwehrfunktionen auf Hochtouren. Viren können erst gar nicht eindringen. Deshalb gibt es in der frostigen Winterzeit auch viel weniger Schnupfen. Feuchtkühles Wetter ist viel gefährlicher.

Zu einem Schnupfen, einer Virusinfektion in der Nase, kommt es, wenn unsere Nasenschleimhäute über einen längeren Zeitraum trocken sind. Sie werden dann zu einem Tummelplatz für Krankheitserreger. Wir bewegen uns viel zu oft in geschlossenen Räumen mit geringer Luftfeuchtigkeit. Zentralheizungen in Wohnungen und Büros oder auch Klimaanlagen in Gebäuden und im Flugzeug – all das verursacht trockene Nasenschleimhäute. Dazu kommen noch Umweltschadstoffe, Staub und chemische Substanzen.

Unsere Nase muss saubere Luft in einer ganz bestimmten Temperatur für die Atemwege heranschaffen und diese eingeatmete Luft dann aufwärmen, anfeuchten und filtern. Für diese Aufgaben ist die Schleimhaut zuständig, die immer gut durchblutet und feucht sein muss. Eine zusätzliche Luftreinigungsfunktion haben die zahllosen

Flimmerhärchen im Nasenraum. Auch sie müssen feucht sein und auf einer gesunden Nasenschleimhaut sitzen. Wenn die Schleimhaut entzündet und trocken ist, dann trocken auch die Flimmerhärchen aus und können nicht mehr dazu beitragen, dass wir gesunde, saubere Luft einatmen.

Wenn die Nasenschleimhaut ausgetrocknet ist, dann verfügt sie nicht mehr über das notwendige feuchte, schützende Milieu. Die Temperatur verändert sich. Es gibt keine Abwehr für eindringende Viren. Krankheitserreger haben ein leichtes Spiel, vermehren sich in rasantem Tempo und dringen in den Organismus ein. Es kommt zum Schnupfen mit trockener, verstopfter Nase. Und die Viren trocknen die Schleimhaut noch mehr aus.

Aus diesem Grund muss man vor allem in den Übergangsjahreszeiten zwei Maßnahmen ins Auge fassen: Wenn man gesund ist und sich rundum alle schnäuzen, muss man darauf bedacht sein, dass die Nasenschleimhäute immer feucht sind. Nur dann bleiben die natürlichen Abwehrkräfte in der Nase stark. Wenn man bereits einen Schnupfen hat, muss man so rasch wie möglich darauf achten, dass die ausgetrockneten Schleimhäute wieder entsprechend Flüssigkeit zugeführt bekommen. Auf diese Weise kann man einen chronischen Schnupfen verhindern.

Sorgen Sie also für entsprechende Luftfeuchtigkeit in beheizten Räumen, trinken Sie regelmäßig Wasser oder Kräutertees und sprühen Sie steril aufbereitetes Salzwasser in die Nase. Es gibt seit langer Zeit derartige Sprays in der Apotheke, entweder nur mit Salzwasser oder als Nasenkur zusätzlich mit dem Wirkstoff Dexpanthenol. Das Koenzym A im Dexpanthenol hält die gesunden Nasenschleimhäute feucht.

Wenn Sie noch keinen Schnupfen haben, was können Sie tun, damit das möglichst so bleibt? Beugen Sie vor:

- Gehen Sie regelmäßig in die Sauna. Oder nehmen Sie einmal pro Woche für 20 Minuten ein sehr warmes Wannenbad. 37 bis 39 Grad sollten es schon sein. Danach eine Stunde im Bett nachschwitzen.
- Nehmen Sie regelmäßig Vitamin C zu sich. Vitamin C aktiviert die Abwehrzellen gegen Erkältungen. Essen Sie jeden Tag zwei Kiwis, eine Grapefruit, einen grünen Paprika oder zwei Gabeln Sauerkraut. Wenn Sie Zigaretten rauchen, müssen Sie die dop-

pelte Menge Vitamin C nehmen, weil es vom Nikotin teilweise gekillt wird. Wenn Sie ein Vitamin-C-Präparat aus der Apotheke nehmen, dann sollten Sie zweimal am Tag jeweils 500 Milligramm nehmen.

- Halten Sie von Schnupfenpatienten anderthalb Meter Abstand. Das rät die Weltgesundheitsorganisation.
- Kauen Sie in regelmäßigen Abständen Ingwerwurzeln aus der Apotheke, die Sie vorher in Zitronensaft getaucht haben.
- Halten Sie den Kopf warm. Der amerikanische Arzt und Wissenschafter Prof. Alan C. Burton aus Massachusetts hat herausgefunden: Wenn die Temperaturen sinken, verliert der Mensch über den Kopf enorm viel Wärmeenergie, mitunter mehr als die Hälfte. Das kann der Körper nicht so rasch nachproduzieren. Die Folge: Die natürlichen Abwehrkräfte sind geschwächt. Gehen Sie daher an kalten Tagen niemals ohne Kopfbedeckung aus dem Haus.
- Bekämpfen Sie kalte Füße sofort. Kalte Füße – vor allem junge Mädchen und Frauen leiden darunter – werden oft belächelt, als harmloses Problem betrachtet. Ganz falsch: Wer mit kalten Füßen herumläuft, der schwächt damit in gefährlicher Weise sein Immunsystem, wird stark infektanfällig. Binnen einer Stunde sinkt die Temperatur in den Mundschleimhäuten etwa um zwei bis 3 Grad Celsius. Damit sind sie in ihrer Funktion gestört und können keine Viren und Bakterien mehr erfolgreich bekämpfen. Führen Sie jeden Morgen und jeden Abend ein heißes oder ein Wechselfußbad – zuerst kalt, dann heiß – durch. Massieren Sie die Füße, so oft es geht. Tragen Sie warmes, festes Schuhwerk.
- Tanken Sie Immunelixiere. Nehmen Sie im Herbst in Form von Kuren Substanzen zu sich, welche die natürlichen Abwehrkräfte aktivieren: die Spurenelemente Selen und Zink, Vitamin C, Knoblauchpräparate, Aloe-Vera-Saft, am besten mit Biosiegel, oder auch Echinacea, die homöopathische Tinktur aus dem Roten Sonnenhut. All diese Elixiere gibt's beim Apotheker.

Im Rahmen einer groß angelegten Studie hat man an der Berkeley-Universität in Kalifornien nachgewiesen, dass sich allein mit regelmäßigem Händewaschen viele Erkältungen verhindern lassen. Man sollte es nicht glauben: Was das Händewaschen betrifft, herrschen in unserer modernen Gesellschaft katastrophale Verhältnisse. Vermutlich, weil die meisten von uns keine Tätigkeiten verrichten, bei denen die Hände sichtlich schmutzig sind.

Wir sollten auch, um Erkältungen zu verhindern, zu Grippezeiten größere Menschenansammlungen meiden. Da werden durch Husten und Niesen riesige Mengen an Viren und Bakterien über den Mund- und Rachenraum ausgetauscht. Das sagt sich so leicht und ist doch nur schwer umzusetzen, wenn man etwa als Pendler tagtäglich in Straßenbahnen oder Regionalzügen unterwegs sein muss. Versuchen Sie dennoch, von erkälteten Personen möglichst Abstand zu halten. Und betreiben Sie eine peinlich gründliche Mundhygiene. Das bedeutet im Alltag: Bevor man unter Menschen geht und nachdem man mit anderen Menschen beisammen war, muss die Mund- und Rachenhöhle desinfiziert werden. Geben Sie jeden Morgen nach dem Zähneputzen 15 Tropfen Propolistinktur oder sieben Tropfen Teebaumöl in ein Glas lauwarmes Wasser und gurgeln Sie damit. Beide Tinkturen haben antivirale und antibakterielle Eigenschaften.

Und dann ist es trotzdem passiert: Sie spüren erste Anzeichen eines Schnupfens. Jetzt könnte Ihnen Zink helfen. Studien an der Universität Oxford, England, und an der Universität von Philadelphia, USA, haben ergeben, dass dieses Spurenelement eine Superwaffe gegen Schnupfen ist. Damit ist auch geklärt, warum ein uraltes Hausmittel hilft: ein Teller heißer Hühnersuppe. Denn Hühnerfleisch – vor allem die Hühnerbrust – ist reich an Zink. Alternative: Zinktabletten oder Zinkkapseln aus der Apotheke.

Zu spät – der Schnupfen ist ausgebrochen! Sie schniefen rum, es geht Ihnen schlecht. Was können Sie tun?

- Bestrahlen Sie sich zweimal täglich 15 Minuten lang mit Rotlicht.
- Atmen Sie die Dämpfe von australischem Teebaumöl ein – natürlich durch die Nase und bei geschlossenen Augen. Fünf Tropfen in eine Schüssel mit heißem Wasser geben, das genügt.
- Schnäuzen Sie sich richtig: jede Nasenseite einzeln ausschnäuzen, die andere dabei zuhalten. Man vermeidet damit das Eindringen des Nasensekrets in das Mittelohr. Und verwenden Sie ausschließlich Papiertaschentücher, die Sie nach jedem Gebrauch entsorgen müssen.
- Trinken Sie bei Schnupfen am besten lauwarme Kräutertees. Ideal: Hagebuttentee. Er liefert reichlich Vitamin C. Und das ist

wieder wichtig für die Aktivitäten der Abwehrkräfte. Oder nehmen Sie schleimlösenden Holunderblütentee aus der Apotheke: zwei Teelöffel mit einer Tasse kochendem Wasser übergießen, fünf Minuten ziehen lassen, durchseihen, fünfmal täglich eine Tasse trinken. Auch Sanddornsaft hat sich bewährt. Wenn Sie Sanddorn-Vollfruchtkonzentrat aus dem Reformhaus eins zu sechs mit Wasser mischen, nehmen Sie mit einem Glas etwa 400 Milligramm Vitamin C zu sich.

- Essen Sie wenig oder kein Fleisch, dafür leichte Kost, Obst und Gemüse. Alles, was viel Vitamin C liefert: Orangen, Mandarinen, Grapefruits, Petersilie, Paprikaschoten, Schnittlauch, Sauerkraut. Auch heiße Suppen tun gut. Bestimmte Gewürze bringen die Schleimhäute zum Abschwellen und fördern den Abtransport des Schleimes. Verwenden Sie in der Küche verstärkt Knoblauch, Meerrettich und Cayennepfeffer.

- Sinnvoll ist es zudem, in so einer Lebenssituation Vitamine, Mineralstoffe, Spurenelemente, Aminosäuren und Bioaktivstoffe aus der Apotheke aufzunehmen. Amerikaner haben da einen Trick: Sie essen eine Orange, führen danach ein Vitamin-C-Präparat zu. Das natürliche Vitamin C aus der Orange schleust das Präparat mit den Mikronährstoffen besser und schneller in den Organismus. Bedenken Sie: Am besten wären zweimal täglich 500 Milligramm Vitamin C.

- Schonen Sie sich, überanstrengen Sie Ihren Organismus nicht. Schlafen Sie reichlich. Gehen Sie viel im Grünen spazieren. Und wenn Sie Raucher sind: Zumindest jetzt sollten Sie es bleiben lassen.

Man kann die Schnupfenbehandlung auch mit ganz einfachen Akupressurgriffen und Massagen unterstützen. Massieren Sie zum Beispiel mehrmals am Tag die „vierfache Helligkeit", wie die Chinesen den Punkt nennen. Er liegt unterhalb des Auges. Sie finden ihn am besten, wenn Sie mit dem Zeigefinger vom Ende des oberen Wangenknochens nach innen zur Nase wandern. Dort spüren Sie ein kleines Grübchen. Das ist der betreffende Punkt. Unter beiden Augen 30 Sekunden massieren, dann zehn Sekunden lang pausieren und weitermachen. Sie müssen die Übung fünfmal am Tag ausführen und sie jeweils häufig wiederholen.

Was tun, wenn die Nase rinnt? Jedes Mal ein neues Papiertaschentuch verwenden. Gleich entsorgen. Halten Sie vegetarische und salzarme Kost ein, damit der Körper nicht zu viel Wasser speichert. Das würde sonst die rinnende Nase fördern. Massieren Sie Ihre Nase mit Propolis-Massage-Creme ein, damit sich etwaige Entzündungen beruhigen. Trinken Sie Rosenblütenblättertee und bestrahlen Sie sich mit Rotlicht.

Was tun, wenn die Nase verstopft ist? Nehmen Sie Dampfbäder mit Salzwasser: zwei Esslöffel Kochsalz auf 2 Liter Wasser. Spülen Sie – mehrmals täglich! – Ihre Nase mit Salzwasser. Dazu lösen Sie zwei Teelöffel Salz in einem Viertelliter abgekochtem, warmem Wasser auf. Die Flüssigkeit durch ein Nasenloch aufziehen. Dann schnäuzen und das andere Nasenloch nehmen.

Wenn Sie eine Nasendusche – ein dafür vorgesehenes Gerät – kaufen, so finden Sie genaue Anweisungen darin, in welchem Verhältnis Wasser und Salz gemischt werden müssen. Es soll eine isotonische Lösung sein, wie Sie auch im menschlichen Blut vorkommt.

Nasentropfen zur Abschwellung sollten Sie nur mit Vorsicht und kurzzeitig einsetzen. Ärzte warnen immer wieder vor diesen Präparaten. Sie verschaffen anfangs Erleichterung, besonders nachts, heilen aber nicht. Langfristig trocknen sie die Schleimhäute erst recht aus und können so das Leiden verstärken, weil die Schleimhäute bloß noch mehr anschwellen.

Seit wenigen Jahren gibt es allerdings eine neue Generation der Nasensprays: die Nasic-Sprays. Erstmals ist es gelungen, die bewährte abschwellende Substanz Xylometazolin mit der 50-mal höheren Dosis Dexpanthenol zu kombinieren. Dexpanthenol ist eine Teilsubstanz des Koenzyms A, somit die Teilstruktur eines Kovitamins. In einer wissenschaftlichen Studie an der Universitätsklinik Hamburg-Eppendorf konnte nachgewiesen werden, dass diese neue Kombination ein großer Fortschritt ist: Die Nasenschleimhäute schwellen ab, werden aber gleichzeitig gepflegt, mit Feuchtigkeit versorgt. Sie können nicht gereizt werden, können sich nicht entzünden. Die Nase wird schnell wieder frei, und es bleiben keine unerwünschten Nebenwirkungen zurück. Dadurch kann der Patient bald wieder mit dem Sprühen aufhören.

Eine höchst unangenehme Situation, die viele von uns an so manchem Morgen beim Aufwachen erleben: Die Stimme versagt. Sie ist entweder ganz weg. Oder man ist total heiser. Man putzt die Zähne. Man gurgelt. Man räuspert sich. Vergebens. Die Stimmbänder geben nur unkontrollierte Geräusche von sich.

Heiserkeit ist oft die Begleiterscheinung einer anderen Erkrankung, etwa einer Erkältung, einer Hals-, Mandel- und Rachenentzündung. Manchmal kommt es zur Heiserkeit dann, wenn jemand mit offenem Mund schläft und schnarcht. Dabei trocknen die Mundschleimhäute und in der Folge auch die Stimmbänder aus. Gefördert wird das, wenn man trotz kalter Außentemperaturen bei offenem Fenster schläft. Heiserkeit kann auch Indiz einer speziellen Viruserkrankung sein. Es gibt Virenstämme, die bei Erkältungen gezielt die Stimmbänder angreifen. Heiserkeit kann ganz schlicht auch die Folge einer Überbeanspruchung der Stimmbänder sein. Wenn jemand zu lange und zu laut gesungen, zu viel gesprochen oder zu sehr geschrien hat – vor allem in trockener Luft, etwa in einem Raum mit Klimaanlage –, dann sind die Stimmbänder gefährdet. Übermäßiger Alkoholgenuss kommt als weiterer Auslöser in Betracht, weil da die Stimmbänder in rascher Folge hintereinander an- und abschwellen. Das ist Stress für die Stimme. Und es gibt seelische Ursachen der Heiserkeit. In unserem Kehlkopf sind verschiedene Knorpel und Stimmmuskeln für das Lautvermögen verantwortlich. Wenn jemand unter Stress steht, großen psychischen Belastungen ausgesetzt ist, Ärger oder Kummer hat, dann verschlechtert sich die Durchblutung der Stimmbänder entscheidend. Die Folge: Die Sprache wird brüchig. Daher kommt auch das Sprichwort: „Da ist mir die Sprache weggeblieben."

Wenn Sie es mit einer harmlosen Heiserkeit zu tun haben, dann sollten Sie ein, zwei Tage absolut schweigen und den Stimmbändern Schonung gewähren. Teilen Sie ihren Mitmenschen auf einem Stück Papier alles schriftlich mit. Ganz schlecht ist es, leise zu sprechen. Jeder Hals-Nasen-Ohren-Arzt weist immer darauf wieder hin, dass beim Flüstern die Stimmbänder noch mehr beansprucht werden. Aber genau das tun die meisten. Trinken Sie nichts Kaltes. Trinken Sie am besten lauwarmen Tee oder zimmerwarmes Wasser.

Stellen sie das Rauchen ein. Nikotin und Teerstoffe verstärken die Heiserkeit, verlängern sie und greifen die Stimmbänder an, schwächen sie. Atmen Sie in stark klimatisierten Räumen nur durch die Nase, nicht durch den Mund ein. Sonst trocknen die Mundschleimhäute aus.

Hier einige praktische, natürliche Hausrezepte, die man gegen die Heiserkeit einsetzen kann:

- Der Quarkwickel: Tragen Sie auf ein feuchtes Tuch ganz dick zimmerwarmen oder kalten Quark auf, was auch immer Ihnen angenehmer ist. Dann legen Sie das Tuch mit der bestrichenen Seite auf den Hals, wickeln ein weiteres Leinentuch und noch ein Wolltuch darüber. Über Nacht einwirken lassen.
- Der Zwiebelwickel, das wohl älteste Hausmittel gegen die Heiserkeit: Fünf im Backrohr erwärmte Zwiebeln werden geschält, klein gehackt und fingerdick auf einem Leinentuch verteilt. Schlagen Sie das Tuch ein und legen Sie es nun um den Hals. Darüber kommt wiederum ein zweites Tuch. Das tragen Sie so lange, bis die Zwiebelstückchen kalt geworden sind. Man kann das dreimal täglich machen.
- Der Kartoffelwickel: Er schenkt den Stimmbändern erholsame, lang anhaltende Wärme. Drei bis fünf heiße Pellkartoffeln werden zerdrückt, auf ein Leinentuch aufgetragen und dann in das Tuch eingeschlagen. Nun wickelt man sich das Tuch um den Hals, darüber kommt ein zweites Tuch. Auch dieser Wickel wird so lange getragen, bis er keine Wärme mehr ausstrahlt.

Auch mit Gurgeln und Spülen lässt sich etwas gegen die Heiserkeit unternehmen. Dafür eignen sich vier Elixiere am besten:

- Australisches Teebaumöl: Fünf bis zehn Tropfen in ein Glas warmes Wasser, gut umrühren, gurgeln, dann wieder ausspucken.
- Aloe-vera-Saft: Gurgeln Sie mit einem sechzehntel Liter.
- Salbeitee: Zwei Esslöffel Salbeiblätter mit einem halben Liter Wasser zum Kochen bringen, zehn Minuten ziehen lassen, durchseihen. Gurgeln, etwas trinken.
- Eibischwurzeltee: Ein Esslöffel Eibischwurzel in ein Viertelliter kaltes Wasser geben, eine Stunde ziehen lassen, abseihen, erwärmen. Damit gurgeln.

Inhalieren ist eine weitere Methode, mit der Sie Ihrer Heiserkeit zu Leibe rücken können. Dafür sollten Sie auf Salzwasser oder auf Eukalyptus zurückgreifen. Besonders wirksam: Man löst 100 Gramm Salz aus dem Toten Meer in einem Liter heißem Wasser auf und atmet dann die aufsteigenden Dämpfe zehn Minuten lang ein – am besten unter einem Schirm, damit die Dämpfe in Kopfhöhe bleiben. Man sollte sich hingegen keine Decke oder Badetuch über den Kopf legen, weil das zu Kreislaufproblemen führen kann. Auch Inhalationen mit dem Hauptwirkstoff aus dem Eukalyptusblatt helfen: 30 Tropfen in einen Topf geben, einen halben Liter heißes Wasser darüber gießen und die Eukalyptusdämpfe einatmen.

Sehr praktisch – vor allem für unterwegs – ist ein Inhalationsspray mit Salzwasser, auch Solelösung genannt, das Sie in der Apotheke bekommen. Damit sprühen Sie sich mehrmals am Tag in den Mund. Das ist übrigens auch eine gute vorbeugende Maßnahme, wenn Sie drauf und dran sind, sich längere Zeit in Räumen mit trockener Luft aufzuhalten, etwa vor einem Langstreckenflug in den Urlaub.

Es gibt ein paar alte Küchen- und Bauernrezepte gegen die Heiserkeit, die oft verblüffende Wirkung zeigen und von so manchem Landarzt heute noch empfohlen werden. Eines davon ist dieses: Man bereitet drei Bratäpfel zu und verspeist sie – lauwarm – ganz langsam. Niemand weiß, warum es wirkt. Aber es wirkt. Vermutlich spielen hier Enzyme eine wichtige Rolle, die beim Erhitzen im Apfel entstehen. Sehr wirksam auch: das Zwiebelwasser. Eine große Zwiebel in Scheiben schneiden, in einen Suppenteller legen, mit lauwarmem Wasser übergießen, zugedeckt ein paar Stunden stehen lassen. Dann die Zwiebelstücke herausnehmen, mit dem Zwiebelwasser gurgeln und etwas davon trinken. Das ist das Geheimrezept vieler italienischer Sänger.

Auch gegen die Heiserkeit kennt die chinesische Heilkunde einen Akupressurgriff. Man kann damit die Durchblutung der Stimmbänder – vor allem die des Stimmmuskels – verbessern, was die Heilung fördert. Klopfen Sie ganz sanft mit den Zeigefingern links und rechts vom Adamsapfel auf die Schilddrüse, aber bitte wirklich ganz sanft. Und wandern Sie nun in kreisenden Bewegungen nach unten bis zu den vorspringenden Knochen der Schlüsselbeine. Das sollte etwa eine Minute dauern und mindestens fünfmal am Tag wiederholt werden.

Von zwei überkommenen Weisheiten müssen wir uns leider verabschieden. Die eine ist der Glaube an die segensreiche Wirkung von Milch mit Honig. Hausärzte und Kinderärzte warnen davor, also Hände weg! Erstens darf man bei Heiserkeit nichts Heißes trinken, nur Lauwarmes. Und zweitens werden die Stimmbänder durch die Milch und den Honig total verschleimt, was den Heilungsprozess behindert. Auch Gurgeln mit Kamillentee, was oft in alten Kräuterbüchern empfohlen wird, ist kontraproduktiv. Kamille trocknet die Schleimhäute und Stimmbänder aus.

Man darf nie vergessen, dass Heiserkeit auch gefährlich werden kann. Vorsicht ist immer geboten, wenn die Heiserkeit über mehrere Tage trotz natürlicher Behandlungsmethoden anhält. Dann muss man in jedem Fall zum Arzt, und zwar zum Hals-Nasen-Ohren-Arzt. Es könnte sein, dass die Stimmbänder geschädigt sind, dass sich kleine Knoten daran gebildet haben. Wenn da kein Mediziner eingreift, kann man Schäden an der Stimme erleiden, die nie wieder gutzumachen sind.

Und so geht der Arzt meist gegen hartnäckige Heiserkeit vor: Auch er rät, einige Tage zu schweigen. Und er verordnet sehr oft Kapseln mit Lavendelöl. Die ätherischen Öle der Lavendelblüten wirken von innen her und gelangen über die Blutbahn an die Stimmbänder heran. Und er wird dem Patienten Inhalationen mit Salzwasser vermitteln. Vielleicht hat er sogar selbst eine Inhalationskabine in der Ordination.

Zum Schluss ein Hinweis auf ganz einfache vorbeugende Maßnahmen, um erst gar nicht heiser zu werden: Nicht zu laut singen und schreien. Bei Auseinandersetzungen nicht zu lautstark werden. Man schadet sich nur selbst dabei. Nicht leicht bekleidet in eine kühle Sommernacht hinausgehen. Das schwächt die Immunkraft der Stimmbänder. Auch nicht zu lange in kaltem Wasser schwimmen. Ärger aus dem Weg gehen. In Stresssituationen nicht zu viel sprechen. In kalten oder kühlen Nächten das Schlafzimmerfenster geschlossen halten. Bei einer Sommererkältung den Hals warm halten. Rollkragenpullover oder Schal tragen. Nicht zu viel Alkohol trinken, nicht rauchen. Nichts Kaltes oder Heißes trinken. In klimatisierten Räumen oder Autos den Regler so hochdrehen, dass es nicht eiskalt wird.

Wenn im Spätherbst die Tage deutlich kürzer werden und sich die Sonne rar macht, dann taucht sie bei vielen Menschen auf: die Herbst-Winter-Depresssion. Zwei Drittel der Betroffenen sind Frauen im Alter zwischen 25 und 50 Jahren. Die typischen Symptome: Müdigkeit, Antriebslosigkeit, Verzagtheit, Ängstlichkeit, Traurigkeit. Und heftiger Appetit auf alle Sachen, die man eigentlich nur mit Zurückhaltung essen sollte.

Die Herbst-Winter-Depression wird auch Lichtmangel-Depression genannt – und damit ist ihre Ursache schon präzise beschrieben: Es geht um den Mangel an Licht, und zwar an natürlichem Tages- und Sonnenlicht. Viele von uns bekommen zwischen November und Februar den ganzen Tag über kein natürliches Licht zu sehen. Sie verlassen frühmorgens im Finstern die Wohnung und kommen abends im Dunkeln nach Hause, dazwischen sitzen sie in Büros unter Neonröhren. Künstliches Licht, auch wenn es noch so grell ist, wird vom Organismus – speziell von der Zirbeldrüse – als Dunkelheit registriert. Das Wunderbare an dieser Befindlichkeitsstörung: Wenn es in einigen Monaten Frühling wird, wenn die Sonne wieder vom Himmel lacht, ist das Leiden wie weggezaubert. Doch wer nicht schon dagegen angeht, sobald sich die ersten Symptome melden, macht eine Zeit schwerer Belastungen durch.

Und das ist der Unterschied zwischen der Herbst-Winter- und der echten klassischen Depression, die unbedingt vom Psychiater oder vom Psychotherapeuten behandelt werden muss. Bei der Lichtmangel-Depression ist man sehr müde, will unentwegt schlafen und ist nachher dennoch wie gerädert. Man könnte sich ewig was in den Mund stecken, entwickelt einen Heißhunger auf Schokolade, auf Kuchen, auf Süßes im Allgemeinen. Wer diesem Drang nachgibt, nimmt unweigerlich zu. Das können dann in kürzester Zeit auch schon mal 8 Kilo sein, was nur noch depressiver macht. Ein Teufelskreis beginnt. Man ist mitunter auch gereizt, angespannt und nervös. Man will sich zurückziehen, will einsam sein. Bei der klassischen Depression will man im Gegensatz dazu nichts essen, nimmt ab, hat Schlafstörungen und ist vielfach selbstmordgefährdet. Das sind ganz andere Begleiterscheinungen und Alarmzeichen.

Wenn man nichts gegen die Herbst-Winter-Depression unternimmt, verschlechtert sich die Lebensqualität enorm. Und man riskiert, dass sich organische Leiden entwickeln: Es kann zu Störungen des vegetativen Nervensystems kommen, zu Haarausfall, Kopfschmerzen, Konzentrationsstörungen. Beruf und Privatleben sind blockiert und leiden sehr.

Die allerwichtigste Maßnahme, um erfolgreich gegen die Herbstdepression vorzugehen: natürliches Licht tanken, sich selbst eine Lichttherapie verordnen. Wenn keine Sonne scheint, dann sollte man zumindest das Tageslicht auskosten, auch wenn es noch so spärlich zur Verfügung steht.

Gehen Sie also jeden Tag – etwa in der Mittagspause – hinaus ins Freie, auf die Straße oder in den nächsten Park. Machen Sie sich am Wochenende auf in die Natur, auch wenn es nieselt oder schneit. Nutzen Sie jeden sonnigen Tag. Wenn die Sonne einmal scheint, sollten Sie mindestens zehn Minuten lang die Strahlen auf sich einwirken lassen. Der beste Trick: das Gesicht der Sonne zuwenden, dabei den Mund öffnen, der Sonne die Zähne zeigen. Diese nehmen die Sonnenstrahlen wie Diamanten auf und leiten sie intensiv als Energie in den Organismus weiter. Wissenschaftler haben das den Krokodilen abgeschaut. Wenn den Tieren kalt ist, öffnen sie das Maul und lassen die Zähne von der Sonne bescheinen, um schneller Wärme tanken zu können.

Hilfreich kann auch der Besuch im Solarium sein. Einmal die Woche mag schon genügen, um die triste Novemberstimmung zu vertreiben.

Aber am meisten helfen Bestrahlungen mit einer so genannten Vollspektrumlampe – und zwar täglich für ein bis zwei Stunden. Diese Lampe liefert ein der Natur nachempfundenes Licht, eben das volle Spektrum. Ihre Helligkeit beträgt 2 500 Lux, was der Kraft von 30 Glühbirnen zu je 60 Watt oder auch der Helligkeit eines strahlenden Frühlingsmorgens entspricht, den Sie am Fenster verfolgen. Die UV-Strahlen sind bei der Vollspektrumlampe weggefiltert.

In vielen Krankenhäusern und Ambulatorien sowie neurologischen Stationen kann man solche Lampen leihen oder sich an Ort und Stelle bestrahlen lassen. Auch der eine oder andere niedergelassene Arzt hat so eine Lampe in seiner Praxis. Erkundigen Sie sich, was es in Ihrer näheren Umgebung für Möglichkeiten gibt. Sie können sich natürlich auch selber eine Vollspektrumlampe zulegen.

Gute Modelle gibt es in Apotheken und im Elektrohandel für etwa 200 Euro. Der Vorteil: Man sitzt angekleidet in den eigenen vier Wänden, kann beispielsweise am Schreibtisch arbeiten oder im Sessel lesen.

Man kann die Herbst-Winter-Depression auch mithilfe bewusster Ernährung bekämpfen. Was hilft am besten?

- Bananen: Deren Hormonstoffe Serotonin und Norepinnephrin sind für gute Laune und positives Denken verantwortlich, und der sekundäre Pflanzenstoff Katecholamin wirkt beruhigend und stimmungsaufhellend. Täglich sollten es zwei Bananen sein.
- Hirsegerichte: Bereits im Mittelalter nannte man die Hirse das „fröhliche Getreide". Heute weiß man, dass Hirse die aufgenommene Sonnenenergie lange speichert und sie über die Nahrung an den menschlichen Organismus abgibt.
- Anis-Fenchel-Kümmeltee: Das ist ein regelrechter Gute-Laune-Tee für triste Tage. Mischen Sie beide Gewürze zu gleichen Teilen. Dann einen Esslöffel mit einer Tasse kochendem Wasser übergießen, acht Minuten lang ziehen lassen, durchseihen, mit etwas Honig süßen, lauwarm trinken.
- Tee aus biologischen, also ungespritzten Rosenblütenblättern: Hat, ebenfalls mit etwas Honig gewürzt, eine ähnliche Wirkung. Die Wahl zwischen beiden ist also eine reine Geschmacksfrage.
- Apropos Honig: Dessen Hormonstoffe und sein Vitamin B 1 wirken nervenstärkend und stimmungsaufhellend. Oft kann es bei trüber Laune schon helfen, einen Teelöffel Honig langsam im Mund zergehen zu lassen.
- Anisgebäck: Anis macht fröhlich und verscheucht depressive Stimmungen. Das wussten schon die alten Ägypter zur Pharaonenzeit.
- Haferflocken: Sie liefern den Stoff Tryptophan, aus dem der Körper das Gute-Laune-Hormon Serotonin produzieren kann. Essen Sie also Müsli oder geben Sie Haferflocken in die Suppe.

Und wieder einmal: Trinken Sie viel Wasser. Mangelnde Flüssigkeit verstärkt die Herbst-Winter-Depression. Der Harn wird eingedickt, Giftstoffe wandern zum Gehirn und beeinflussen negativ die Botenstoffe für positives Denken.

Ärzte, insbesondere Neurologen, empfehlen gegen schwere Herbst-Winter-Depressionen oft die Heilpflanze Johanniskraut mit dem Hauptwirkstoff Hypericin aus dem roten Saft der gelben Blütenblätter. Man nannte das Johanniskraut bereits im Mittelalter „Sonnenschein für die Seele". Heute ist aufgrund der Studien von Prof. Helmut Woelk an der Universität Gießen seine Wirkung wissenschaftlich belegt. Allerdings hilft es nur in hoher Dosierung. Johanniskrauttee hat zu wenig Kraft, viele Wirkstoffe verflüchtigen sich. Die Wirkstoffe des Johanniskrautes wirken über das Gehirn, fördern die Aktivitäten von Botenstoffen.

Auch an trostlosen Novembertagen sollten Sie sich Bewegung machen. Schwingen Sie sich aufs Fahrrad, treten Sie in die Pedale, solange es das Wetter eben zulässt. Der deutsche Sportmediziner Dr. Reinhard Schneiderhahn aus München hat nachgewiesen: Wenn man oft und zügig mit dem Rad fährt, werden nicht nur – wie beim Laufen – Endorphine, also Glückshormone, ausgeschüttet, sondern auch große Mengen der Gute-Laune-Substanz Serotonin.

Und hier noch ein kleiner Alltagstrick gegen die Herbst-Winter-Depression: Die Farbe Orange wirkt stimmungsaufhellend. Es mag ja nicht jedermanns Geschmack sein, aber tragen Sie doch mal, bevor Sie vor lauter Unlust weder ein noch aus wissen, orangefarbene Kleider. Oder dekorieren Sie die Räume, in denen Sie sich aufhalten, mit Orangen und Mandarinen oder mit orangefarbenen Kissen.

30 Der richtige Umgang mit Arzneimitteln

Jeder kennt den Spruch, der in der Fernsehwerbung für Medikamente meist in rasendem Tempo heruntergelesen wird: „Zu Risiken und Nebenwirkungen lesen Sie die Packungsbeilage und fragen Sie Ihren Arzt oder Apotheker." Umso befremdlicher ist die Tatsache, dass viele Menschen aus Unwissenheit, Leichtfertigkeit oder Schlamperei vollkommen falsch mit ihren Arzneien umgehen.

Das fängt schon mit der Aufbewahrung an. Oft hängt in einer Ecke des Badezimmers ein kleines Schränkchen, das vollgestopft ist mit angebrochenen Tablettenpackungen und Medikamentenfläschchen. Das ist der völlig falsche Ort, denn wenn es feucht, zu warm und dunstig ist, verändern sich viele Arzneimittel und verlieren ihre Wirkung. Arzneien müssen trocken und kühl aufbewahrt werden, zudem in einer verschlossenen Hausapotheke, damit Kinder nicht an sie heankommen.

Mit Medikamenten wird außerdem jede Menge Missbrauch getrieben. Viele tatsächlich oder vermeintlich Kranke – vor allem die, die es ohne ärztlichen Rat mit einer Selbstmedikation versuchen – halten einfach die angegebene Menge nicht ein und nehmen zu viel, oft im Glauben, dass das Medikament dann besser wirkt. Sie vergessen dabei, dass bei einer Erhöhung der Dosis auch die etwaigen Nebenwirkungen zunehmen. Und oft kann eine übertriebene Einnahme am Ende auch zur Abhängigkeit führen, was gerade bei Kopfschmerzmitteln immer wieder der Fall ist.

Des Missbrauchs macht sich auch schuldig, wer Medikamente einnimmt, deren Verfallsdatum bereits abgelaufen ist. Alte Medikamente können schädlich sein. So muss zum Beispiel ein Fläschchen mit Augentropfen, das einmal geöffnet worden ist, nach Gebrauch entsorgt werden. Schon nach ein paar wenigen Tagen reichert sich die Flüssigkeit mit Bakterien an, die gefährlich werden und Schaden anrichten können.

Immer wieder kommt es vor, dass Freunde oder Bekannte jemandem, der Beschwerden hat, ihre alten Medikamente geben. Ganz abgesehen von der Frage des Ablaufdatums ist auch das nicht nur ein leichtfertiger, sondern ein missbräuchlicher Umgang. Nicht bei jedem wirkt jedes Medikament, was ein Laie nicht beurteilen kann. Da muss es vorab eine genaue ärztliche Diagnose geben.

Und das sind die einfachen Grundregeln, die man bei Arzneimitteln unbedingt beachten muss:

- Lesen Sie in jedem Fall den Beipacktext aufmerksam durch und halten Sie sich an die Anweisungen. Beachten Sie die Hinweise und Warnungen auf Nebenwirkungen.
- Schwangere Frauen dürfen nur Arzneien nehmen, die ihnen der Arzt verordnet hat.
- Setzen Sie Ihre Hoffnungen nicht allein auf Medikamente. Denken Sie grundsätzlicher über Ihre Gesundheit nach, peilen Sie einen gesünderen Lebensstil an. Sie wissen schon: Geben Sie das Rauchen auf, trinken Sie weniger oder gar keinen Alkohol, machen Sie sich mehr Bewegung, essen Sie gesünder.
- Abgelaufene Medikamente müssen entsorgt werden. Bringen Sie sie am besten in die Apotheke zurück.

- Arzneien mit Alkohol sind für Kinder nicht geeignet. Bei ihnen gelangt der Alkohol schneller ins Gehirn, weil die so genannte Bluthirnschranke durchlässiger ist. Das Enzymsystem, das bei den Erwachsenen den Alkohol abbaut, ist bei Kindern noch nicht voll ausgereift. Der Alkohol bleibt länger im Körper.
- Wenn auf einer homöopathischen Tinktur eine verringerte Tropfenmenge für Kinder angegeben ist, dann halten Sie sich penibel daran. Man kann bei Kindern auf alkoholfreie Globuli, Tabletten, Salben oder Zäpfchen zurückgreifen.
- Alkoholkranke Menschen müssen alkoholhaltige Arzneien strikt meiden, sonst können sie rückfällig werden. Dieses Verbot gilt auch für leberkranke Patienten.
- Aufgrund der modernen Mikroverkapselung sind Arzneien mit Alkohol oft gar nicht notwendig. Es gibt somit heute zahllose Alternativen.
- Wer regelmäßig Schmerztabletten nimmt, darf überhaupt keinen Alkohol trinken. Die Kombination ist gefährlich. Es kann zu Blutungen im Magen-Darm-Trakt oder auch zur Auslösung von Lebererkrankungen kommen.

Ein eigenes Kapitel steht unter der Überschrift „Medikamente und Autofahrer". Eine Untersuchung der Deutschen Verkehrswacht hat ergeben, dass jeder vierte Autounfall durch den Einfluss eines Medikaments verursacht wird. Viele, die sich ans Steuer setzen, sind sich nicht bewusst, dass die von ihnen eingenommenen Präparate der pharmazeutischen Chemie ihre Konzentration und ihr Fahrverhalten gravierend beeinflussen können. Experten der Prüfstelle für Medikamenteneinflüsse beim TÜV Rheinland schätzen, dass sich bis zu 20 Prozent aller Medikamente potenziell gefährlich auf das Autofahren auswirken. Aufgrund der Nebenwirkungen können das Reaktionsvermögen herabgesetzt, die Sehschärfe vermindert und das Entscheidungsvermögen gestört werden.

Zu den absoluten Spitzenreitern bei den Pillen zählen Tabletten gegen Kopfschmerzen, Beruhigungsmittel gegen Nervosität, Medikamente gegen rheumatische Beschwerden, Präparate gegen Erkältungen, gegen zu hohen Blutdruck und gegen Allergien, sehr oft aber auch Psychopharmaka gegen depressive Zustände. Und oft werden mehrere Medikamente gegen verschiedene Befindlichkeitsstörungen oder Krankheiten zugleich eingenommen. Das kann verhängnisvoll sein, weil sich unterschiedliche Wirkstoffe nicht selten verstärken.

Wenn jemand beispielsweise an Rückenschmerzen leidet und ein muskelentspannendes Mittel nimmt, zugleich aber auch zu einem Beruhigungsmittel greift, weil er sehr nervös ist, kann es sein, dass er in der nächsten Kurve geradeaus weiterfährt, weil die medikamentöse Entspannung allzu groß wird.

Noch ein paar Beispiele. Es gibt Schmerzmittel, deren Inhaltsstoffe sich negativ auf die Augen auswirken, weil sie die Anpassungsfähigkeit der Pupillen an Licht- und Entfernungsunterschiede stören. Es gibt Muntermachertabletten, die zwar einige Zeit wach halten, aber dann eine um so größere Müdigkeit auslösen. Es gibt harmlose Augentropfen, die allerdings die Sicht trüben und auf diese Weise den Lenker verunsichern können. Es gibt auch ganz harmlose Schnupfenmedikamente, die – wie viele Beruhigungsmittel – das Reaktionsvermögen eines Autofahrers dämpfen. Und wer einen niedrigen Blutdruck hat und immer wieder zu anregenden Mitteln greift, der muss wissen, dass ihn viele dieser Präparate am Steuer eines Wagens risikofreudiger machen.

Wer denkt schon daran, dass ein Besuch beim Zahnarzt einen Verkehrsunfall verursachen kann? Man weiß aus Untersuchungen: Selbst eine lokale Betäubung beim Zähneziehen kann die Aktivität des Gehirns beeinträchtigen, kann fahruntüchtig machen.

Besonders warnen Verkehrsmediziner vor Medikamenten, die Suchtstoffe enthalten, wie etwa Benzodiazepine. Sie beeinträchtigen die Konzentration, aber auch das Gefühl für Entfernungen. Ein Autofahrer, der solch ein Mittel eingenommen hat, neigt zum Leichtsinn. Auch prekäre Situationen nimmt er dann mit einem Schulterzucken hin. Und es kann leicht zum Sekundenschlaf kommen.

Aber Autofahrer sind nicht nur dann gefährdet – und gefährlich! –, wenn sie kurz vor Antritt der Fahrt zu einer Tablette gegriffen haben. Man hat herausgefunden, dass die Substanzen eines abends eingenommenen Schlafmittels auch noch am nächsten Morgen den Organismus beeinflussen. Der Autofahrer reagiert dann hinter dem Steuer, als ob er zwei Gläser Wein getrunken hätte.

Was sollte nun jeder im Interesse der Verkehrssicherheit und seiner Gesundheit tun? Hier die wichtigsten Maßnahmen: Wer aufgrund einer Erkrankung vom Arzt ein bestimmtes Medikament verschrieben bekommen hat, der sollte sich beim Apotheker genau erkundigen, ob das Präparat die Fahrtüchtigkeit beeinflusst. Wenn das Medikament der Fahrsicherheit schadet, dann: Hände weg vom Steuer! Man sollte auch seinen Arzt direkt darauf ansprechen, ob es verträglichere, neue Alternativen gibt: etwa ein Antihistaminikum gegen Allergien, das nicht mehr so müde macht.

Mancher wird jetzt einwenden: Wenn ich ein Stimmungstief habe, wenn ich unausgeschlafen bin, wenn ich an Kopfschmerzen oder Migräne leide, wenn ich rheumatische Schmerzen habe, wenn ich nervös bin, dann kann ich auch nicht richtig denken und reagieren – und das ist ebenso schlecht fürs Autofahren. In diesem Fall, so raten Mediziner mehr und mehr, ist es sinnvoll, zu Naturarzneien aus der Apotheke zu greifen. Und zwar zu solchen, die wissenschaftlich erforscht sind und nachweislich keine Nebenwirkungen haben. Hier ein paar Bespiele:

Gegen depressive Verstimmungen empfehlen der Neurologe Prof. Helmut Woelk von der Universität Gießen und die Ärztin und Psychotherapeutin Dr. Barbara Grube aus Berlin Präparate mit dem Extrakt aus dem Johanniskraut. Als natürliches Mittel zur Beruhigung und zur Förderung des Schlafes ohne Nebenwirkungen am nächsten Morgen eignen sich Präparate aus der Baldrianwurzel. Bei Herz-Kreislauf-Beschwerden sind Naturarzneien aus dem Heilkraut Weißdorn in Erwägung zu ziehen. Frauen am Steuer sollten an ihren monatliche Tagen versuchen, die Schmerzen mit Mitteln aus Gänsefingerkraut zu bekämpfen. Prof. Hartmut Göbel von der Universität Kiel hat im Rahmen einer Studie, die vom Wissenschaftsministerium gefördert wurde, nachgewiesen: Man kann sehr erfolgreich gegen Kopfschmerzen vorgehen, wenn man reines Pfefferminzöl äußerlich an den Schmerzstellen einreibt.

Hier ein Tipp für Bluthochdruckpatienten: im Auto nicht rauchen, alle zwei Stunden eine Pause einlegen und überdies sofort dann eine Pause machen, wenn man sich nicht mehr konzentrieren kann. Zu den blutdrucksenkenden Medikamenten dürfen Sie keine Beruhigungsmittel nehmen.

Und hier ein Tipp für Diabetiker: beim geringsten Anzeichen einer Unterzuckerung sofort anhalten, Pause machen und die mitgeführte Kohlenhydratreserve essen; vor und während der Fahrt regelmäßig Insulin und Nahrung zu sich nehmen; nicht nachts und keine weiten Strecken allein fahren (der Beifahrer sollte auch einen Führerschein haben).

Damit soll es zum Thema Verkehrssicherheit genug sein.

Eine andere sehr wichtige Frage ist die: Mit welchen Flüssigkeiten darf man Arzneien nehmen und mit welchen nicht? Niemand wird seine Kopfschmerztablette mit einem Schluck Bier herunterspülen. Aber wie sieht es aus mit Milch oder Fruchtsaft, Kaffee oder Tee? Das lässt sich so allgemein nicht beantworten, weil wir es immerhin mit über 250 verschiedenen Arzneistoffen zu tun haben. Und je nachdem können Flüssigkeiten die Wirkung eines Medikamentes abschwächen oder verstärken.

Beginnen wir mit der Milch, die ja viel Calcium enthält. Mit einigen Arzneimitteln geht Calcium Verbindungen ein, die der Körper nicht aufnehmen kann, was deren Wirkung beeinträchtigt. Das betrifft zum Beispiel Bisphosphonate und Natriumfluorid-Präparate gegen Knochenschwund, ferner Gyrasehemmer, die bei bakteriellen Infekten zum Einsatz kommen, sowie Tetracyclin-Antibiotika, die der Arzt beispielsweise bei einer fiebrigen Erkältung verschreiben kann. Abführmittel mit dem Wirkstoff Bisacodyl und Eisenpräparate vertragen sich ebenfalls nicht mit Milch.

Nehmen Sie also Medikamente mit den genannten Wirkstoffen nicht zusammen mit Milch ein. Halten Sie dazu etwa zwei Stunden Abstand.

Wie steht es mit Kaffee, Tee, Cola-Getränken? Gerbstoffe, die in Kaffee, Matetee, schwarzem oder grünem Tee stecken, binden Eisen, was die Wirksamkeit von Eisenpräparaten beeinträchtigt. Das gleiche machen Phosphate aus Cola-Getränken mit Calcium. Einige gegen Bakterien wirksame Gyrasehemmer verzögern den Abbau von Koffein im Körper. Die anregende Wirkung des Koffeins kann sich verstärkt als Unruhe und Herzklopfen äußern. Bei einer Behandlung mit Gyrasehemmern sollten Sie auf Koffeinhaltiges weitgehend verzichten. Wer Eisenpräparate nimmt, lässt zu gerbstoffhaltigen Getränken etwa zwei Stunden Abstand. Calciumpräparate zur Knochenstärkung dürfen nicht mit Cola-Getränken eingenommen werden.

Flavonoide sind die entscheidenden Substanzen im Grapefruitsaft. Sie blockieren Abbauenzyme im menschlichen Körper. Das heißt: Diese Enzyme können dann gewisse Arzneistoffe nicht so schnell abbauen. Dadurch kann die Wirkung von vielen Substanzen, die bei Herzleiden zum Einsatz kommen, verstärkt werden. Um größere Schwankungen im Blut zu vermeiden, sollten organtransplantierte Patienten Grapefruitsaft meiden. Herzkranke, die dem Nifedipin verwandte Präparate einnehmen, sollten die Zitrusfrucht nur mit vier Stunden Abstand verzehren.

Vorsicht auch bei Limonade und Zitronensaft. Aluminiumsalze – zum Beispiel in vielen Magenmitteln gegen Übersäuerung enthalten – reagieren mit Citraten. Im Blut kann die Alluminiumkonzentration ansteigen, was vor allem für Dialysepatienten problematisch ist. Im Extremfall kann dies nervliche Störungen wie Verwirrung oder leichte Krämpfe zur Folge haben. Also aluminiumhaltige Arzneimittel nicht mit zitronenhaltigen Säften oder Limonaden einnehmen, sondern mindestens ein bis zwei Stunden Abstand halten.

Es gibt Menschen, die können größere Tabletten nur schwer schlucken. In diesem Fall sollte man die Arznei besser nicht mit Wasser nehmen. Versuchen Sie es mit etwas Joghurt oder zwei Bissen von einer Banane, dann gleiten die Tabletten ganz leicht durch die Speiseröhre.

Bitte, Sie sollten Tabletten und Dragees niemals teilen. Die Schutzhülle hat eine spezielle Funktion. Sie bringt die Tablette unberührt durch den Magen und zergeht erst im Dünndarm, wo ihre Wirkstoffe gebraucht werden. Außerdem: Da diese Inhaltsstoffe meist sehr bitter sind, schmecken sie einfach scheußlich.

Wenn eine rasche Wirkung gewünscht wird, dann muss man das betreffende Medikament auf nüchternen Magen einnehmen, also 30 bis 60 Minuten vor dem Essen. Das gilt meist für Antibiotika, Schmerzmittel und Schilddrüsenpräparate.

Medikamente, die man während oder nach dem Essen nehmen muss, werden in der Regel besser vertragen. Schließlich ist es Zweck dieser Übung, dass sie langsam aufgenommen werden. Fettlösliche Vitamine brauchen etwas Fett aus der Nahrung, damit sie überhaupt etwas bewirken. Zu solchen Medikamenten gehören Rheuma-, Gicht- und Diabetesmittel.

Nur eine regelmäßige Einnahme zu den gleichen Tageszeiten gewährleistet eine optimale Wirkung. Halten Sie sich an die Angaben auf dem Beipackzettel!

Was wenige wissen: Knoblauchpräparate gegen erhöhten Cholesterinspiegel müssen vor allem abends genommen werden. Eine Studie von Prof. Siegel in Berlin hat ergeben: Nachts können die Knoblauchwirkstoffe am besten eingreifen, da sich in diesem Zeitraum das Cholesterin im Organismus aufbaut.

128

Kann die Nahrung die Wirkung von Medikamenten beeinflussen? Kurz und bündig: ja. Fettes Essen, vor allem große Nahrungsmengen bremsen die Wirkung von Arzneien. Viel Flüssigkeit hingegen beschleunigt sie. Auf dem Holzkohlengrill gebratenes Fleisch und Alkohol beschleunigen den Abbau von Medikamenten durch die Aktivierung spezieller Enzyme.

Manche werden das für einen Scherz halten, es ist aber keiner: Auch die Körperhaltung ist entscheidend für die Einnahme von Arzneien. Man sollte Arzneimittel grundsätzlich aufrecht sitzend oder stehend einnehmen. Dadurch passieren die Arzneien die Speiseröhre sehr rasch und können dort keine Reizungen hervorrufen.

Noch ein Wort zur Antibabypille. Immer wieder kommt es vor, dass Mädchen und Frauen korrekt die Pille nehmen und dennoch schwanger werden – vor allem deshalb, weil sie zugleich mit Antibiotika behandelt werden, die die Wirkung der Pille total aufheben können. Prof. Johannes Huber von der Universitätsfrauenklinik in Wien, einer der führenden Gynäkologen und Hormonexperten Europas, erklärt den Mechanismus: Antibiotika zerstören nicht nur krankheitserregende Bakterien, Pilze und Viren im menschlichen Organismus, sondern – wenn sie oral als Tabletten eingenommen werden – auch die gesunden Darmbakterien. Dadurch können bestimmte Nahrungsmittel, aber eben auch die Pille, nicht mehr optimal aufgenommen werden. Außerdem: Antibiotika aktivieren im Körper einer Frau Enzyme, welche die Substanzen der Pille schneller abbauen und nicht zur Wirkung kommen lassen.

Das bedeutet in der Praxis: Wenn Sie die Pille nehmen und mit einer Infektionserkrankung zum Arzt müssen, dann informieren Sie ihn unbedingt über Ihre Verhütungsmethode. Während einer Therapie mit Antibiotika bleibt es Ihnen nicht erspart, auf eine andere empfängnisverhütende Methode zurückzugreifen. Aber fragen Sie vorher Ihren Arzt, ob es seiner Diagnose zufolge wirklich notwendig ist, Antibiotika einzunehmen.

Amerikanische Ärzte haben nachgewiesen, dass auch die Pflanzenwirkstoffe der Johanniskrautblüten – Hypericin und viele andere – die Pille unwirksam machen können. Da die Einnahme von Johanniskrautdragees gegen depressive Verstimmungen in den letzten Jahren stark zugenommen hat, vermutet man, dass es schon etliche ungewollte Schwangerschaften gegeben haben könnte. Dokumentierte Fälle gibt es allerdings nicht.

Muss man bei der Einnahme von Antibiotika grundsätzlich etwas Besonderes beachten? Wenn man möglichst wenig Nebenwirkungen haben und Durchfall vermeiden möchte, dann sollte man grundsätzlich wenig essen: kein Fett, keinen Zucker, keine blähende Speisen, keine Milchprodukte, kein Vollkornbrot, nur Gemüsebrühe oder etwa Zwieback. Stattdessen viel trinken, vor allem ungesüßte Kräutertees – hingegen keine kohlensäurehaltigen Getränke, keine Milch, keinen Kaffee, keinen Alkohol.

Und tun Sie alles dafür, damit die Darmflora wieder aufgebaut wird: probiotische Joghurts essen, Bakterienkulturen in Tablettenform (Apotheke) einnehmen. Oder Präparate aus tropischer Wildhefe vom Stamm der Saccharomyces boulardii.

31 Pilzerkrankungen nehmen zu

Immer mehr Menschen leiden an Pilzerkrankungen. Nach Ansicht vieler Ärzte hat die Verbreitung von Pilzen im und am Körper ein besorgniserregendes Ausmaß erreicht. Am häufigsten treten Fuß- und Nagelpilzinfektionen auf, vor allem in den Sommermonaten, wenn die öffentlichen Bäder gut besucht sind. Pilze werden vor allem in warmen, feuchten Milieus übertragen.

Die schlechte Botschaft: Eine Pilzerkrankung ist für sich selbst genommen schon lästig genug, aber darüber hinaus häufig auch die Ursache für andere Beschwerden wie Kopfschmerzen, Gelenkbeschwerden, Muskelschmerzen, Heißhungerattacken und Übergewicht. Die gute Botschaft: Man kann selbst viel dafür tun, um sich vor einer langwierigen Pilzerkrankung zu schützen.

Pilze sind pflanzliche Lebewesen, die in rund 300 000 verschiedenen Arten vorkommen. Dazu gehören zunächst die Speisepilze, also etwa Steinpilze, Champignons und Trüffel, aber auch ihre giftigen Verwandten wie der berühmte Fliegenpilz. Dann gibt es die Schimmelpilze mit ebenfalls „guten" und „schlechten" Vertretern: Ein Problem sind sie, wenn sie sich in feuchten Zimmerecken oder auf altem Brot bilden, unabdingbar sind sie für die Reifung von speziellen Käsesorten. Eine weitere große Gruppe sind die Hefepilze, die etwa bei der Brotherstellung, beim Bierbrauen und bei der Gärung von Wein eingesetzt werden. Auch zur Produktion von bestimmten Antibiotika sind Pilze notwendig.

Nur 100 dieser fast zahllosen Pilzarten können beim Menschen Erkrankungen auslösen. Man nennt sie humanpathogene Pilze. Sie werden in drei Gruppen eingeteilt:

- Dermatophythen: verursachen Hautpilz- und Nagelpilzerkrankungen.
- Hefepilze: verursachen Pilzinfektionen im Darm und in den übrigen Schleimhäuten, auch im Intimbereich. Besonders gefährlich: der Candida albicans, krusei und glabrata.
- Schimmelpilze: befallen die Lungen.

Darum sind Pilze so hartnäckig: Sie bestehen aus feinsten Fäden, mit denen sie ein weites, engmaschiges Netz bilden. Sie sind Überlebenskünstler. Sie überdauern Hitze, Kälte, Trockenheit, ja sogar die Salzsäure des Magens. Sie halten durch, bis sie günstige Wachstumsbedingungen vorfinden.

Wenn Pilze den menschlichen Organismus befallen, dann ernähren sie sich als Schmarotzer von denselben lebenswichtigen Stoffen, die auch der Körper braucht. Es kommt also zu Mangelerscheinungen. Außerdem fallen die Stoffwechselprodukte der Pilze an. Und das sind Gifte, die den menschlichen Organismus belasten. Man spricht von Mykotoxinen. Dazu gehören Aflatoxine und Fuselalkohol, also minderwertiger Alkohol. Diese Gifte sind krebserregend, können Halluzinationen und Lebererkrankungen hervorrufen.

Studien haben zudem ergeben: Pilze können den Cholesterinspiegel negativ beeinflussen und das Herzinfarktrisiko erhöhen. Sie können bakterielle Infektionen auslösen. Pilzerkrankungen können auch lebensgefährlich sein: Sie können das Herz schädigen, Allergien auslösen, ja sogar zu einem Allergieschock führen.

Bei der Entstehung einer Pilzinfektion spielt das Immunsystem eine sehr große Rolle. Wer ein starkes Immunsystem hat, dem können Pilze in meisten Fällen nichts antun. Geschwächte Abwehrkräfte machen es jedoch möglich, dass sich die Pilze hemmungslos vermehren. Darum sind Babys, die mit Fläschchen aufgezogen werden, gefährdet. Sie bauen ihr Immunsystem erst auf. Babys, die natürlich gestillt werden, sind weit weniger gefährdet. Sie bekommen über die Mutterbrust viele Abwehrstoffe. Auch für ältere Menschen ab 60 oder 70 Jahren ist das Infektionsrisiko vergleichsweise groß. Ihnen ist oft kalt. Sie ziehen sich warm an. Dadurch wird die Haut zu wenig belüftet. Es kommt zum Schwitzen und zu einem Wärmestau. Das sind ideale Bedingungen für die Pilze. Außerdem haben ältere Menschen sehr oft ein geschwächtes Immunsystem, weil sie zum Beispiel über längere Zeit hinweg Antibiotika oder Cortisonpräparate nehmen müssen. Beide Mittel vernichten auch gute Bakterien und nehmen den Pilzen ihre natürlichen Feinde.

Was begünstigt eine Pilzinfektion? Generell fühlen sich Pilze, wie bereits gesagt, in einem warmen, feuchten und sauren Milieu wohl. Häufiges Schwitzen erfüllt diese Bedingungen. Ein geschädigter Säureschutzmantel der Haut – verursacht entweder durch übertriebene oder durch mangelnde Hygiene – ist für sie ein optimales Einfalltor. Wer an Diabetes oder auch an Durchblutungsstörungen leidet, ist in größerem Maße infektionsgefährdet.

Wie kommen die krankmachenden Pilze in unseren Körper, wodurch können wir sie uns einhandeln?

- Durch Kontakt mit einer unsauberen Klobrille, durch mangelnde Hygiene – Händewaschen – nach dem Toilettenbesuch.
- Durch falsche Ernährung: zu wenig Ballaststoffe, zu viel Zucker, zu viele Hefen und Kohlenhydrate.
- Durch einen Händedruck, beim Trinken aus bereits benützten Trinkgefäßen, in öffentlichen Schwimmbädern, in der Sauna, durch Küsse und sexuelle Kontakte.
- Durch Selbstansteckung beim Nägelkauen, Nasenbohren, bei zu engen Kleidungsstücken und Schuhen mit viel Kunststoff und Gummi, beim zu seltenen Wechsel von Socken und Unterwäsche.
- Fuß- und Nagelpilze werden über fremde Schuhe, Socken und Handtücher übertragen, aber auch über den Teppichboden, in der Sauna und in Duschräumen.
- Darmpilze gelangen über den Mund über die Schleimhäute und die Speiseröhre in den Darm. In den kleinen Darmausstülpungen – den Darmzotten – fühlen sie sich wohl.
- Hautpilze können auch über Gartenerde oder Pflanzen übertragen werden.

An dieser Stelle ein erläuterndes Wort zu Nagel- und Fußpilz. Es sind an sich zwei verschiedene Erkrankungen. Im einen Fall wird die Haut zwischen den Zehen angegriffen, im anderen Fall direkt der Zehennagel. In der Regel aber ist es so, dass man sich zuerst einen Fußpilz einfängt, der dann, wenn er lange nicht behandelt wird, auch auf die Zehennägel übergeht. Nagelpilz tritt an den Zehennägeln viermal so häufig auf wie an Fingernägeln.

Wie kann man sich vor Fußpilz, Nagelpilz und Hautpilz schützen?

- Täglich die Körperstellen waschen, an denen man viel schwitzt: Achselhöhlen, Zehenzwischenräume, Intimbereich. Nach dem Waschen gut abtrocknen. Pilze lieben Feuchtigkeit. Eventuell mit einem Haarföhn die Zehenzwischenräume trockenföhnen.
- Keine eng anliegende, stattdessen atmungsaktive Kleidung tragen, bevorzugt Baumwolle. Häufig die Unterwäsche wechseln. In der Maschine mit mindestens 60 Grad waschen, damit die Pilzfäden abgetötet werden.
- Benutzte Schuhe erst nach dem Austrocknen wieder tragen, wenn man zu feuchten Füßen neigt. Man kann sie mit antimykotischem Pulver aus der Apotheke desinfizieren. Turnschuhe oder Gummistiefel nur möglichst kurz tragen. Darin herrscht ein Treibhausklima, ein pilzfreundliches Milieu.
- In Schwimmbädern und Saunen Badeschuhe verwenden, nicht barfuß herumlaufen. Abschließend die antiseptischen Fußduschen benutzen – sofern sie richtig eingestellt sind. (Leider haben Untersuchungen ergeben, dass diese Duschen in vielen Bädern zu niedrig dosierte Antiseptika enthalten und daher nicht wirken. Damit befinden sich genau dort besonders viele Pilze. Da ist dann an diesen Duschen die Ansteckungsgefahr besonders groß.)

Auch eine richtige Ernährung kann dazu beitragen, sich gegen Pilze zu schützen. Pilze lieben Zucker. Je süßer die Ernährung, desto hartnäckiger die Pilze. Wer sich vor Pilzen schützen will, sollte sehr bescheiden mit Süßspeisen und Desserts umgehen. Bauen Sie Naturprodukte in den Speiseplan ein, die sich als Feinde von Pilzen erwiesen haben: reichlich rohes oder schonend zubereitetes Gemüse, Salate, Sauermilch, Biojoghurt, Fisch, mageres Fleisch. Regelrechte „Pilzkiller" sind Knoblauch, Meerrettich, Zwiebel und alle Produkte, die reichlich Vitamin C liefern: Paprikaschoten, Grapefruits, Sauerkraut.

Beim Verdacht auf eine Pilzerkrankung gehen Sie am besten zuerst zum Hausarzt. Er kennt Sie und Ihr Umfeld. Vielleicht schickt er Sie dann zu einem Spezialisten. Bei einer inneren Pilzerkrankung wird er Sie an einen Gastroenterologen überweisen, der mit einer Stuhluntersuchung feststellt, ob ein Darmpilzbefall vorliegt. Je früher Sie zum Arzt gehen, desto schneller können Sie die Infektion wieder loswerden. Versuchen Sie nicht, selbst Doktor zu spielen.

Was setzt die Medizin gegen Pilzinfektionen ein? Bei einem Nagel- oder Hautbefall sind es meistens äußerlich aufgetragene Antimykotika in Form von Cremes, die man zwei- bis dreimal täglich auftragen muss. Es gibt aber auch flüssige Lösungen (für behaarte Stellen), Sprays (für die Zehen) und Puder. Beim Nagelpilz verwendet man außer Salben mehr und mehr medizinische Nagellacke, die ein sehr wirksames Gegenmittel enthalten. Bei Darmpilzerkrankungen setzen viele Ärzte auf ein Entsäuern des Körpers durch die Einnahme von basenbildenden Mikronährstoffen. Das können Lutschtabletten und Lösungen für die Mundhöhle oder Dragees für den Darm sein.

Eine Pilztherapie dauert mindestens drei bis sechs Wochen. Man muss immer mit Rückfällen rechnen – vor allem, wenn man die Medikamente zu früh absetzt. Und während dieser Therapie sollte man sich sehr genau überlegen, was man beim Essen und Trinken zu sich nimmt. Verzichten Sie auf alle hefehaltigen Produkte (Bier, Käse, Essig), auf Zucker, Alkohol, auf allzu viele Ballaststoffe (Vollkornprodukte) und allzu viel Fleisch, auf Teig- und Backwaren (Stärke wird in Zucker umgewandelt), auf Reis, Trauben, Orangen, Mandarinen, Pfirsiche, Hülsenfrüchte, auf marinierte Fische oder Fischkonserven.

Erlaubt sind: Milchzucker, Diabetikerkonfitüren, saure Äpfel, Ananas, Bananen, rote Bete, Broccoli, Gemüsebrühe, ungesüßte Tees, kaltgepresste Pflanzenöle, Frischfisch, in kleinen Mengen Frischmilch und ungesüßte Molke.

32 So kann man Gicht behandeln

Kaum eine andere Gelenkerkrankung ist so schmerzhaft wie die Gicht. 10 Prozent der Deutschen leiden darunter, Männer zehnmal häufiger als Frauen. In der Regel sind Menschen ab 40 Jahren betroffen, aber alarmierend ist, dass heute die ersten Symptome oft schon bei 20- bis 30-Jährigen auftreten.

Die Gicht ist zwar genetisch bedingt, doch spielt dabei der Lebensstil – vor allem die Ernährung – eine gewichtige Rolle. Nicht umsonst galt die Gicht früher als Krankheit der Könige, weil in Adelskreisen gut und viel getafelt wurde. Heute, wo wir mehr oder minder alle gut und viel essen, ist sie eine typische Zivilisationskrankheit, deren Verbreitung unserer Wohlstandsgesellschaft geschuldet ist. Wohlgemerkt: Die Rede ist jetzt von der primären Gicht. Es gibt auch noch eine sekundäre Gicht. Die tritt jedoch bloß als begleitende Krankheit anderer Leiden auf und wird hier nicht weiter thematisiert.

Die Gicht ist schmerzhaft, und am gefürchtetsten sind ihre akuten Anfälle, die immer ganz überraschend und ohne Vorwarnung auftreten – sehr oft auch nachts. Man fühlt sich völlig gesund und wird dann plötzlich von heftigen Gelenkschmerzen gepeinigt. Bei 60 Prozent der Betroffenen ist die große Zehe das Opfer einer Gichtattacke. Dann erträgt man nicht einmal mehr die leichte Last einer Bettdecke. Es können aber auch das Knie-, das Sprung- und das Daumengrundgelenk betroffen sein. Bei der Altersgicht sind es oft mehrere Gelenke zugleich.

Wenn sich die Krankheit verschlimmert, dann leidet der Betroffene nicht mehr bloß unter einzelnen Anfällen. Dann hat er zwischen den Attacken dauerhafte Schmerzen. Chronische Gicht führt zu Gichtknoten und nicht mehr rückgängig zu machenden Gelenkschäden, am Ende zu regelrechten Gichtgeschwüren. Weitere Folgen können auch Nierensteinbildung und Schädigungen der Nieren sein. Dass die Gicht, wie lange Zeit angenommen, ursächlich auch das Herzinfarktrisiko erhöht, wird heute eher bestritten. Eher ist es so, dass dieselben Stoffwechselstörungen, die die Gicht verursachen, auch zur Erhöhung des Herzinfarktrisikos beitragen. Kennzeichnend ist jedenfalls, dass die Gicht oft zusammen mit Diabetes, hohen Cholesterinwerten, erhöhtem Blutdruck und Übergewicht auftritt.

Womit wir bei der Frage wären, wodurch die Gicht eigentlich ausgelöst wird. Die Antwort: Diese Krankheit ist eine Folge zu hoher Harnsäurewerte im Blut. Harnsäure entsteht im Körper durch den Abbau von Purinen. Purine wiederum werden einerseits von unserem eigenen Organismus produziert – etwa 300 Milligramm täglich –, andererseits nehmen wir sie mit den Zellkernen unserer pflanzlichen und tierischen Nahrung auf, pro Tag etwa 400 Milligramm. Ausgeschieden werden die Purine zu 20 Prozent über den Stuhl und zu 80 Prozent über die Nieren. Zu viel Harnsäure entsteht, wenn, bezogen auf die Ausscheidung, die Eigenproduktion oder die Aufnahme zu hoch sind. Im Blut gelöste Harnsäure ist bis zu einem Grenzwert von 6,4 Milligramm pro Deziliter nicht schädlich; das beliefe sich bei einem normalgewichtigen Gesunden insgesamt auf etwa ein Gramm. Bei Gichtkranken können das hingegen bis zu 30 Gramm sein.

Ein solches Quantum ist vom Blutkreislauf nicht mehr verkraftbar. Die überschüssige Harnsäure fällt aus und lagert sich in Kristallform in den Gelenken ab, was sich anhand eines Röntgenbildes nachweisen lässt. Diese Harnsäurekistalle werden vom Immunsystem als Fremdkörper identifiziert und von den Abwehrzellen – den Leukozyten – gefressen. Das führt über biochemische Reaktionen zu einem weiteren Harnsäureausfall. Jeder akute Gichtanfall ist daher Folge heftiger Leukozytenattacken und geht oft mit Fieber, manchmal auch mit Übelkeit einher.

Wenn die Krankheit erst einmal ausgebrochen ist, muss man Medikamente einnehmen, um die Harnsäurewerte zu senken. Entweder hemmen sie mit Enzymen die körpereigene Harnsäureproduktion (Urikostatika) oder sie aktivieren die Ausscheidung von Harnsäure über die Nieren (Urikosurika). Manchmal lassen sich damit auch Gichtknoten auflösen. Bei akuten Gichtanfällen braucht ein Patient Medikamente, die entzündungshemmend, schmerzstillend und fiebersenkend wirken.

Aber Sie brauchen sich wirklich nicht ängstigen zu lassen, denn es liegt weitgehend an Ihnen, ob Sie Opfer der Gicht werden. Sie können vorbeugen – und zwar wieder einmal durch eine adäquate Lebensweise: die Energiezufuhr einschränken, also nicht zu viel essen und erst recht weniger Fleisch, die Fettzufuhr auf unter 30 Prozent senken, stattdessen am besten fünfmal am Tag Obst und Gemüse. Wenn Sie dann noch Alkohol meiden, jeden Tag 30 Minuten Sport treiben, nicht rauchen sowie regelmäßig Ihr Gewicht, Ihren Cholesterinspiegel, Ihren Blutdruck und Ihren Harnsäureanteil überwachen (lassen) – dann kann Ihnen eigentlich nichts passieren.

Die ärztliche Behandlung kann ein Betroffener selbst mit Naturrezepten unterstützen. Bei einem akuten Gichtanfall helfen in der

Regel kühlende Umschläge und eine Ruhigstellung des betroffenen Gelenkes. Wichtig ist eine Ernährung mit purinarmer Kost. Außerdem muß man viel Wasser trinken, damit die Harnsäure ausgeschieden werden kann.

In welchen Nahrungsmitteln sind viele Purine enthalten?

- Fleisch: in Innereien, in der Haut von Geflügel, in der knusprigen Kruste des Schweinebratens, im Kalbsbries. Also auch keine Leberwurst oder Fleischextrakte wie etwa Tütensuppen.
- Meeresfrüchte: in Hummer, Hering, Miesmuscheln, Ölsardinen. Geräucherter Fisch hat mehr Purine als gekochter und gebratener.
- Gemüse: in Erbsen, Bohnen, Linsen, Soja, Schwarzwurzeln, Spinat, Sellerie, Mangold, Blumenkohl, Spargel.
- Ferner in der Hefe und in Hefeflocken.

In welchen Nahrungsmitteln sind nur wenig Purine enthalten? Da bieten sich Seezunge, Heilbutt und Scholle an. Sehr günstig ist auch eine vegetarische Kost mit Milchprodukten und Eiern. Ballaststoffe haben keinen Einfluss auf die Gicht und auf den Harnsäurespiegel. Sie können daher von Patienten bedenkenlos aufgenommen werden: etwa Vollkornbrot und Müsli. Fette sind insofern gefährlich, als sie die Ausscheidung der Harnsäure über die Niere hemmen. Dadurch kommt es zu einem Harnsäureanstieg.

Sehr zu empfehlen bei Gicht: zwei bis drei Eier pro Woche, magere Milchprodukte, Gurken, Möhren, Rettich, Zwiebeln, Blattsalate, Kürbis, Kraut, Tomaten, Zucchini, Fenchel, Sauerkraut, Paprika, alle Obstsorten mit Ausnahme von Trockenfrüchten, alle Getreideprodukte.

Welche Getränke sind gut, welche schlecht für den Gichtpatienten? Wichtig sind, wie bereits erwähnt, 2 Liter Wasser pro Tag. Auch Kräutertees und Früchtetees sind wunderbar. Alkohol sollte tabu sein. Sehr oft kommt es gerade nach vermehrtem Alkoholgenuss zu Gichtanfällen. Selbst alkoholfreies Bier liefert viele Purine. Auf Kaffee, Tee und Kakao muss man heute, entgegen früheren Empfehlungen, nicht mehr verzichten. Zwar enthalten sie Purine, diese werden aber nach neuesten Erkenntnissen nicht zu Harnsäure abgebaut.

Kopfschmerzen sind das am meisten verbreitete Alltagsleiden in Deutschland, Österreich und der Schweiz. Dazu gehört in erster Linie der chronische Spannungskopfschmerz, von dem rund 29 Millionen Bundesbürger betroffen sind. Es gibt viel zu wenig spezialisierte Gesundheitseinrichtungen zur Behandlung dieses Volksleidens, und es ist daher kein Wunder, dass viele Betroffene zur Selbsthilfe greifen. Die Selbstmedikation besteht meist aus dem Schlucken von Tabletten. Wenn diese Medikamente jedoch nicht vom Arzt aufgrund einer exakten Diagnose verordnet worden sind, kann der Kopfschmerzpatient mit der übertriebenen Einnahme in einen Teufelskreis geraten. Er nimmt immer mehr und immer stärkere Tabletten, wird abhängig und bekommt schließlich – darüber gibt es viele wissenschaftliche Untersuchungen – von den Tabletten Kopfschmerzen. Diese Menschen müssen, wenn sie dann verzweifelt zum Arzt kommen, zuerst überhaupt eine Tablettenentziehungskur durchführen, ehe man an den Kopfschmerz herangehen kann.

Ein alarmierendes Problem: Kopfschmerzerkrankungen sind bereits im Kindes- und Jugendalter verbreitet. Nach neuesten nationalen und internationalen Untersuchungen gehören Kopfschmerzen heute zu den hauptsächlichen Gesundheitsproblemen von Schulkindern. Bei einer jüngsten repräsentativen Befragung haben – je nach Schultyp – 20 bis 40 Prozent der Schüler als hartnäckiges Gesundheitsproblem Kopfschmerzen angegeben.

Das Erschreckende dabei: Die meisten werden im Kampf gegen ihre quälenden Kopfschmerzen von Eltern und Großeltern mit Schmerztabletten versorgt. Und damit können nach Ansicht namhafter Experten Kopfschmerzen der erste Ansatzpunkt für ein späteres Suchtgiftverhalten sein. Dieser Tatsache hat die European Headache Federation in Zusammenarbeit mit den Kopfschmerz-Forschungsgruppen der Klinik für Neurologie und der Abteilung für medizinische Psychologie an der Universität Kiel den Kampf angesagt. Bei Kindern ist es besonders wichtig, dass man natürliche Methoden gegen den Spannungskopfschmerz einsetzt.

Spannungskopfschmerz wie auch Migräne können durch rasch wechselnde Wettersituationen, Umweltschadstoffe, Lärmeinflüsse, beruflichen und privaten Stress sowie durch geistige Überforderung entstehen – auch durch Nackenverspannungen, die aber wiederum meist durch Stress verursacht werden. Frauen leiden dreimal häufiger an solchen Kopfschmerz- und Migräneattacken, manche zehn bis zwanzig Jahre lang. Das Typische daran: ein pulsierender, immer wiederkehrender Schmerz, der in Anfällen auftritt, die üblicherweise mehrere Stunden anhalten, aber auch bis zu drei Tagen dauern können.

Die Frage ist: Muss man denn überhaupt etwas schlucken, wenn man Kopfschmerzen bekämpfen möchte? Geht das nicht auch äußerlich? Genau das war ja die Frage von Prof. Hartmut Göbel an der Universität Kiel. Er hat selbst zwei Kinder im schulpflichtigen Alter, und er wollte eine Behandlungsmöglichkeit anbieten, die ohne Tabletten auskommt. Er ist in die Geschichte zurückgegangen und hat einen interessanten Fund gemacht: Plinius der Ältere riet den Menschen schon vor mehr als 2 000 Jahren, frische Pfefferminzblätter zu zerreiben und dann in die Schmerzstellen – das sind meist Stirn, Schläfen und Nacken – einzureiben.

Prof. Göbel hat im Rahmen eines Forschungsprojektes, das vom Bundesministerium für Bildung, Wissenschaft, Forschung und Technologie gefördert wurde, Kopfschmerzpatienten alternativ versorgt. Und er hat nachgewiesen: Wenn jemand bei Spannungskopfschmerzen und Migräne 10-prozentiges Pefferminzöl in alkoholischer Lösung mit den Fingern in die Schmerzstellen einreibt, dann ist die Wirkung in den meisten Fällen genauso wie die eines Schmerzmittels. Der Schmerz lässt nach etwa 15 Minuten nach.

Die ätherischen Öle der Pfefferminze lösen auf der Haut ein Kältegefühl aus. Botenstoffe, die den Schmerz verursachen, werden gehemmt. Die Muskulatur im Stirn- und Nackenbereich entspannt sich, die Kopfhaut wird besser durchblutet.

Die Kälte wirkt bei vielen Menschen im Kampf gegen den Spannungskopfschmerz wie ein Zaubermittel. Viele haben das noch gar nicht ausprobiert. Man spricht in der Medizin auch von der Kryotherapie, der Kältetherapie. In der Apotheke werden Kältesprays angeboten, die man auf die Haut aufträgt. Doch es gibt da ein ganz einfaches Rezept, das jeder selbst zu Hause ohne viel Aufwand vorbereiten und anwenden kann.

Man braucht dazu eine Nackenrolle, nicht aus Schaumstoff, sondern mit Wollfüllung, ein Handtuch und zwei handelsübliche Kühlkissen, wie man sie auch in Kühltaschen benützt. Und so wird es gemacht: Beide Kühlkissen kommen in das Tiefkühlfach. Eines nimmt man dann heraus, schlägt es in das Handtuch ein und legt es in Kopf-höhe auf das Bett. Dann legt man die Nackenrolle darauf, dreht sie nach einiger Zeit, bis der kalte Teil nach oben schaut. Jetzt legt man sich auf den Rücken und bettet den Nacken auf die kalte Nackenrolle. Wenn sie nicht mehr kalt ist, dreht man sie einfach weiter, damit wieder ein kalter Teil im Nacken liegt. Wenn das Kältekissen warm geworden ist, holt man das zweite aus der Tiefkühltruhe. Sehr oft vergeht so der Kopfschmerz nach zehn bis fünfzehn Minuten. Und man spart ein Kopfschmerzmittel mit erheblichen Nebenwirkungen.

Hartmut Göbel verweist bei der Langzeitbehandlung auf Erfolge mit der progressiven Muskelrelaxation nach der Methode des Jacobsen-Entspannungstrainings, mit Biofeedback, autogenem Training und mit der Musiktherapie. Als Sofortbehandlung gegen Kopfschmerzen und Migräne zieht er jedoch den Einsatz von Pfefferminzöl vor.

Es gibt aber auch zwei einfache, schnelle Gymnastikübungen gegen den Spannungskopfschmerz, die jeder selbst durchführen kann. Stellen Sie sich in beiden Fällen locker und entspannt hin:

- Einatmen. Den Oberkörper nach vorne fallen lassen. Dabei ausatmen. Die Arme baumeln lassen. Dann langsam den Oberkörper Wirbel für Wirbel aufrollen, dabei bewusst einatmen.
- Die Hände übereinander in den Nacken legen. Mit sanftem Druck die Nackenmuskeln massieren, frontal und seitlich.

Oder versuchen Sie es mit chinesischen Akupressurgriffen. Vier davon stehen zur Auswahl. Sie müssen alle Übungen mehrmals wiederholen, damit sie wirken können:

- Die Mitte der Augenbrauen suchen, zwei Finger breit nach oben gehen und hier an der Stirn mit dem Zeigefinger massieren. 30 Sekunden lang massieren, zehn Sekunden Pause machen.
- Wenn das Schmerzzentrum vorn liegt: Beide Zeigefinger an den inneren Enden der Augenbrauen ansetzen und ein bis zwei Minuten lang drücken und kreisend bewegen.
- Bei seitlichem Schmerz: Die äußeren Augenwinkel suchen und eine Fingerbreite davon entfernt – da sind kleine Grübchen – die Zeigefinger ansetzen. Gleichzeitig links und rechts drücken, eine bis zwei Minuten lang.
- Wenn der Schmerz im Hinterkopf sitzt: Den unteren Rand des Hinterhauptknochens suchen und links und rechts von der Hals-

wirbelsäule einen Zeigefinger ansetzen, ein bis zwei Minuten gegen den Knochen drücken.

Auch die Zufuhr eines Mineralstoffes kann gegen den Spannungs-kopfschmerz helfen. Vor allem Magnesium hat eine entspannende Wirkung. Für eine rasche Hilfe muss man Magnesiumpräparate aus der Apotheke oder Drogerie einsetzen, doch langfristig müssen Sie selbst darauf achten, die Magnesiumspeicher im Körper zu füllen. Magnesiumreiche Kost sind Naturreis, Vollkornprodukte, Soja und viel Obst und Gemüse.

Probieren Sie ein paar einfache Hausmittel aus:

• Geben Sie fünf Tropfen Lavendelöl auf ein Stück Würfelzucker und lassen Sie dieses dann langsam im Mund zergehen.
• Setzen Sie einfach für einen Tag eine dicke Wollmütze auf, zie-hen Sie sie ganz tief in die Stirn, auch daheim in der Wohnung. Bei jenen Menschen, die nicht auf Kälte ansprechen, kann diese gleichmäßige Wärme Wunder vollbringen.
• Massieren Sie mit bloßen Fingern die Kopfdecke.
• Legen Sie sich in ein abgedunkeltes Zimmer. Tauchen Sie ein Lei-nentuch in 24 Stunden abgestandenes Wasser, wringen Sie es aus und legen Sie es auf die geschlossenen Augen und auf die Stirn.
• Legen Sie für 15 Minuten rohe Kartoffelscheiben auf die schmer-zenden Stellen.

Bei wiederholtem Spannungskopfschmerz bleibt es Ihnen kaum er-spart, Ihr Leben zu ändern: das Rauchen aufzugeben, auf Alkohol völlig, auf starken Bohnenkaffee weitgehend zu verzichten, Berufs-stress abzubauen, Freizeitstress zu meiden. Wenn der Kopfschmerz lange anhält und mit einfachen Mitteln nicht vergeht, muss unbe-dingt ein Arzt zurate gezogen werden.

Cholesterin auf natürliche Weise senken   34

Jeder dritte Deutsche stirbt vorzeitig an den Folgen einer Herz-Kreislauf-Erkrankung. Dazu gehören in erster Linie Herzinfarkt, Kreislaufversagen, Arteriosklerose. Verursacht wird diese bedenkliche Situation in vielen Fällen durch einen zu hohen Cholesterin-spiegel, durch zu hohe Blutfettwerte. Das Verhängnis dabei: 60 Prozent der Bevölkerung kennen ihre Cholesterinwerte gar nicht. Man sollte sie daher regelmäßig messen lassen.

Die erste Cholesterinmessung ist ein einfacher Test mit einem Blutstropfen aus dem Finger. Und da gibt es einen Grenzwert von 200 bis 230. Liegt der Cholesterinwert darüber, dann muss man mit einer aufwändigeren Untersuchung feststellen lassen, wie sich das Cholesterin genau zusammensetzt. Da der Cholesterinwert aus dem so genannten „bösen", gesundheitsgefährdenden LDL-Cholesterin und dem „guten", schützenden HDL-Cholesterin besteht, ist das anteilsmäßige Verhältnis zueinander sehr wichtig. Bedenklich wird es, wenn das HDL-Cholesterin sehr niedrig, das LDL-Cholesterin sehr hoch ist. Wenn umgekehrt das gute HDL-Cholesterin sehr hoch ist, dann kann Entwarnung gegeben werden. Grundsätzlich sollte das HDL nicht unter 35 mg/dl (Milligramm pro Deziliter) liegen, das LDL nicht über 160 mg/dl.

Cholesterin an sich ist nichts Böses. Es ist sogar lebenswichtig. Es wird dem Organismus nicht bloß durch die Nahrung zugeführt, sondern im Körper auch selbst hergestellt – und zwar in der Leber und im Darm. Ohne Cholesterin könnte unser gesamtes Zellsystem nicht funktionieren, könnten unsere Sexualhormone nicht gebildet werden. Cholesterin wirkt mit beim Aufbau der Nervenzellen und der Immunkraft.

Allerdings: Kommt zu viel Cholesterin in unser Blut, dann ist unsere Gesundheit bedroht. Die beiden Ursachen: Entweder wir nehmen zu viel Cholesterin mit der Nahrung auf oder unser Körper produziert zu viel. Dann muss alles getan werden, um die Werte zu senken. Und das brauchen anfangs keine Medikamente zu sein. Der Arzt muss nur dann cholesterinsenkende Medikamente verordnen, wenn die Cholesterinwerte so hoch sind, dass eine akute Herzinfarkt- oder Schlaganfallgefahr droht, also Leben und Gesundheit des Patienten unmittelbar in Gefahr sind.

In der Regel jedoch kann man das Cholesterin durch eine Ernährungsumstellung, mit Bewegung und einer allgemein gesünderen Lebensweise wieder in den Griff bekommen. Durch eigene Aktivitäten lässt sich nicht nur einem Herzinfarkt vorbeugen, so man kann auch eine bereits beginnende Arteriosklerose teilweise wieder zurückbilden.

Fangen wir mit der Bewegung an. Da können meine Appelle nur sein: Betreiben Sie regelmäßig Freizeitsport. Fahren Sie nicht jede kleinste Strecke mit dem Auto. Nehmen Sie so oft wie möglich die Treppe anstelle des Lifts. Wählen Sie eine Freizeitsportart, die Ihnen besonders sympathisch ist. Wer sich dreimal die Woche 20 bis 30 Minuten lang sportlich betätigt – Radfahren, Wandern, Schwimmen, Tennis, Gymnastik –, kann damit seinen Cholesterinspiegel deutlich senken.

Das noch größere Thema beim Cholesterin ist die Ernährung. Da sitzen viele Menschen einem Irrglauben auf. Sie denken, dass sie sich mit allem, was beim Essen schmeckt, automatisch Cholesterin zuführen. Das stimmt aber nicht. Es gibt viele Köstlichkeiten, die überhaupt kein Cholesterin enthalten. Und weil immer nur von „Cholesterinbomben" die Rede ist, die man unbedingt meiden sollte, beschäftigen wir uns jetzt mit den Nahrungsmitteln, die wenig oder gar kein Cholesterin beinhalten, die man also mit einem erhöhten Blutfettwert unbedenklich genießen kann.

Absolut cholesterinfrei sind:

- Bestimmte Getreideprodukte: Buchweizen, Cornflakes, Gerste und Gerstenflocken, Grünkern, Haferflocken, Haferschrot, Müslisorten ohne Zucker, Hirse, Hirseflocken, Mais, Maismehl, Popcorn, Naturreis, Roggenmehl, Weizenmehl, Müslikekse, Vollkornkekse, eierfreier Zwieback.
- Frisches Obst und rohes Gemüse: Bohnen, grüne Erbsen, Edelkastanien, Haselnüsse, Walnüsse, Leinsamen, Oliven, Sonnenblumenkerne, Sesam, Pell- und Salzkartoffeln. Obst und Gemüse sollten bei einem erhöhten Cholesterinspiegel zur Hauptnahrung gehören. Rohkostsalate enthalten ebenfalls kein Cholesterin, wenn sie mit kaltgepressten, pflanzlichen Ölen zubereitet werden. Auch Trockenfrüchte sind cholesterinfrei.

Bei Milch und Milchprodukten ist die Sache schon schwieriger. Da gibt es zwar cholesterinarme, aber keine cholesterinfreien Lebensmittel. Am wenigsten Cholesterin liefern Magerquark und Kochkäse. Man muss auf fettarme Ware achten.

Bei den Süßwaren finden Sie keine Cholesterinwerte in Gummibärchen, Kaugummi, Lakritze, Karamelbonbons und reinem Marzipan.

Es gibt sogar eine Reihe von Naturprodukten, die einen erhöhten oder zu hohen Cholesterinspiegel senken können:

- Tomaten: Der rote Farbstoff Lycopin verhindert, dass sich das schädliche LDL-Cholesterin – angetrieben von freien Radikalen – in besonders aggressives oxydiertes Cholesterin umwandelt.

- Artischocken: Sie regen den Gallenfluss an. Und über die Galle wird Cholesterin durch den Darm abtransportiert. Dadurch senkt sich der Cholesterinspiegel. Gleichzeitig drosseln die Artischocken die Cholesterinproduktion in der Leber und schützt das in ihnen enthaltene Cynarin das LDL-Cholesterin vor dem Angriff von freien Radikalen.

- Sojabohnen: Ihr Lecithin senkt zu hohes Cholesterin, weil es den Abtransport über die Galle fördert. Daher wird Naturlecithin auch gezielt in der Ganzheitsmedizin zum Senken von erhöhtem Cholesterin eingesetzt.

- Avocados: Sie enthalten zwar sehr viel Fett, doch das besteht zu 85 Prozent aus gesundheitsfördernden ungesättigten Fettsäuren. Das wirkt sich zugunsten des HDL- und auf Kosten des LDL-Cholesterins aus.

- Haferflocken und Haferkleie: Sie enthalten viele lösliche Ballaststoffe. Die darin enthaltenen so genannten Beta-Glukane reduzieren das LDL-Cholesterin und schützen damit Herz und Kreislauf.

- Vollkornbrot: Die Ballaststoffe des Getreides binden im Darm die Gallensäure. Dadurch wird dem Körper auf natürliche Weise Cholesterin entzogen.

- Knoblauch: Die darin enthaltene schwefelhaltige Verbindung Alliin wird, wenn beim Schneiden oder Kauen Sauerstoff dazu kommt, in Allicin umgewandelt – eine hochaktive Substanz, die das LDL-Cholesterin senkt und das HDL-Cholesterin anhebt. Dazu sind aber täglich fünf Knoblauchzehen oder entsprechend hoch dosierte Knoblauchpräparate notwendig.

- Äpfel: Das Pektin im Apfel bindet Cholesterin und senkt dadurch die Werte. Allerdings müsste man jeden Tag vier bis sechs Äpfel essen, um eine nachweisbare Wirkung erzielen zu können.

- Walnüsse: Sie stecken voller Vitamin E, das ebenfalls das Cholesterin senkt.

- Shiitakepilze und der Nopal-Kaktus: Letzterer wird in Mexiko als Gemüse verzehrt. Bei uns gibt es Nopal-Kaktustee und -extrakt in den Apotheken.

Was die Fette anbelangt, so sollten Sie gesättigte Fettsäuren auf jeden Fall meiden, weil sie den Cholesterinspiegel unmittelbar erhöhen. Diese findet man vor allem in tierischen Fetten: in Butter, Schmalz, Fleischfett, versteckt in Wurst und Käse. Nur ein einziges pflanzliches Fett gehört dazu: Kokosfett.

Einfach oder gar mehrfach ungesättigte Fette – in Pflanzenölen enthalten – senken hingegen den LDL-Cholesterinspiegel und heben den des HDL. Zu den Pflanzenölen mit einem hohen Anteil an einfach ungesättigten Fettsäuren gehören Olivenöl und Rapsöl. Zu den Pflanzenölen mit mehrfach ungesättigten Fettsäuren gehören Sonnenbumenkernöl, Maiskeimöl, Distelöl, Weizenkeimöl und Kürbiskernöl. Diese Pflanzenöle sind also allesamt unbedenklich, wenngleich man der Kalorien wegen generell auch mit ihnen sparsam umgehen sollte.

Auch Fische enthalten mehrfach ungesättigte Fettsäuren – und zwar die berühmten Omega-3-Fettsäuren. Das sind lebenswichtige Nährstoffe, die der Mensch selbst nicht herstellen kann. Sie senken erhöhte Triglyceridwerte im Blut und auch die gefährlichen LDL-Cholesterinwerte. Umgekehrt aber steigern sie den Gehalt von schützendem HDL-Cholesterin. Sie normalisieren einen leicht erhöhten Blutdruck und können daher bei Hochdruckpatienten als erfolgversprechende Naturtherapie eingesetzt werden – schon allein deshalb, weil der Patient mit Bluthochdruck meistens ja auch erhöhte Cholesterinwerte hat. Die meisten Omega-3-Fettsäuren enthalten Lachs, Hering und Makrele. Deshalb sollte man zwei- bis dreimal die Woche entsprechende Fischgerichte auf den Tisch bringen, jedes Mal 200 bis 250 Gramm.

Eiweiß hat zwar keinen direkten Einfluss auf das Cholesterin, doch muss man bedenken, dass alles tierische Eiweiß auch Fett enthält und damit das Cholesterin anreichert. Bei pflanzlichem Eiweiß besteht diese Gefahr nicht: etwa bei Getreide, Reis, Kartoffeln, Hülsenfrüchten. Und speziell bei Hülsenfrüchten ist bemerkenswert, dass sich einer ihrer Wirkstoffe – die Saponine – mit Cholesterin zu einer unlöslichen Form verbindet. Dadurch kann das Cholesterin nicht mehr in die Blutbahn gelangen. Außerdem binden Hülsenfrüchte Gallensäuren.

Und wie steht es mit Kaffee? Im Prinzip erhöht auch starker Bohnenkaffee das Cholesterin. Wenn Sie ihn jedoch mithilfe eines Papierfilters zubereiten oder gleich auf Instantkaffee zurückgreifen, dann haben Sie nichts zu befürchten.

Mit Naturkraft Schwindelanfälle bekämpfen

Kennen Sie das? Ganz plötzlich dreht sich alles. Der Boden schwankt. Oder Sie haben das Gefühl, dass Ihnen der Boden unter den Füßen weggezogen wird. Ihnen wird schwarz vor den Augen; Sie taumeln. All das sind typische Symptome eines Schwindelanfalls. Der Schwindel wird sehr oft von Übelkeit und Schweißausbrüchen begleitet und er kann zu jeder Zeit an jedem Ort auftreten. Diese Symptome kennen rund 10 Prozent der deutschen Bevölkerung, bei älteren Menschen sind es sogar 30 Prozent.

Speziell bei älteren Menschen können regelmäßige Schwindelanfälle böse Folgen haben. Die Betroffenen werden unsicher, trauen sich nicht mehr aus der Wohnung. Sie haben ständig vor einer neuerlichen Attacke Angst. Diese Furcht ist berechtigt. Die Statistik zeigt: Die meisten Oberschenkelhalsbrüche älterer Menschen ereignen sich als Folge eines Sturzes in der Wohnung oder auf der Straße während eines Schwindelanfalles.

Beim Schwindel gerät das Gleichgewicht aus seiner Harmonie. Dieses wird im Normalfall durch ein komplexes Zusammenspiel verschiedener Organe und Systeme gesteuert und ist dafür verantwortlich, dass sich unser Körper im Raum orientieren kann. Sehr wichtig dafür ist das Gleichgewichtsorgan im Innenohr, ein kompliziert aufgebautes System aus drei Bogengängen, die mit Flüssigkeit gefüllt sind. Diese wird durch die normalen Körperbewegungen in Schwingungen versetzt. Und die wiederum werden auf Tausende Sinneszellen übertragen. Die Sinneszellen schließlich melden die Nervenimpulse an das Gleichgewichtszentrum im Kleinhirn weiter.

Auch die Augen spielen fürs Gleichgewicht eine große Rolle. Sie geben ebenfalls entsprechende Informationen an das Gehirn weiter. Andere Signale werden von den Muskeln und Gelenken an das Gehirn geliefert. Nur wenn all diese Systeme einwandfrei zusammenarbeiten, können wir uns normal bewegen.

Der Schwindel kann durch zahlreiche Ursachen ausgelöst werden. Dazu gehören Störungen des Gleichgewichtsorgans im Ohr, Sehstörungen, Störungen des Gleichgewichtszentrums im Kleinhirn, Herz-Kreislauf-Störungen, Durchblutungsstörungen, Ängste und andere seelische Belastungen.

Aber auch der Schwindel selbst kann in verschiedenen Formen auftreten: Beim Drehschwindel dreht sich alles um den Betroffenen; beim Schwankschwindel scheint der Boden unter den Füßen zu schwanken; beim Liftschwindel glaubt man, dass man sinkt oder gehoben wird; beim Labyrinthschwindel kommt es zusätzlich zu Ohrensausen und zu Übelkeit; der Angstschwindel wird von Schweißausbrüchen, Herzrasen, einer Leere im Kopf und von einer Unsicherheit beim Gehen begleitet; beim Hirnschwindel schließlich hat man ein Taumelgefühl und sieht schwarz vor den Augen.

Schwindel ist ein Warnzeichen, das man nicht vernachlässigen sollte. Wenn es dem Arzt gelingt, die eindeutige Ursache für die Schwindelanfälle herauszufinden, dann ist eine gezielte Therapie durchführbar.

Man weiß heute: Für den Gleichgewichtssinn spielt die Durchblutung aller beteiligten Organe eine zentrale Rolle. In vielen Fällen kommt es zum Schwindel, weil eine mangelhafte Durchblutung und damit auch eine ungenügende Energieversorgung vorliegt. Für alle Formen des Schwindels ist daher die Förderung der Durchblutung zentral. Hat man diese im Griff, sind oftmals auch die Schwindelanfälle beseitigt.

Es hat sich in den letzten Jahren gezeigt, dass man im Kampf gegen den Schwindel in erster Linie mit der Naturkraft des hoch dosierten Extrakts aus dem Blatt des Ginkgo-Biloba-Baumes, des ältesten Baumes der Welt, Erfolg hat. Der Craton-Extrakt wird aus qualitativ hochwertigen Rohstoffen aus kontrolliertem Anbau gewonnen und nach strengen pharmazeutischen Maßstäben verarbeitet. Das Resultat ist ein rein pflanzliches Präparat von hoher Wirksamkeit. Den Extrakt aus den Blättern des Ginkgo-Biloba-Baumes gibt es in Form von Tabletten in der Apotheke.

Hier die bisherigen Erfahrungen im Kampf gegen den Schwindel mit einer Craton-Therapie:

- Die Durchblutung speziell im Bereich des Kopfes wird gefördert. Blockierungen in Gefäßen werden aufgelöst. Das Blut kann wieder frei fließen und kann das Gewebe wieder mit den nötigen Nährstoffen und mit Energie versorgen.
- Die Zellen im Kopf- und Hirnbereich werden speziell gegen freie Radikale – gegen aggressive Umwelt- und Stoffwechselschadstoffe – geschützt. Diese freien Radikalen schädigen die Zellen, lassen früher altern und machen krank.

- Funktion und Koordination des Gehirns und der anderen am Gleichgewicht beteiligten Sinnesorgane werden verbessert. Die Regeneration des Gleichgewichtsorgans und des Nervengewebes wird gefördert.

Die hohe Wirksamkeit des Extraktes aus den Blättern des Ginkgo-Baumes wurde in wissenschaftlichen Studien am Croix-Rousse-Hospital in Lyon von Prof. Gaillard, am Sainte-Marguerite-Hospital von Prof. Garcin sowie an der Universitätsklinik Besançon von Prof. Lafon nachgewiesen.

36 Gratulation zum niedrigen Blutdruck

Der Normalwert für den Blutdruck liegt maximal bei 140 systolisch und bei 90 diastolisch. Wenn Ihr Blutdruck permanent unter 100 zu 80 liegt, dann haben Sie einen niedrigen Blutdruck. Der niedrige Blutdruck wird im Ausland oft als „deutsche Krankheit" bezeichnet. Es gibt natürlich überall auf der Welt Menschen mit niedrigem Blutdruck, aber nur in Österreich und Deutschland gilt er als gesundheitliches Problem. In England oder in den USA zum Beispiel sieht der Arzt keine Veranlassung, bei niedrigem Blutdruck einzugreifen. Im Gegenteil: Er gratuliert dem Betroffenen zu seiner Veranlagung, weil er damit gesundheitliche Vorteile hat: Menschen mit niedrigem Blutdruck sind viel seltener herzkrank und haben eine hohe Lebenserwartung.

Niedriger Blutdruck ist meistens angeboren. Beim Hypotoniker – so nennt man die Menschen mit zu niedrigem Blutdruck – ist der Gesamtquerschnitt der Adern zu groß, sodass es dem Herz nicht gelingen kann, einen ausreichenden Blutdruck aufzubauen. 3 Prozent der Bevölkerung sind davon betroffen, Frauen und Männer gleichermaßen. Bei Befragungen hat man allerdings festgestellt, dass Männer nicht darüber reden, es vielfach nicht zugeben. Darum entsteht der Eindruck, dass Frauen häufiger damit zu tun haben.

Typische Symptome bei zu niedrigem Blutdruck sind: Man kommt morgens nur schwer aus dem Bett. Wenn man zu rasch aufsteht, wird einem häufig schwindelig. Abends wird man bereits früh von Müdigkeit übermannt, oft weicht die Mattigkeit den ganzen Tag nicht. Am Nachmittag stellen sich Tiefpunkte ein. Atemprobleme treten zuweilen auf, indem man keine Luft bekommt, nicht durchatmen kann. Wer zu niedrigen Blutdruck hat, gähnt auch öfter als andere.

Und was kann man nun dagegen tun? Hier ganz allgemeine, einfache Ratschläge, die aber wirksam sind:

- Stellen Sie ihr Bett schräg. Die Kopfseite sollte aufgebockt werden, sodass der Kopf 20 Zentimeter höher als die Füße gebettet ist. Der Kreislauf muss sich dann anstrengen, den Kopf mit Blut zu versorgen. Sie stehen morgens leichter auf.
- Verteilen Sie das Essen auf fünf kleine Mahlzeiten am Tag, dann kann es zu keinem Blutdruckabfall kommen, wie es sonst nach einer üppigen Mahlzeit der Fall ist.
- Bewegen Sie sich viel im Freien, das kräftigt den Kreislauf. Ideal sind Spaziergänge, Gymnastik, Schwimmen.
- Nehmen Sie ein ansteigendes Fußbad, es beginnt mit 35 Grad Celsius und endet nach 20 Minuten durch Wasserzuguss bei 42 Grad Celsius. Oder treten Sie morgens zwei Minuten lang in 20 Zentimeter kaltem Wasser. Auch morgendliche Armwaschungen beleben: Waschlappen in kaltes Wasser tauchen, ausdrücken und damit vom rechten Handrücken bis zur Schulter und zurück an der Arminnenseite fahren.
- Trinken Sie Rosmarintee: einen gehäuften Teelöffel Rosmarin mit einer Tasse kochendem Wasser übergießen, zehn Minuten ziehen lassen, durchseihen, lauwarm trinken; zwei bis drei Tassen täglich wären nicht schlecht. Ein lauwarmes Wannenbad mit Rosmarin weckt den Kreislauf auch auf. Entweder Sie schütten einen Liter Rosmarintee oder zehn Tropfen Rosmarinöl in die Wanne, oder Sie können auch dreimal täglich einen Esslöffel Rosmarinsaft in Wasser einnehmen.
- Hilfreich ist auch dreimal täglich ein Esslöffel Weißdornsaft in etwas Wasser verrührt.
- Die Bachblütentherapie setzt gegen niedrigen Blutdruck die Blütenessenz Clematis ein. Man riecht daran und reibt sich das Zahnfleisch damit ein.
- Trinken Sie drei Tassen Misteltee pro Tag. Sechs Teelöffel Misteltraut mit drei Tassen Wasser über Nacht kalt ansetzen. Am

nächsten Morgen durchseihen, leicht erwärmen und ungesüßt in kleinen Schlucken trinken. Das wird manche verunsichern, weil Misteltee auch gegen Bluthochdruck eingesetzt wird. Das liegt daran, dass die Inhaltsstoffe der Mistel den Blutdruck regulieren, sie senken zu hohen und heben zu niedrigen an.

- Auch Gerüche können helfen: Pfefferminze, Kampfer, Thymian und wieder Rosmarin haben sich bewährt. Entweder Sie massieren sich die Öle in die Haut ein, oder Sie geben jeweils zehn Tropfen in eine Schale mit Wasser und atmen die ätherischen Öle über die Raumluft ein.

Sekt oder Champagner werden oft als Hausmittel gegen zu niedrigen Blutdruck propagiert, aber, leider, leider, das ist keine gute Hilfe. Diese Getränke bringen den Blutdruck nur kurzfristig in Schwung. Schon nach ein paar Minuten ist die erfrischende Wirkung vorbei und dann wirkt nur der Alkohol, und der macht wieder müde

Meiner Erfahrung nach helfen diese beiden Übungen sehr gut:

- Eine isometrische Übung: Legen Sie vor Ihrem Gesicht die Handflächen wie zum Gebet zusammen. Und jetzt pressen Sie die Handflächen eine Minute lang ganz fest gegeneinander. Machen Sie das gleich nach dem Aufwachen am Morgen und mehrmals tagsüber.
- Eine Akupressurmassage: Auf der Spitze der Mittelfinger beider Hände sitzt der Energiepunkt KS 9. Von hier aus gehen Energiepunkte, die den Kreislauf beleben. Reiben Sie nun einfach jeweils mit dem Daumen einer Hand die Spitze des Mittelfingers so fest, dass ein Wärmegefühl eintritt. Dann Pause machen und die Übung wiederholen.

Bleiben Sie in Bewegung

Viel Sitzen macht krank

Für jeden von uns gibt es im Alltag eine große gesundheitliche Gefahr, die uns meist gar nicht bewusst ist: Wir sitzen uns krank. Es heißt zwar: Man geht durchs Leben. Aber in Wahrheit sitzen wir uns durchs Leben. Wir fühlen uns zwar leichter, wenn wir sitzen, im Grunde genommen aber macht uns das das Leben schwerer, denn in Wahrheit ist Leben Bewegung. Wir sitzen beim Frühstück. Wir sitzen morgens im Auto oder in der U-Bahn. Wir sitzen am Arbeitsplatz. Wir sitzen beim Mittagessen und wir sitzen dann abends daheim vor dem Fernsehapparat.

Das ist – um es mit einem biologischen Fachbegriff zu definieren – keine artgerechte Lebensweise. Als der Mensch aufrecht zu gehen begann, musste er sich auf der Jagd nach Beute meilenweit aus eigener Kraft bewegen. Heutzutage sitzt ein Büroangestellter im Laufe seines beruflichen Lebens allein am Arbeitsplatz rund 90 000 Stunden.

Das viele Sitzen belastet unsere Gesundheit in vielerlei Hinsicht und gefährdet dabei so gut wie alle Körperteile. Man muss sich das so vorstellen: Alle Körperteile und Organe, die durch zu viel Sitzen nicht genützt werden, verkümmern. Man kann das an den Beinmuskeln beobachten, wenn man einen Gipsverband tragen muss. Sogar superfeste Waden schrumpfen binnen weniger Wochen. Genauso verhält es sich mit Herz und Kreislauf, mit den Knochen, mit den Lungen. Experten der Weltgesundheitsorganisation sind überzeugt: 50 Prozent des körperlichen Abbaues sind auf das viele Sitzen zurückzuführen.

Gehen wir doch einmal die einzelnen gesundheitlichen Beschwerden, die auf zu vieles Sitzen zurückzuführen sind, durch.

Beginnen wir mit den Muskeln. Je bequemer ein Sessel ist, desto mehr verkümmern sie. Wenn aber die Muskeln keine Kraft haben, dann können sie die Wirbelsäule nicht mehr stützen. Daher kommt es durch langes Sitzen zu Verspannungen, die sich im Bereich von

Hals, Schulter und Nacken ganz fatal auswirken können. Mögliche Folgen: Kopfschmerzen, Hörstörungen, Lähmungserscheinungen und Sehstörungen.

Schlaffe Muskeln in den Beinen fördern Venenerkrankungen. Nur kräftige Muskeln können das Blut durch die Venen nach oben zum Herzen pumpen. Außerdem haben Menschen, die viel sitzen, oft Probleme beim Gehen und Laufen.

Herz und Kreislauf sind auf die Bewegung des Körpers angewiesen. Bei dem, der viel sitzt, verringert das Herz seine Leistung. Das bedeutet: Das Blut fließt langsamer. Das wirkt sich auf die Vitalität, auf die Durchblutung, schließlich auch auf das Immunsystem aus.

Auch die Knochen werden durch ewiges Sitzen geschwächt. Frauen und Männer sind im Laufe des Lebens ohnehin von der Osteoporose, dem Knochenschwund, bedroht. Und die Osteoporose wird beschleunigt, wenn man sich keine Bewegung verschafft. Eine ständige starre Haltung und einseitiger Druck machen auch den Gelenkknorpeln zu schaffen. Die Gelenke können nicht mehr so gut bewegt werden, man wird steif.

In erster Linie aber ist es die Wirbelsäule, die durch das viele Sitzen geschädigt wird. Bedenken Sie: Beim Stehen ist die Bandscheibe der Lendenwirbelsäule einem Druck von 100 Prozent ausgesetzt, beim geraden Sitzen steigt das auf 140 Prozent, beim vorgebeugten Sitzen sogar fast 200 Prozent.

Menschen, die viel sitzen, klagen oft über Rückenschmerzen, Kreuzschmerzen, Ischiasschmerzen, Hexenschuss. Man schätzt, dass rund 22 Millionen Deutsche durch das Sitzen eine lädierte Wirbelsäule haben. Warum? Die Wirbelsäule hat eine natürliche S-Form und braucht ständige Spannung und Entspannung. Aber gemeinhin sitzen wir viele Stunden am Tag in immer der gleichen Stellung, meistens gekrümmt. Dann bildet die Wirbelsäule ein C. Das schadet den Bandscheiben. Da werden Nervenbahnen zusammengedrückt. Die Blutversorgung wird unterbrochen und ist gestört. Die Versorgung mit lebenswichtigen Nährstoffen, der Abtransport von Stoffwechselmüll und Schadstoffen können nicht mehr funktionieren.

Außerdem nimmt man viel leichter zu, wenn man sitzende Tätigkeiten ausübt. Im Grunde genommen ist das ganz logisch: Wer viel herumläuft, bekommt einen Bärenhunger, aber wer viel sitzt, isst deshalb kaum weniger. Der Körper benötigt aber viel weniger

Energie. Also wird die überschüssige Energie als Fett abgelagert. Es kommt zum Übergewicht. Daher kann man sagen: Durch zu vieles Sitzen werden Bluthochdruck, zu hohe Cholesterinwerte, Arteriosklerose, Diabetes, Verdauungsstörungen, vor allem Verstopfung, Herzinfarkt und Schlaganfall gefördert.

Noch eine weitere negative Folgen für unsere Gesundheit. Viele Menschen wissen gar nicht, dass auch ihre Schlafprobleme vom übermäßigen Sitzen herrühren. Der Körper braucht tagsüber Reize, damit man nachts gut schlafen kann. Mangelnde Bewegung bringt zu wenig Reize. Also ist die Folge schlechter Schlaf. Damit beginnt ein Teufelskreis. Guter, tiefer und ungestörter Schlaf ist sehr wichtig zum Abbau von Stress. Wer nun viel sitzt, schlecht schläft und sich nicht bewegt, der kann mit seinem Stress nicht fertig werden, was wiederum Herz und Kreislauf angreift.

Wer zu viel sitzt, bekommt mit der Zeit Konzentrationsstörungen. Mit der körperlichen Bewegung werden viele Teile des Gehirns trainiert. Andersherum: Wer zu viel sitzt, schadet auch seinem Gehirn.

Es gibt Berichte zahlreicher Neurologen und Psychotherapeuten, die beweisen: Wer zu viel sitzt, kann gemütskrank werden, depressiv und übellaunig. Wer zu viel sitzt, schüttet fast keine Glückshormone aus. Das funktioniert nur durch Bewegung. Man weiß das ja vom Joggen.

Was können wir nun tun, damit wir uns nicht „krank sitzen"?

Wir sollten, wenn wir schon sitzen, dann wenigstens richtig sitzen. Also in aufrechter Haltung und oft veränderter Sitzposition, hinten im Stuhl, das heißt mit dem Rücken an der Lehne, um der Wirbelsäule einen Halt zu geben, dabei die Füße auf den Boden stellen und die Beine nicht übereinander schlagen.

Wenn Sie am Schreibtisch sitzen, wo die meisten von uns ja einen Großteil des Tages verbringen, dann achten Sie darauf, dass Tisch- und Stuhlhöhe genau übereinstimmen. Ober- und Unterarme, aber auch Ober- und Unterschenkel müssen mindestens einen rechten Winkel bilden. Der Winkel darf ruhig größer sein, aber nicht kleiner. Man kann die richtige Sitzhaltung testen: Wenn Sie die Unterarme auf den Tisch vor sich legen, dürfen Sie nicht die Schultern hochziehen müssen. Die Tastatur des Computers sollte sich in Ellenbogenhöhe befinden, wenn die Vorderarme gerade auf dem Schreibtisch liegen. Die Sitzfläche sollte so eingestellt sein, dass Sie leicht nach unten auf den Bildschirm schauen müssen. Die oberste Zeile am Bildschirm sollte ungefähr in Augenhöhe liegen. Ist das nicht der Fall, steht der Computer zu hoch. Das schadet der Halswirbelsäule. Licht sollte von der Seite kommen, damit Blendungen vermieden werden. Der Stuhl sollte Armlehnen für die Unterarme haben. Das entlastet die Muskeln im Schulterbereich.

Auch im Auto sollten Sie gerade sitzen. Man kann sich durch das exakte Einstellen des Rückspiegels dazu zwingen. Der Abstand zum Lenkrad sollte so groß sein, dass die Schultern auch beim Wenden nicht zu dicht am Lenkrad sind. Die Arme müssen leicht angewinkelt sein. Die Rückenlehne darf nicht zu weich sein. Ideal zum Abstützen der Lendenwirbelsäule ist eine Wölbung nach vorn. Es gibt auch spezielle Kissen dafür. Mit dem Kopf müssen Sie sich anlehnen können, wobei sich die Oberkante der Kopfstütze in Augenhöhe befinden muss. Mit den Beinen müssen Sie die Pedale bequem erreichen können, sie dürfen beim Durchtreten eines Pedals nicht ganz durchgestreckt sein.

Und zu Hause? Das stehen in der Regel Polstergarnituren herum, die so tun, als seien sie bequem, aber auf Dauer doch nur Kreuzschmerzen verursachen. Warum? Weil die Sessel oft zu niedrig und die Sitze zu tief sind. Das kann man aber mit entsprechenden harten Kissen im Rücken und als Sitzunterlage ausgleichen. Die Füße müssen bequem auf dem Boden stehen können. Beim Kauf von Sitzmöbeln sollten Sie auf eine entsprechende Höhe, feste Polsterung und eine stützende Rückenlehne im Lendenwirbelbereich achten. Wer Bandscheibenprobleme hat, braucht einen Liegesessel mit einer Rückenlehne von 45 Grad Neigung nach hinten. Die Beine muss man dabei hoch lagern.

Aber wie gut Sie auch sitzen: Sitzen allein ist nie gut. Stehen Sie im Zimmer zwischendurch immer wieder auf und gehen Sie ein paar Schritte umher. Das erspart Ihnen Kreuzschmerzen. Wenn Sie lange Strecken im Auto zurücklegen: Machen Sie Pausen, steigen Sie aus, strecken Sie sich fest durch, machen Sie Dehnübungen.

Teilen Sie sich Ihre Bürotätigkeiten so ein, dass Sie Ihre Schreibtischarbeiten immer wieder durch andere Aufgaben unterbrechen, bei denen Sie stehen oder gehen müssen. Telefonieren Sie im Stehen – man klingt da übrigens selbstbewusster als im Sitzen. Schaffen Sie sich ein Stehpult an, an dem Sie die Post und Schreibarbeiten mit der Hand erledigen können. Telefonieren Sie nicht hausintern. Stehen Sie auf und gehen Sie zu dem Kollegen rüber, um direkt mit ihm zu sprechen. Achten Sie darauf, dass Sie nicht alles in Griffnähe haben. Sie sollen ja aufstehen. So ist es von Vorteil, wenn Drucker, Kopierer oder Fax in einem anderen Raum stehen, damit man eine gewisse Wegstrecke zurücklegen muss. Verzichten Sie auf Rolltreppen und Lifts: Treppensteigen ist ein guter Ausgleich zum immerwährenden Sitzen.

Und wenn Sie es besonders gut mit sich meinen und bereit sind, die ironischen Kommentare Ihrer Kollegen auf sich zu nehmen: Benützen Sie eine Alternative zum normalen Bürostuhl – etwa einen Sitzball oder einen Kniesessel.

Zuletzt noch ein paar Anregungen, wie Sie mit einfachen Gymnastikübungen die Gefahr des langen Sitzens reduzieren können. Ein bißchen Geduld brauchen Sie dabei schon, weil die Übungen nur dann wirklich helfen, wenn Sie sie zehnmal wiederholen:

- Für Rücken und Lenden: Aufrecht sitzen, mit beiden Händen von außen am Stuhl festhalten. Langsam aufstehen, dabei sich mit den Händen weiter am Stuhl festhalten und die Beine langsam strecken. Katzenbuckel machen. Oberarme und Po anspannen. Noch immer müssen die Finger den Stuhl berühren. Langsam den Rücken dehnen, bis es zu ziehen anfängt. Hinsetzen.
- Für die Schultern: Ein Buch oder einen Aktenordner mit beiden Händen fassen. Nun damit die Arme heben und das Buch in Richtung Hinterkopf senken. Dabei müssen die Ellenbogen angewinkelt sein. Die Schultern weit nach hinten ziehen und tief einatmen. Dann die Arme mit dem Buch wieder vorschwingen, senken, den Kopf hängen lassen. Ausatmen..
- Für die Bauchmuskeln, die ja auch beim Sitzen verkümmern: Arme seitlich im Sitzen auf dem Bürostuhl ausbreiten. Beide Beine anheben. Gleichgewicht halten. Versuchen Sie nun, beide Knie zum Oberkörper zu ziehen. Drei Sekunden so verharren. Dann die Füße wieder langsam zu Boden bringen.

Sie hätten's gern einfacher? Dann stehen Sie nach langem Sitzen wenigstens auf, um die Arme auszuschütteln und zwanzigmal die Schultern hochzuheben und zu senken – so hoch und so tief wie möglich.

Millionen Menschen in Deutschland haben Probleme mit schweren und sehr oft auch dick angeschwollenen Beinen, die Füße passen nicht mehr in die gewohnten Schuhe: Sie haben schwache Venen.

Am meisten von schweren Beinen betroffen sind alle, die viel stehen und viel sitzen: Das ist Stress für die Beine. Aber auch alle, die ein schwaches Bindegewebe haben. Wenn es auf die schöne Jahreszeit zugeht, haben laut einer Tübinger Studie rund 32 Millionen Menschen in Deutschland – oft auch schon sehr junge Leute – leichte Probleme, über sechs Millionen im Alter von 20 bis 80 Jahren schwere Probleme mit den Venen. Es handelt sich somit um ein Volksleiden.

Die Hauptursache für dieses Leiden besteht darin, dass wir Menschen aufrecht auf zwei Beinen gehen; Tiere haben keine Venenleiden. Eine weitere bedeutende Ursache liefert unser Blutkreislauf, der aus zwei Systemen besteht: aus einem Netz von Arterien und einem Netz von Venen. Die Arterien transportieren sauerstoffreiches Blut mit vielen Nährstoffen zu den Zellen und Organen, die Venen sind für den Abtransport des verbrauchten Blutes zurück zum Herzen verantwortlich. Bei den Beinen muss das Blut von unten nach oben gegen die Schwerkraft fließen, deshalb haben die Beinvenen Klappen, die das Blut nur nach oben fließen lassen. Der Blutfluss wird durch die Betätigung der Wadenmuskeln aktiviert. Wenn die Venenklappen nicht funktionieren, dann kommt es zu einem Rückstau des Blutes. Und damit ist bereits ein Venenleiden vorhanden. Für schwere, dicke Beine können allerdings auch eine Venenentzündung, Krampfadern oder eine Thrombose verantwortlich sein.

Warum werden die Beine ganz besonders bei hohen Temperaturen dick und schwer? Wärme erweitert die Blutgefäße und erhöht die Neigung zu Blutstauungen und Schwellungen in den Beinen. Dabei wird der Abtransport des Blutes über die Venen besonders langsam. Die Blutzirkulation wird gedrosselt, es entsteht ein Ziehen, Spannen und Kribbeln.

Und zu Wasseransammlungen kommt es folgendermaßen: Beim Gewebe gibt es ein Gleichgewicht zwischen festen und flüssigen Anteilen. Das nennt man den osmotischen Druck. Ist er gestört, weil es im Gewebe zu wenige feste Anteile – zu wenig Eiweiß wie Albumin – gibt, strömt Flüssigkeit – Blutserum – aus den Blutgefäßen ins umliegende Gewebe. Das Bein wird dick.

Es gibt viele Risikofaktoren für schwache Venen: Es kann eine Vererbung vorliegen. In diesem Fall werden Enzyme aktiv, die die Venenwände schädigen, indem diese besonders dehnbar werden. Frauen sind davon stärker betroffen als Männer, weil das weibliche Bindegewebe lockerer ist. Auch durch Übergewicht, Alkohol und Nikotin kann es zu einem Venenleiden kommen. Mit dem Alter und durch Bewegungsmangel nimmt die Elastizität der Venen ab. Auch in der Schwangerschaft, aber auch bei Frauen, die die Pille nehmen oder hochhackige Schuhe tragen, kommt es leichter zu Venenerkrankungen.

Was können wir tun, um unsere Venen zu stärken, damit sie erst gar nicht krank werden? Viel zu Fuß laufen, auf der Wiese oder im Sand sogar barfuß, Sport und Beingymnastik betreiben, Sauna, Solarium und Sonnenbad meiden, müde Beine hochlagern, flache bequeme Schuhe tragen, Übergewicht abbauen, nicht schwer heben, nicht zu lange stehen und keine engen Kleider tragen.

Und was machen diejenigen, die bereits dicke, schwere Beine haben? Morgens und abends beide Beine von unten nach oben kalt abbrausen, die Beine nicht der prallen, heißen Sonne aussetzen, im Schatten bleiben, auch keine heißen Wannenbäder nehmen, keine Sauna besuchen.

Urlaub am Meer ist ideal, denn Schwimmen im Meerwasser tut den Venen gut. Das bessert die Durchblutung, trainiert die Beinmuskeln, strafft die erweiterten und geschwächten Venen. Durch das Barfußlaufen im Sand werden die Wadenmuskeln gekräftigt, der Rücktransport des gestauten Venenblutes in Richtung Herz wird verbessert. Auch Wandern, Lauftraining, Radfahren sind geeignete Sportarten, auf Squash, Kraftsport, Tennis sollte man eher verzichten. Ganz wichtig: Abends Beine hochlegen, nachts die Beine höher lagern.

Auf Reisen können Sie sich folgendermaßen Erleichterung verschaffen: Beim Autofahren alle zwei Stunden Pausen einlegen, Beine vertreten, umherhüpfen; beim Sitzen im Flugzeug, Bus oder im Zug Beingymnastik treiben oder Fußgymnastik im Sitzen: Die Füße nach rechts oder links im Kreis drehen oder Fersen anheben und senken; auch: Zehenspitzen anheben und senken. Stellen Sie die Beine auf eine Unterlage, zum Beispiel die Reisetasche; ziehen

Sie bequeme Schuhe an oder diese im Sitzen ganz aus; tragen Sie keinen Gürtel oder diesen nur locker, auch Stützstrümpfe sind empfehlenswert. Schweres Reisegepäck belastet die Venen, deshalb den Koffer rollen, nicht heben; benutzen Sie lieber einen Transportwagen.

Wie erkenne ich als Laie, dass ich eine Venenschwäche habe? Ich habe zum Beispiel müde, ruhelose Beine, spüre ein Spannungsgefühl, ziehende Schmerzen, Juckreiz, Kribbeln, schlage mich nachts mit Wadenkrämpfen herum, leide immer wieder unter Beinschwellungen. Es gibt einen Doppeltest, der mir weiterhilft:

- Beim Fragetest muss man überlegen: Gibt es in meiner Familie Menschen mit Venenproblemen? Habe ich oft kalte Füße? Sind meine Fußknöchel regelmäßig abends geschwollen, am nächsten Morgen wieder normal? Habe ich an warmen Tagen ein Hitze- und Spannungsgefühl in den Beinen? Nehmen die Beschwerden ab, wenn ich die Beine hochlagere oder umhergehe oder laufe? Leide ich nachts an Schmerzen in den Beinen? Sind die Beine nach einem Wannenbad angeschwollen? Kann man an manchen Stellen der Beine bläulich durchscheinende Venen sehen? Wenn ich auf viele dieser Fragen mit Ja antworten muss, dann ist ein Arztbesuch angebracht.
- Für den Messtest braucht man nur ein Maßband, wie es jeder zu Hause hat. Messen Sie damit morgens nach dem Aufwachen, bevor Sie aus dem Bett steigen, den Umfang des Oberschenkels, etwa 20 Zentimeter oberhalb des Knies, 12 Zentimeter unterhalb der Kniekehle, an der Wade und an den Fußfesseln. Führen Sie die Messung jeden Tag eine Woche lang durch, und zwar morgens und dann wieder am Abend, bevor Sie sich ins Bett legen. Wenn sich der Umfang an all diesen Stellen um etwa 1 Zentimeter vergrößert, dann sollten Sie zum Arzt zu gehen, um das Venenproblem genau zu diagnostizieren.

Wenden Sie sich zuerst an den niedergelassenen Arzt, er kann in vielen Fällen helfen. Oder aber er schickt Sie zu einem Venenspezialisten, zum Phlebologen.

Einfach und sehr nützlich sind oftmals Stütz- und Kompressionsstrümpfe. Man muss nur wissen, wann man welche Strümpfe einsetzt. Zum Schutz für gesunde, belastete Beine, die leicht anschwellen, nimmt man Stützstrümpfe. Bei bereits vorhandenen Venenproblemen muss man Kompressionsstrümpfe tragen, nach Maß vom Apotheker oder aus dem Sanitätshaus. Sie haben elastisches Gewebe und schauen heute aus wie schicke Nylons. Der alte Kompressionsverband ist out.

Eine medikamentöse Therapie mit Naturarzneien – Rosskastanien- und Rotes-Weinlaub-Präparate – können Venenwände stärken, abdichten, venenschädliche Stoffe vermindern. Damit wird der venöse Rückfluss verbessert, damit klingen Schwellungen, Spannungen und Schmerzen ab. Sehr bewährt haben sich auch Citruspräparate mit dem Wirkstoff Diosmin und auch Präparate aus dem Extrakt des Steinklees. Speziell im Sommer ist das Kühlen wichtig: Da haben sich Venengels bewährt, die auf dem natürlichen Wirkstoff Heparin basieren.

Wer an schweren, dicken Beinen leidet, sollte auch gewisse Maßnahmen in der Ernährung beachten:

- Vitamin C stärkt die Venenwände. Viel Vitamin C finden wir in Kiwis, Orangen, Grapefruits, Paprika, Sauerkraut und frischer Petersilie. Bauen Sie oft Zwiebeln und Knoblauch in den Speiseplan ein. Die Wirkstoffe reduzieren die Blutgerinnungstoffe, das Blut wird flüssiger. Auch Nahrung mit reichlich Vitamin E hilft, das Blut flüssig zu halten: Milch- und Vollkornprodukte, Nüsse, Weizenkeime, Weizenkeimöl.
- Trinken Sie jeden Tag mindestens 2 Liter Wasser oder ungesüßten Kräutertee. Das macht das Blut flüssiger und schneller. Der Kreislauf bleibt in Schwung. Rotbuschtee stärkt das Bindegewebe.

Grundsätzlich ist eine ausgewogene, ballaststoffreiche Ernährung angesagt, mit viel Obst und Gemüse. Den Salzverbrauch sollten Sie unbedingt einschränken.

Für alle Stadien eines Venenleidens gilt die Regel: Treiben Sie so oft wie möglich Beingymnastik. Ganz wichtig: Täglich 15 Minuten haben eine bessere und länger anhaltende Wirkung als einmal die Woche eine Stunde.

- Zwei Übungen im aufrechten Stehen: Strecken Sie den rechten Arm nach vorn, das linke Bein nach hinten. Beide sollten eine Gerade bilden. Oder: Heben Sie nun das rechte Bein zehnmal zur Seite an. Dann die Übung mit dem linken Bein wiederholen.

- Eine Übung im Sitzen auf dem Boden: Strecken Sie die Beine aus, drücken Sie die linke Fußspitze vom Körper weg, ziehen Sie die rechte Fußspitze zu sich heran. Machen Sie das 20-mal.
- Eine Übung in Rückenlage: Beide Hände unter den Po legen. Die Beine in die Luft strecken und Radfahrbewegungen machen.

Machen Sie einige gezielte Gymnastikübungen: Marschieren Sie jeden Tag zweimal zehn Minuten lang im Stand. Ziehen Sie bei jedem Schritt die Knie bis in Gürtelhöhe. Oder: Stellen Sie sich abwechselnd auf die Zehenspitzen und Fersenballen. Auf, nieder, auf, nieder. Oder heben Sie im Stehen ein Bein und zeichnen Sie damit schwungvoll in der Luft eine Acht. Jede dieser Übungen sollte zehnmal wiederholt werden.

Es gibt auch Übungen im Sitzen: Machen Sie im Sitzen mit den Beinen Radfahrbewegungen, kreisen Sie mit den Zehen und tun Sie so, als würden Sie mit den Füßen in das Pedal einer alten Nähmaschine treten.

Achten Sie darauf, dass Sie jeden Tag insgesamt 30 Minuten zu Fuß gehen. Also: keinen Lift nehmen, kurze Strecken nicht mit dem Auto fahren.

39 Morgens fit und vital

Wer möchte morgens nicht gern fit und vital aus dem Bett springen und den Tag voll Elan beginnen? Wenn das so einfach wäre! Millionen Menschen kommen morgens nicht richtig in Schwung. Manche fühlen sich total kaputt und fragen sich: Wo nehme ich bloß die Kraft und die Energie für den heutigen Tag her?

Vermutlich macht man etwas falsch, wenn man sich morgens immer so elend fühlt? Vielleicht hat man abends zuvor zu lange vor dem Fernseher ausgeharrt, ist zu spät zu Bett gegangen und hat Alkohol getrunken hat, sich vielleicht noch geärgert oder bis tief in die Nacht gearbeitet?

Man kann auch vollkommen unschuldig sein, wenn man ein Morgenmuffel ist. Wissenschaftliche Studien haben nachgewiesen, dass es Menschen gibt – man bezeichnet sie als Eulen –, die ihren Leistungshöhepunkt abends haben. Sie kommen dann morgens schlecht aus dem Bett und brauchen eine lange Anlaufzeit. Diese Menschen werden sich nur schwer oder niemals einen anderen Tagesrhythmus angewöhnen können. Sie sind das Gegenteil der so genannten Lerchen. Diese springen morgens hellwach aus dem Bett und sind sofort voller Energie, sind dafür aber schon am frühen Abend müde.

Man schätzt, dass es in Deutschland etwa acht Millionen Eulen gibt. Das sind acht Millionen klassische Morgenmuffel, die am liebsten erst mittags aus dem Bett steigen würden. Das Verhängnisvolle für sie ist jedoch: Sie haben einen Beruf und müssen sich den Zeitabläufen anpassen.

Als Morgenmuffel können Sie einiges tun, um gut in den Tag zu kommen:

- Sobald Sie erwacht sind, bleiben Sie noch ein wenig im Bett liegen, dehnen und strecken sich wie eine Katze. Dann stützen Sie die Hände in die Hüften, schwingen die Beine hoch und machen fünf Minuten lang Radfahrbewegungen in der Luft.
- Stehen Sie auf und ziehen Sie unbedingt die Vorhänge zurück. Lassen Sie Licht in die Wohnung, denn Licht vertreibt das Schlafhormon Melatonin. Gähnen Sie kräftig und oft, dadurch nehmen Sie viel Sauerstoff auf und bauen Kohlendioxyd ab.
- Im Badezimmer vergessen Sie am besten das Märchen vom kalten Duschen am Morgen. Lassen Sie lieber – wenn Ihnen das angenehmer ist – den warmen oder gar heißen Strahl des Wassers auf die Wirbelsäule auftreffen, hinunter und hinauf. So spüren Sie, wie neue Kräfte in Ihren Körper einziehen; dann abschließend kurz kalt duschen.
- Wenn Sie keine Zeit zum langen Duschen haben, dann nehmen Sie eine Naturborstenbürste mit einem langen Stiel und bürsten Sie die Wirbelsäule ganz fest. Auch das bringt Wärme und Energie. Sinnvoll ist es auch, mit beiden Handrücken den unteren Teil des Rückens in Hüfthöhe zu massieren; besonders angenehm ist das, wenn Sie auf die Handrücken Sesamöl träufelt. Nach so einer Massage spürt man, wie in den ganzen Körper Wärme und Energie einziehen.
- Sehr schnell baut man auch Energie auf, wenn man nach dem Duschen die Fußsohlen mit ein paar Tropfen Rosmarinöl einreibt. Das fördert die Durchblutung im ganzen Körper.

Als Morgenmuffel empfehle ich Ihnen Folgendes zu essen und zu trinken:

- Ein uraltes indisches Rezept zum Energietanken: Kochen Sie einen Viertelliter Wasser auf und trinken Sie dieses so heiß wie möglich langsam in kleinen Schlucken. Trinken Sie im Laufe des Morgens einen Liter Wasser. Sie haben nachts immerhin fast 2 Liter in die Matratze geschwitzt, das muss ausgeglichen werden, damit der Kreislauf funktioniert.
- Die meisten meinen, sie können sich mit etlichen Tassen starkem Kaffee fit machen. Aber wer zu viel Kaffe trinkt und obendrein nichts isst, der wird bald darauf erst recht müde, weil die Durchblutung im Gehirn gebremst wird. Viel wirksamer ist da eine Tasse warme Gemüsebrühe oder Hühnerbrühe ohne Einlage.
- Ideal am Morgen ist auch ein Viertelliter stilles Mineralwasser, zwei Esslöffel Apfelessig und zwei Teelöffel Honig. Auch das – in kleinen Schlucken auf nüchternen Magen getrunken – bringt den Kreislauf in Schwung; auch ein Glas roten Traubensaft bringt schnell Kraft.
- Damit Sie schnell zu Kräften kommen bietet sich ein Fitnesscocktail an: ein Viertelliter Molke, zwei Esslöffel Sanddornsaft. Auch Äpfel, Pfirsiche und Birnen zum Frühstück machen schnell wach. Oder knabbern Sie 20 Sonnenblumenkerne, die liefern Eisen und Magnesium. Ideal ist auch ein Schnittlauchbrot: Vollkornbrot mit etwas Butter und viel klein geschnittenem frischem Schnittlauch.

Mit diesen einfachen Übungen kommen Sie schnell in Schwung:

- Die Hände wie zum Gebet falten, Handflächen gegeneinander pressen; oder auch die Handballen aneinander reiben. Dabei werden Energiebahnen aktiviert
- Machen Sie auch Stehstützen an der Wand statt Liegestützen oder auch verschiedene vertraute Gymnastiübungen. Danach sollten Sie sich etwas hinlegen und ausruhen.
- Um die Wirbelsäule für den Tag aufzubauen: Stellen Sie sich auf die Zehenspitzen, atmen Sie tief ein, dabei zeigen die Handflächen nach vorn. Halten Sie auf den Zehenspitzen inne, kurze Pause, ausatmen, zurück, wieder auf die Fußsohlen stellen. Während der ganzen Übung das Kinn an die Brust legen.

- Man kann auch mit Atemübungen fit für den Tag werden. Stellen Sie sich aufrecht hin, strecken Sie die Arme hoch, und atmen Sie ein. Jetzt neigen Sie sich weit vor, lassen die Arme herabschwingen und atmen aus. Dabei verlässt viel verbrauchte Luft die Lungen.
- Wer keine Übungen machen möchte, sollte sich an den Rat von Prof. Edward Lawrey aus Los Angeles halten. Er hat in einer Studie an 500 Paaren nachgewiesen: Wer einen Partner hat, morgens noch etwas im Bett bleibt und kuschelt, erzielt denselben Effekt wie bei der Morgengymnastik: Stress wird abgebaut, der Kreislauf kommt in Schwung, die Atemwege werden gestärkt.

So können Sie sich morgens auch geistig fit machen:

- Eine Paprikaschote in Streifen schneiden, an den Schnittstellen lecken, dann erst essen. Der Saft der Paprikaschote regt im Gehirn die Ausschüttung von Hormonen an, die das positive Denken, das Konzentrationsvermögen und das Glücksgefühl fördern.
- Ein Esslöffel Lecithingranulat in Joghurt verrühren. Oder zwei Lecithin-Kaudragees (Apotheke) kauen. Lecithin – aus der Sojabohne gewonnen – liefert dem Gehirn den Stoff Cholin. Daraus erzeugt das Gehirn selbst den Botenstoff Acetyl-Cholin. Ohne ihn gibt es kein Denken, kein Erinnern und kein Konzentrieren.
- Wenn Sie einen anstrengenden Tag vor sich haben, helfen Bienenblütenpollen, Ginsengpräparate, das Koenzym 1 NADH, alles aus der Apotheke. Auch ein Glas Brottrunk aus dem Reformhaus oder Drogeriemarkt, den der deutsche Bäckermeister Wilhelm Kanne vor über 35 Jahren entwickelt hat, ist nicht schlecht.

Der Morgenmuffel hat signifikant häufig geschwollene Augen am Morgen, dagegen helfen zwei Esslöffel, die er unter kaltes Wasser hält und dann sanft auf die Augen drückt. Man kann auch zwei Schwarzteebeutel mit heißem Wasser übergießen, zwei Minuten ziehen lassen, leicht auswringen, lauwarm werden lassen und auf die geschlossenen Augen legen. Es hilft auch Lindenblütenmilch: Ein gehäufter Esslöffel Lindenblüten wird mit einem Viertelliter heißer Milch übergossen, acht Minuten ziehen lassen, lauwarm werden lassen, Wattebäusche eintauchen und 15 Minuten auf die geschlossenen Augen legen.

Und was macht der Morgenmuffel gegen geschwollene Fingergelenke? Einen Viertelliter Gemüsesaft trinken: Möhrensaft, Sauerkrautsaft. Sehr wichtig auch: Um den Organismus zu entsäuern, abends kein Fleisch, keine Wurst und keinen Käse konsumieren.

40 Das Bauchfett muss weg

Körperfett ist nicht gleich Körperfett. Am meisten belastet das Bauchfett die Gesundheit. Das ist die neueste Erkenntnis namhafter Ärzte und Wissenschaftler. Daher ist es die vornehmste Aufgabe eines jeden Übergewichtigen, seinen Bauchumfang zu verkleinern.

Vor wenigen Jahren noch hat man das ideale Körpergewicht nach der Regel „Körpergröße weniger 100" berechnet, was immer wieder zu Verwirrung geführt hat. Dann hat man den Körper-Masse-Index – BMI – geschaffen. Wer ihn berechnen will, braucht die genaue Körpergröße, das Körpergewicht, eine Formel, einen Taschenrechner oder eine entsprechende Tabelle.

Ernährungsforscher an der Universität von Glasgow haben unter der Leitung von Prof. Lean eine viel einfachere und effektivere Methode entwickelt: Man muss nur den Körperumfang messen. Der Umfang des Bauches spiegelt mit einer Genauigkeit von 98 Prozent den viel komplizierteren Körper-Masse-Index wider. Die Erklärung dafür: Überschüssiges Fett lagert sich bevorzugt in der Körpermitte ab. Frauen mit 80 und Männer mit 94 Zentimetern Bauchumfang sollten möglichst nicht weiter zunehmen. Frauen mit einem Bauchumfang von 88 Zentimetern und Männer mit 102 Zentimetern sollten ihr Gewicht reduzieren.

Prof. Dietmar Sailer, Internist und Chefarzt der Frankenklinik in Bad Neustadt/Saale, Deutschlands größtem Reha-Zentrum für Herz, Kreislauf, Gefäße und Stoffwechsel, erklärt, warum das Bauchfett beim Übergewicht so besonders gefährlich ist: Das Fett im Bauchraum hat eine komplett andere Zusammensetzung als an anderen Körperstellen – etwa am Gesäß oder an den Oberschenkeln. Das Bauchfett ist enorm stoffwechselaktiv, das heißt, es werden mehr

Fettsäuren als an einer anderen Körperstelle freigesetzt und in der Leber in Blutfette – also in Cholesterin – umgebaut. 2 Zentimeter weniger Bauchumfang haben daher mehr Bedeutung für die Gesundheit als 2 Kilo weniger Gesamtkörpergewicht.

Das erreicht man am besten mit sportlicher Betätigung: mit Laufen, Power Walking, Radfahren, Schwimmen. Dazu ist es aber wichtig zu wissen: Erst ab 35 Minuten wird die Verbrennung des Bauchfettes im Körper effektiv und wirkungsvoll angekurbelt.

Erfolg bringen auch gezielte Gymnastikübungen wie Sit-ups. Man legt sich in Rückenlage auf den Boden, die Unterschenkel werden auf die Sitzfläche eines Stuhls gelegt, sodass Unterschenkel, Oberschenkel und Oberkörper jeweils einen rechten Winkel bilden. Dann die Hände hinter dem Kopf ineinander verzahnen und nun versuchen, den Oberkörper so weit wie möglich anzuheben.

Oder bekämpfen Sie den Bauchspeck mit einer simplen Übung, die man überall im Sitzen und im Stehen durchführen kann: Spannen Sie beim Einatmen die Bauchmuskel an, halten Sie zwei bis drei Sekunden inne und lassen Sie dann wieder locker. Man nennt das Bauchschnellen. Man muss das zehn- bis 20-mal hintereinander machen, und zwar mehrmals am Tag, wo immer man sich gerade befindet.

Parallel dazu kann man im Kampf gegen den Bauch die Ernährung verbessern: ohne Zucker, mit wenig tierischen Fetten, wenig Fleisch, mit viel Obst, Gemüse und Vollkornprodukten. Essen Sie lieber öfter am Tag kleine Portionen und trinken Sie viel Wasser, damit gelöste Fette und Stoffwechselschlacken rasch abtransportiert werden können.

Ab sofort sollten Sie Folgendes beachten: Stellen Sie sich nicht so oft auf die Waage. Rechnen Sie nicht mühsam Ihren Body-Mass-Index aus. Nehmen Sie dafür besser täglich ein Schneidermaßband und kontrollieren Sie jeden Morgen Ihren Bauchumfang. Dann wissen Sie am besten, was zu tun ist.

Führen Sie einen gesunden Lebensstil

Mit dem Rauchen aufhören

Die aktuellen Zahlen zum Thema Nikotinkonsum sind alles andere als erfreulich: In Mitteleuropa rauchen 40 Prozent der Männer im Alter zwischen 25 und 60 Jahren. Bei den Frauen in diesen Altersgruppen sind es 29 Prozent. Aber gerade bei den Frauen ist die Tendenz zum Rauchen steigend. Diese Tatsache ist eine Erklärung für das Zunehmen von Herzinfarkt und vorzeitiger Arteriosklerose beim weiblichen Geschlecht. Das Erfreuliche: Etwa 60 Prozent würden gern vom Rauchen loskommen. Doch sie schaffen es nicht.

Es ist hart, aber eine Tatsache: Man muss davon ausgehen, dass in Mitteleuropa pro Jahr rund 100 000 Menschen an den Folgen des Rauchens sterben. Das sind umgerechnet 300 Tote pro Tag. Dabei spielt Krebs eine ganz wesentliche Rolle.

Wer im Alter zwischen 15 und 20 Jahren mit dem Rauchen begonnen hat und ein Leben lang raucht, verkürzt sein Leben um zwölf bis 15 Jahre. Das sind gesicherte statistische Daten. Dazu eine wichtige Erkenntnis: Wenn jemand um das 40. Lebensjahr vom Rauchen loskommt, kann er damit kostbare sieben Jahre länger leben.

Mancher fragt: Was ist denn so gefährlich an der Zigarette? Hier die Antwort: Ihr Rauch enthält über 4000 chemische Substanzen. 50 davon haben eine nachweislich krebserregende Wirkung. Die Schädlichkeit hängt jeweils von der unterschiedlichen Konzentration der Stoffe ab.

Für einen sensiblen Menschen mit nicht so robuster Konstitution ist es daher auch gefährlich, über einen langen Zeitraum bloß fünf Zigaretten pro Tag zu rauchen. Die Schadstoffe der Zigarette belasten nicht nur die Atemwege, die Lunge. Sie konzentrieren sich auch im Blut. Deshalb wird bereits die Zigarette, die eine schwangere Frau raucht, ihrer Kindesfrucht gefährlich.

In einer Zeit, in der täglich über steigende Umweltbelastungen diskutiert wird, muss man sagen: Die Luft in Wohn- und Büroräumen gerät durch Zigarettenrauch in einen katastrophalen, gesundheitsbedrohlichen Zustand.

Wollen Sie sich das Rauchen sofort und komplett abgewöhnen? Dann sprechen Sie mit Ihrem Arzt und holen Sie sich aus der Apotheke ein Nikotinpflaster oder einen Antiraucher-Kaugummi. In beiden Fällen wird beim abrupten Ende des Tabakkonsums verhindert, dass der Organismus einen Nikotin-Mangel-Schock erleidet. Das auf die Haut aufgeklebte Pflaster oder der Kaugummi führen dem Körper – aber nicht über die Atemwege – medizinisch dosierte Mengen an Nikotin zu, die mit der Zeit immer geringer werden. Bis man schließlich nicht mehr nikotinabhängig ist.

Oder wollen Sie sich das Rauchen in kleinen Schritten abgewöhnen? Dann führen Sie ein Rauchertagebuch. Dabei erkennen Sie, zu welchen Anlässen Sie zur Zigarette greifen. Und dann versuchen Sie, standhaft zu sein und jeden Tag immer eine weniger zu rauchen. Stärken Sie Ihre Kraft gegen die Zigarette mit kleinen Tricks: Nehmen Sie jedes Mal, wenn Sie zur Zigarette greifen wollen, fünf Tropfen Hafer-Urtinktur (Apotheke) auf die Zunge. Oder machen Sie eine Drei-Wochen-Kur mit dreimal täglich einer Tasse grünem Hafertee (Apotheke). Oder knabbern Sie den ganzen Tag über grüne Paprikaschoten. Oder lutschen Sie (zuckerfreie!) Eukalyptusbonbons.

Und wenn Sie sich das Rauchen absolut nicht abgewöhnen wollen, dann sollten Sie zumindest einen Teil der Rauchersünden bekämpfen. Nikotin zerstört in Ihrem Körper das Vitamin C und schwächt damit die natürlichen Abwehrkräfte. Als Raucher müssen Sie pro Tag dreimal so viel Vitamin C aufnehmen wie ein Nichtraucher, um die Gefahr zum Teil abfangen zu können. Essen Sie Kiwis, Zitrusfrüchte, Petersilie, Paprikaschoten. Nehmen Sie Vitamin-C-Präparate aus der Apotheke.

Ganz wichtig für all jene Frauen und Mädchen, die sich vom Risiko für einen etwaigen Lungenkrebs nicht abschrecken lassen: Wissenschaftliche Untersuchungen in den USA haben ergeben, dass Zigarettenraucherinnen schneller altern und ausgeprägtere Falten bekommen.

Viele Raucher ärgern sich über die zunehmenden Rauchverbote in öffentlichen Lokalen und sagen sehr oft: „Die Nichtraucher sind überempfindlich!" Neueste Zahlen vom Institut für Präventivmedizin an der Universität Wien beweisen eindeutig: Auch das Passivrauchen ist überaus gesundheitsschädlich. Prof. Michael Kunze meint dazu: „Zigaretten sind das einzige zugelassene Produkt, das nachweislich die Hälfte seiner Konsumenten tötet. Würde heute jemand die Zigarette erfinden, er bekäme dafür niemals eine Zulassung. Da aber Zigaretten schon früher erfunden wurden, müssen wir wenigstens versuchen, die Verwendung einzuschränken!"

Kein Mensch würde auf die Idee kommen, sich mutwillig radioaktiven Substanzen auszusetzen oder Arsen und Blausäure zu konsumieren. Allerdings: Wer raucht, der tut das. Diese Stoffe stellen aber auch eine tödliche Gefahr für den Mitraucher dar.

Unter den mehr als 4 000 Substanzen im Zigarettenrauch sind nämlich zahllose Gifte wie Blausäure, Ammoniak, Formaldehyd. Mehr als 60 Stoffe sind krebserregend: Arsen, Cadmium, Benzol oder das radioaktive Isotop Polonium 210. Selbst kleinste Belastungen mit diesem kanzerogenen Stoff können zur Entstehung von Tumoren beitragen.

Wenn Raucher der Meinung sind, dass das Rauchen ihre Privatsache ist, so irren sie. Denn für die Passivraucher am Arbeitsplatz oder zu Hause ist der Zigarettenrauch mehr als eine Belästigung. Ärzte und Wissenschaftler der WHO haben errechnet: Jährlich sterben europaweit 79 500 Menschen an den Folgen des Passivrauchens. Es ist technisch unmöglich, Nichtraucher vor den Schadstoffen einer im gleichen Raum gerauchten Zigarette zu schützen.

Warum ist Passivrauchen so gefährlich? Zigarettenrauch besteht zu 85 Prozent aus dem so genannten Nebenstromrauch, der vom Glimmstengel in den Rauchpausen ausströmt, und zu 15 Prozent aus dem Hauptstromrauch, der vom Raucher wieder ausgeatmet wird. Beide Rauchformen enthalten all die Schadstoffe.

Eine weitere Gefahr: Passivrauch enthält nicht nur gasförmige Substanzen, sondern auch partikelförmige, die man als Tabakfeinstaub bezeichnet. Diese Partikel können tief in die Lunge gelangen. Dadurch herrscht in den Wohnungen von Rauchern oft eine starke Feinstaubbelastung.

Die ersten schädlichen Anzeichen des Passivrauchens sind meist harmlose Störungen wie gerötete Augen, Bindehautentzündung, Kopf- und Halsschmerzen. Bei längerer Belastung aber steigt auch beim Passivraucher das Risiko für schwere und gefährliche Erkrankungen. Dazu gehören Asthma, Lungenentzündung, chronische Bronchitis, Reizung der Nase und der Augen, Husten mit starkem

Auswurf, Lungenkrebs, Herzinfarkt und Schlaganfall. Das Lungen-krebsrisiko steigt schon allein durch Passivrauchen um bis zu 20 bis 30 Prozent, beim Schlaganfall ist das Risiko um bis zu 82 Prozent erhöht.

Wissenschaftliche Studien haben den klaren Beweis dafür er-bracht, dass die Kinder von rauchenden Eltern häufiger an Allergien und Asthma erkranken. Eltern sollten daher Verantwortungsgefühl zeigen und zumindest zu Hause in der Wohnung und im Auto nicht rauchen.

42 Sie schlafen schlecht?

Millionen Deutsche sind morgens nicht gut drauf. Sie fühlen sich wie gerädert, sind müde, leiden deshalb unter Kopfschmerzen. Die Ursache: Sie haben nachts schlecht oder gar nicht richtig geschla-fen. Die ärztliche Statistik verrät: Jeder vierte Deutsche hat Ein-schlaf- oder Durchschlafprobleme. Dabei ist ein tiefer, ungestörter Schlaf für unser Wohlbefinden und unsere Gesundheit von aus-schlaggebender Bedeutung.

Viele Betroffene greifen – ohne lange nachzudenken und ohne den Arzt zu fragen – zu starken Medikamenten und machen sich nicht klar, dass Schlaftabletten mit der Zeit zu erheblichen Neben-wirkungen führen können. Dabei ist es in vielen Fällen gar nicht notwendig, Tabletten zu nehmen. Die Ursachen für einen schlech-ten, gestörten Schlaf liegen sehr oft weder im organischen noch im seelischen Bereich und haben auch mit dem vegetativen Nervensys-tem nichts zu tun. Prüfen Sie zunächst einmal, ob hinter Ihrem Schlafproblem nicht einfache negative äußere Einflüsse stehen, die Sie ausschalten können.

Das fängt schon damit an, dass viele Menschen im Schlafzim-mer keine Vorhänge oder Jalousien haben. Sie werden die ganze Nacht von einer Leuchtreklame am Haus gegenüber, von der Stra-ßenbeleuchtung oder den Scheinwerfern vorbeifahrender Autos ge-stört. Es gibt auch Menschen, die während der ganzen Nacht im Zimmer eine kleine Notbeleuchtung im Nachttisch brennen lassen. Das alles ist ganz schlecht. Im Schlafzimmer muss es dunkel sein.

Ein Ärzteteam am National Institute für Gesundheit in Bethesda, USA, hat nachgewiesen: Licht während des Schlafes stört unseren Tag-Nacht-Rhythmus. Es verhindert die ausreichende Produktion des Hormons Melatonin, das wir zum Schlafen brauchen.

In der schönen Jahreszeit ist es sicher gesund, nachts das Fenster geöffnet zu halten. Nur Pollenallergiker sollten davon Abstand nehmen, denn ab drei Uhr morgens fliegen die Pollen. Wenn es draußen allerdings sehr kalt ist, dann ist das nicht gesund. Kalte Temperaturen im Schlafzimmer halten die Immunkraft ständig in Aktion. Der Körper will sich die ganze Nacht gegen die Kälte wehren. Man schläft schlecht und unruhig, kommt zu keinem erholsamen Tiefschlaf.

Es gibt Menschen, die können nicht schlafen, weil ihnen trotz moderater Temperaturen am Kopf kalt ist. Die sollten dann eine Wollmütze oder im Sommer zumindest eine Leinenmütze tragen. In früheren Zeiten – man kann das auf alten Zeichnungen sehen – war ja die sprichwörtliche „Schlafmütze" gang und gäbe. Beim Schlafen braucht man einen warmen Kopf und warme Füße.

Ebenso schlecht ist es allerdings, wenn es im Schlafzimmer zu warm ist. Man schwitzt dann in der Nacht zu sehr. Und außerdem trocknen die Mund- und Nasenschleimhäute aus und werden zum Tummelplatz für Viren und Bakterien.

Pflanzen oder Blumen können im Schlafzimmer sowohl ein gutes als auch ein schlechtes Raumklima schaffen. Kakteen, Palmen und andere Pflanzen mit großen, fleischigen Blättern verbessern die Raumluft. Doch Pflanzen mit stark riechenden Blüten stören beim Schlafen eher. Viele fühlen sich durch Orchideen, Hyazinthen und Lilien sehr belästigt. Grundsätzlich gilt: Pflanzen und Blumen mit penetrantem Geruch haben im Schafzimmer nicht zu suchen, höchstens das Alpenveilchen und vielleicht auch die Rose. Sehr sinnvoll im Schlafzimmer sind die Aloe vera und der Bogenhanf. Sie nehmen nachts besonders viel ausgeatmete Luft – Kohlendioxyd – auf und wandeln sie in Sauerstoff um. Die anderen Pflanzen machen das nur tagsüber.

Auch das Fernsehen kann zum Schlafproblem werden. Zum einen sollte man sich, wenn man eher ängstlich und nervös ist, abends besser keine extrem brutalen oder aufregenden Filme mehr anschauen. Und zwischen dem Druck auf die Aus-Taste und dem Zubettgehen sollte auf jeden Fall mindestens eine Stunde verstreichen.

Zum anderen hat ein TV-Gerät wegen der elektromagnetischen Strahlen und Schwingungen im Schlafzimmer nichts zu suchen. Wer darauf sehr sensibel reagiert, muss wissen: Von der Rückseite des Fernsehapparates gehen derart starke Strahlen nach hinten aus, dass so ein Gerät nicht einmal an der Wand des Nebenzimmers stehen sollte. Die Strahlen gehen durch die Mauer hindurch und können, wie man in den USA gemessen hat, gehörig den Schlaf stören.

Aus ähnlichen Gründen kann sich auch ein Radiowecker als störend erweisen. Wegen des Elektrosmogs darf er nicht zu sehr in Kopfnähe, sondern sollte zwei Meter vom Bett entfernt stehen. Das hat auch den Vorteil, dass man ihn im Halbschlaf nicht ausschalten kann.

Viele Leute liegen einfach falsch oder statten ihre Betten nicht richtig aus. Das geht schon mit den Kissen los. Betten Sie den Kopf nicht zu hoch! Zwei Kissen können ganz schön stören. Menschen mit Bandscheiben- oder Wirbelsäulenproblemen, aber auch sonst Gesundheitsbewusste sollten vom Kopfpolster auf Nackenrolle wechseln. Das ist für die Wirbelsäule gesünder und fördert den tiefen Schlaf. Sehr bewährt haben sich auch Kissen, die mit Dinkelspelz – der äußeren Schicht vom Dinkelkorn – gefüttert sind.

Achten Sie auch darauf, dass Sie auf einer gesunden Matratze schlafen. Sie darf nicht durchhängen, darf nicht zu hart und nicht zu weich sein. Sie muss sich dem Körper anpassen. Der Matratzenkern muss atmungsaktiv und druckpunktelastisch sein. Das heißt: Bei einem starken Druck in den Hüften, im Pobereich und bei den Schultern muss die Matratze mehr nachgeben können. Und die Matratze darf nicht zu alt sein. Mindestens alle acht bis zehn Jahre muss eine neue her, denn die alte ist bis dahin durchgelegen und hat bereits viel Schweiß aufnehmen müssen. Wer auf einer alten Matratze liegt, kann sich leichter Gelenk-, Rücken- und Nackenschmerzen einhandeln. Die Füße können anschwellen. Es kann zu Durchblutungsstörungen kommen.

Prüfen Sie Ihr Bettzeug. Sie sollten leichte Bettdecken verwenden. Die Daunengebirge, die früher gebräuchlich waren, können sich wie ein Alb auf Ihre Träume legen und Ihre Tiefschlafphasen beeinträchtigen.

Ebenso sollte man leichte, bequeme, atmungsaktive Kleidung tragen: aus Naturfasern, bester Baumwolle oder Leinen.

Wenn Sie zu dem Schluss kommen, dass Ihre Schlafprobleme nicht auf diese äußeren Störfaktoren zurückzuführen sind, dann müssen Sie in sich selbst hineinhorchen. Vielleicht gehören Sie ja zu den Menschen, denen es nicht gelingt, Ihre Tagessorgen vor der Schlafzimmertür zu lassen. Stress ist ein klassischer Feind des Schlafes. Um ihn zu vertreiben, gibt es einfache Übungen, die man vor dem Zubettgehen machen sollte. Zum Beispiel: die Finger beider Hände ineinander verzahnen und die Handballen reiben, bis sie warm werden.

Auch Streit am späten Abend kann den Schlaf beeinträchtigen. Wenn es böse Worte gegeben hat, tun Sie alles dafür, sie noch vor dem Zubettgehen auszuräumen. Der Mensch braucht für einen gesunden Schlaf nun einmal Harmonie.

Was gibt es für natürliche Rezepte, die Ihnen das Einschlafen erleichtern helfen und Schlaftabletten überflüssig machen?

- Kreieren Sie eine bessere Schlafatmosphäre. Wenn man ein paar Tropfen Lavendelöl aufs Kopfkissen gibt, schläft man besser ein. Oder versuchen Sie es mit kleinen Lavendelkissen bzw. einer Alpenkräuterauflage für die Matratze. Diese Kräuter wirken stressabbauend.
- Laufen Sie vor dem Zubettgehen ein paarmal barfuß durch die Wohnung.
- Massieren Sie intensiv die Fußsohlen, ehe Sie sich hinlegen.
- Lüften Sie vor dem Zubettgehen gründlich. Und muss ich eigens erwähnen, dass man im Schlafzimmer nicht rauchen sollte?
- Wieder einmal: Essen Sie richtig, wenn Sie gut schlafen wollen. Die wichtigsten Gebote: nicht zu viel und nicht zu spät essen, keine fetten Speisen, weniger Fleisch, besser Fisch. Nicht zu viel salzen und nicht zu scharf würzen. Spät abends keinen Salat. Ein Gläschen Rotwein kann ein Segen sein, mehr hingegen kann den Schlaf stören. Das ideale Essen: Pellkartoffeln mit Kräuterquark.
- Trinken Sie vor dem Zubettgehen ein Glas Wasser, das Sie vorher einmal aufgekocht haben. Das ist ein altes indisches Rezept für besseren Schlaf.
- Und zuletzt ein Akupressurgriff zum besseren Einschlafen: In der Handgelenkfalte, genau in der Höhe des kleinen Fingers in einem kleinen Grübchen befindet sich der Energiepunkt H 7. Dort drücken Sie mit dem Daumen der anderen Hand und massieren in kreisenden Bewegungen ein bis zwei Minuten lang.

Das machen Sie abwechselnd mit der rechten und dann der linken Hand.

43 Jeder hat heutzutage Stress

Man weiß es schon lange: Stress ist nicht gesund. Nun aber haben amerikanische und deutsche Forschergruppen Zahlen vorgelegt, die nachweisen, dass Stress noch viel gefährlicher ist, als man vermutet hat. Stress schadet dem Gehirn, dem Herzen, dem Kreislauf und der Libido und erhöht das Körpergewicht. Man fragt sich unwillkürlich: Was geht denn tatsächlich im Organismus vor, wenn man über längere Zeit belastenden Stress hat? Wie reagiert das Immunsystem auf Stress? Und wie kann man all diese Gefahren für die Gesundheit abwehren?

Nicht jeder Stress ist für den Menschen gefährlich. Es gibt verschiedene Qualitäten und Formen von Stress: den Eu-Stress und den Dis-Stress. Der Eu-Stress ist dann vorhanden, wenn wir etwas mit besonderer Freude tun, er belastet uns nicht, er beflügelt uns, spornt uns an. Der Dis-Stress hingegen entsteht dann, wenn Tätigkeiten und Pflichten uns belasten. Er ist ein negativer Stress und kann zu Herz-Kreislauf-Problemen, zu Störungen im vegetativen Nervensystem, zu schwachen Nerven, zu Kopfschmerzen und Migräne, zu Verspannungen, zu Rückenschmerzen, zu Verdauungs- und Hautproblemen bis hin zu Depressionen führen.

Die wirklich große Gefahr besteht im Dauer- oder im chronischen Stress. Dieser sollte tunlichst vermieden werden.

Zu negativem Stress führen zu wenig oder die falsche Bewegung, Unterversorgung mit Vitalstoffen, Schlafmangel (wir schlafen heute 30 Minuten weniger als vor 30 Jahren), unregelmäßiges, unkontrolliertes Essen, zu viele Termine, Leistungsdruck, Schadstoff- und Umweltbelastung, Arbeitslosigkeit, viel Streit in der Familie, Krankheiten. Aber auch der Eintritt in den Ruhestand kann stressig sein, weil der gewohnte Stress wegbleibt.

Labormediziner können feststellen, ob jemand stressgefährdet ist. Es kommt darauf an, ob man genügend Vitalstoffe – Vitamine, Mineralstoffe und Spurenelemente – im Körper hat, die man braucht, um stressfest zu sein, und ob genügend Botenstoffe vorhanden sind, die stressfest machen. Dabei spielen die Endorphine – die Glückshormone – eine große Rolle.

Wissenschaftler haben festgestellt, dass unter Stress der Botenstoff Interleukin-6 vermehrt ausgeschüttet wird, der im Körper Entzündungsreaktionen auslösen kann. Von Interleukin-6 weiß man auch, dass es in Zusammenhang mit altersbedingten Krankheiten wie Diabetes, Osteoporose und bestimmten Krebsarten steht. Man kann daher auch sagen: Dauerstress kann Diabetes fördern, Krebs auslösen und die Knochen schwächen.

Dazu kommt, dass das Stresshormon Cortisol die Aktivität verschiedener Abwehrzellen stört und den Appetit anregt. Stress macht also zu allem Überfluss auch noch dick, und Übergewicht fördert wiederum Stoffwechselstörungen und Diabetes, denn viele Menschen greifen unter Stressbelastung zu Süßigkeiten, weil Zucker, Schokolade und andere Süßigkeiten die Ausschüttung von Stresshormonen bremsen und verhindern.

Dass Stress für Herz und Kreislauf gefährlich ist, dafür gibt es umfangreiche Studien. Der Stress wirkt sich direkt auf die Blutgefäße aus. Es kommt zu einer vermehrten Ausschüttung von Adhäsionsmolekülen – ICAM 1 – und von Interleukin ins Blut. Beide sind für die Arteriosklerose mitverantwortlich. Durch diese verengten Gefäße kann es dann leicht zu einem Infarkt kommen. Durch den Einfluss des Stresshormons Adrenalin ziehen sich die Blutgefäße zusammen. Der Blutdruck steigt, der Herzschlag beschleunigt sich. Der gestresste Herzmuskel, aber auch das Gehirn und andere Organe werden immer schlechter mit Sauerstoff versorgt. Das Risiko für Herzinfarkt und Schlaganfall steigt. Vor allem dann, wenn bereits arteriosklerotische Verengungen vorhanden sind.

Stress stört auch ganz gewaltig die zwischenmenschlichen Beziehungen. Vor allem weiß man, dass Dauerstress die Libido beeinträchtigt, dass große Partnerschaftsprobleme entstehen. Das Schlimme dabei ist, dass viele betroffene Paare nicht darüber reden.

Wo liegt denn das Problem der Stressverarbeitung? Stress hat es immer gegeben. Warum ist er in unserer Zeit so gefährlich geworden? Ganz einfach: Was in der Steinzeit unseren Vorfahren das Leben gerettet hat, bringt uns heute in Todesgefahr. Bei der Jagd oder bei der Konfrontation mit wilden Tieren war es notwendig, dass der Mensch rasch reagierte, um zu kämpfen oder wegzulaufen. Dafür hat der Organismus bestimmte Mechanismen entwickelt. Über die Stresshormone wurde der Herzschlag beschleunigt, das Gehirn arbeitete schneller, Konzentration und Muskelkraft wurden gesteigert. Der Urmensch hatte nun alle Vorteile, um kämpfen oder weglaufen zu können.

Heute werden die Stresshormone nicht mehr durch einen Bären im Wald ausgelöst, sondern durch Arbeit und Ängste. Die Stresshormone werden gebildet, aber wir bauen sie nicht ab: und das macht krank. Deshalb ist sportliche Bewegung so wichtig, sie ersetzt sozusagen den Kampf oder das Weglaufen.

Alle bisherigen Untersuchungen in den USA haben übrigens ergeben, dass Frauen aufgrund ihrer Hormonausstattung besser mit Stress fertig werden als Männer.

Und das sind die wichtigsten Maßnahmen gegen den Stress:

- Bewegung: Spazierengehen, Joggen, Schwimmen, Radfahren.
- Entspannungsmethoden: Yoga, Autogenes Training, Fußreflexzonenmassage, Ayurveda, Massagen, Muskelentspannungstraining, da sich Stress ja immer in Verspannungen im Nacken und Schulterbereich manifestiert.
- Phytotherapie: Präparate mit Baldrian und Hopfen, Melisse, Johanniskraut einnehmen. Sehr bewährt hat sich die homöopathische Tinktur Relaxin aus Muskatnuss, Ignatiusbohne und Phosphor. Das führt zu einer raschen Entspannung, und die Betroffenen können die Stresssituation besser meistern.
- Flüssigkeitszufuhr: vor allem Wasser trinken. Wer unter Stress steht, verliert über Harn und Schweiß in kurzer Zeit Flüssigkeit. Das Blut wird dick, fließt langsamer, der Blutdruck steigt. Wenn man bei Stress viel Wasser trinkt, dann bleibt das Blut flüssig. Im Blut wird mehr Sauerstoff zu den Zellen und auch ins Gehirn transportiert. Der Blutdruck bleibt normal. Man wird besser mit dem Stress fertig. Man kann auch ungesüßten Kräutertee trinken, der beruhigende Lavendeltee und der Melissentee haben sich bestens bewährt.

Spezielle Vitamine und Mineralien in der Nahrung können den Stress bekämpfen:

- An erster Stelle steht da das Magnesium, das man deshalb ja auch das Anti-Stress-Mineral nennt. Wenn wir Stress haben, dann werden die Stresshormone Adrenalin und Noradrenalin in die Blutbahn ausgeschüttet. Dabei wird Magnesium aus der Körperzelle gedrängt Das gefährdet Herz und Kreislauf. Wir finden Magnesium im Naturreis, in Kürbiskernen, in Bananen, Mandeln, Hülsenfrüchten, gekochtem Schinken, Kartoffeln, Tomaten, Vollkorngetreide und Salaten. Wenn das allein nicht hilft, dann mit Magnesiumpräparaten aus der Apotheke aufbessern.

- An vorderer Stelle steht auch das Vitamin C. Was wenige wissen, Vitamin C ist nicht nur ein Schutzschild gegen Erkältungen, sondern auch gegen Stress. Stress zerstört und verbraucht im Körper Vitamin C. Man hat errechnet: Wenn jemand 15 Minuten Stress hat, verliert er in dieser Zeit 300 bis 350 Milligramm Vitamin C. Damit aber wird die Immunkraft geschwächt, weil ein Teil unserer Abwehrzellen Vitamin C als Sprit benötigt. Wer sich stressfest machen will, der sollte Paprikaschoten, rohes Sauerkraut, Kartoffeln, Kohlgemüse, Petersilie, Grapefruits, Orangen, Mandarinen und Kiwis essen.

- B-Vitamine: B 1 – das Nervenvitamin – macht ebenfalls stark gegen Stress. Wir holen es uns aus Haferflocken (am besten sind Haferflocken mit Milch, als Müsli oder als Haferflockensuppe). Auch das Vitamin B 6 ist eine Wunderwaffe gegen Stress, weil es Erschöpfungszuständen vorbeugt. Wer zu wenig B 6 hat, der schläft schlecht und hat schwache Nerven. B 6 kann im Darm in geringen Mengen selbst hergestellt werden. Da es aber nicht gespeichert wird, muss es in ausreichenden Mengen über bestimmte Nahrungsmittel zugeführt werden, dazu gehören Avocados, Sojabohnen, Weizenkeime, Walnüsse, Fisch, Bananen, Vollkorngetreide, Spinat und Geflügel. Auch Vitamin B 12 ist wichtig, weil es enorm die Nerven stärkt. Wir tanken es mit Eiern, Käse, Milch, Quark, Sushi, Austern, Hühnerleber, Hering, Makrele, Ölsardinen, Sauerkraut. Vitamin B 2 bremst die Aktivität der Stresshormone. Wir finden es in Pilzen, Sesamsamen, Sonnenblumenkernen, Lachs, Mandeln, Sojaprodukten, Vollkorngetreide, im Ei, im Rindfleisch und im Joghurt.

- Auch Kalium hilft mit, weil es die Nerven stärkt. Wir nehmen Kalium mit Broccoli, Kohlrabi, Sellerie, Äpfel und Milch auf.

- Calcium tritt ebenfalls gegen Stress an. Daher helfen alle Kohlgemüse, die im Herbst aktuell werden.

- Enzyme können ebenfalls stressfest machen: das Papain aus der Papaya, eine Reihe von Enzymen aus der Zucker- und Honigmelone. Im Mittelpunkt der Stressforschung steht seit einigen Jahren das Koenzym 1, auch NADH genannt, das Enzym des Menschen für geistige und körperliche Vitalität, als Feind der Stresshormone. NADH wird aus Hefe und Vitamin B 3 produziert.

Auch Bioaktiv-Stoffe spielen keine kleine Rolle: Der grüne Farbstoff Chlorophyll hilft, dass der eingeatmete Sauerstoff länger in den Gehirnzellen bleibt und verwertet wird. Ein grüner Salat zu Mittag macht stressfest für den Nachmittag. Das Katecholamin der Banane schafft Ruhe im Organismus. Das Tryptophan in der Milch beruhigt.

44 So bleiben Sie lange geistig jung

Unser Gehirn ist ein sehr wichtiges Organ: Hier wird entschieden, ob wir glücklich oder unglücklich sind, ob wir Schmerzen haben, ob wir clever sind, wie wir durchs Leben gehen. Unser Gehirn ist auch ein sehr anspruchsvolles Organ. Wenn wir wollen, dass es optimal arbeitet, dann tun wir gut daran, es gründlich zu verwöhnen und seinen Ansprüchen gerecht zu werden, das heißt:

Es braucht viel Sauerstoff. Genau genommen beansprucht es ganze 40 Prozent unseres eingeatmeten Sauerstoffs. Es kann nur im feuchten Milieu arbeiten. Trinken wir zu wenig, dann rächt es sich mit schlechter Konzentration und einem miserablen Erinnerungsvermögen; 2 Liter pro Tag sollten es schon sein. Trinken wir zu viel Alkohol, zerstören wir die Gehirnzellen. Wir dürfen es auch nicht unterfordern. Der amerikanische Neurobiologe Lawrence Katz hat zum Beispiel nachgewiesen, dass bei geistigem Nichtstun der Intelligenzquotient in drei Wochen um sage und schreibe 20 Punkte abnimmt.

Unser Gehirn braucht auch genügend Schlaf, um nachts arbeiten zu können. Nur ungestörte Nachtruhe macht es möglich, dass tagsüber gespeicherte Informationen in einen Langzeitspeicher abgelegt werden; man muss sich das wie in einem Computer vorstellen. Auch Sport ist wichtig, denn körperliche Aktivitäten verbessern die Durchblutung des Gehirns und fördern damit das Denken. Auf eine gesunde, ausgewogene Ernährung mit dem Mineralstoff Magnesium, den Spurenelementen Zink, Kupfer, Phosphat und Chrom sowie der gesamten Reihe der B-Vitamine legt unser Gehirn großen Wert, wir sollten es daher mit Vollkornprodukten, Obst, Gemüse, Pflanzenölen, Kartoffeln, Grüngemüse, Fisch, Milch, Eiern und Käse versorgen. Eiweiß ist wichtig für die Konzentration, Kohlenhydrate sind Energiespender für die Gehirnzellen.

Lebenswichtig fürs Gehirn ist auch die Zufuhr des körpereigenen, natürlichen Fettstoffes Lecithin. Es liefert dem Organismus Cholin, und daraus produziert der Körper selbst den Botenstoff Acetylcholin, ohne den unser Gehirn nicht funktioniert. Man kann sagen: Ohne Acetylcholin läuft im Gehirn absolut nichts. Daher gehört zum Gehirntraining auch die Zufuhr von Lecithin. Studien der deutschen Wissenschaftler Heinrich Kessler und Völker Götz haben ergeben, dass Naturlecithin Lern-, Konzentrations- und Gedächtnisstörungen beheben kann, zusätzlich werden die Nerven gestärkt und man wird stressfest.

Lecithin gibt es in unserer täglichen Nahrung: in Milch, Haferflocken, Distelöl, Hering, Makrele, Linsen, Erbsen, Weizenkeimen, aber in viel zu geringen Mengen. Wir brauchen täglich 4 bis 5 Gramm. Daher ist es für einen guten Gehirnservice notwendig, Naturlecithin aus der Sojabohne zuzuführen. Sie wird die „Königin des Lecithins" genannt, weil sie Lecithin in optimaler Qualität und Quantität enthält. Naturlecithin gibt es in flüssiger Form, aber auch als Kautabletten (Apotheke), mit denen man übrigens auch zu hohe Cholesterinwerte senken kann.

Für ein alltagspraktisches Gedächtnistraining gebe ich Ihnen folgende einfache Tipps:

- Schreiben Sie zwar einen Einkaufszettel, aber nehmen Sie ihn nicht mit. Versuchen Sie, sich alles im Kopf zu merken. Der nachträgliche Vergleich zwischen Einkaufszettel und Einkaufstasche wird Ihr Gedächtnis anspornen.
- Weichen Sie neuen geistigen Herausforderungen – etwa dem Umgang mit einem Computer oder einem schwierigen Text – nicht aus, lernen Sie Fremdsprachen und Gedichte.

- Verwenden Sie nicht unentwegt den elektronischen Taschenrechner, und lösen Sie ab und zu ein kniffliges Kreuzworträtsel.
- Pflegen Sie regen Kontakt zu anderen Menschen, denn Gespräche und Diskussionen halten geistig fit.
- Rekonstruieren Sie auf einem Blatt Papier wichtige Gedanken und Ereignisse oder auch nur den gestrigen Tag.

45 Gute Raumluft ist wichtig

Mitunter ist in der kalten Jahreszeit die Luft in unseren Räumen schlechter als auf der Straße. Das hat auch eine Untersuchung der Weltgesundheitsorganisation (WHO) ergeben. In deutschen Schulen wurden zum Beispiel Messungen durchgeführt, die eine Luftfeuchtigkeit von oft nur 20 Prozent ergaben. Für unsere Gesundheit brauchen wir aber 45 bis 60 Prozent.

Viele Menschen leiden an Husten, Halsschmerzen und Kopfschmerzen, haben Atemwegsprobleme, sind verstärkt infektanfällig, zeigen einen deutlichen Leistungsabfall und wissen nicht, dass sie das selbst verursachen, dass Sie durch die schlechte Luft in ihren Wohnungen so krank werden. Und das ist ganz einfach zu erklären: In überheizten Wohnungen sowie in Wohnungen, in denen die Luftfeuchtigkeit zu niedrig ist, trocknen die Schleimhäute in Mund, Rachen und Nase schnell aus. Sie werden dann zu einem Tummelplatz für Viren und Bakterien. Also wird man schneller krank. Ganz besonders groß ist die Gefahr von trockener Luft bei Zentralheizungen, Klimaanlagen und bei Fußbodenheizungen.

Es gibt verschiedene Möglichkeiten, dieses verheerende Raumklima zu beseitigen:

- Machen Sie es wie unsere Großmütter: Hängen Sie nasse Tücher auf und trocknen Sie die gewaschene Wäsche in der Wohnung. Man fühlt sich in solchen Räumen sehr wohl.
- Sie können aber auch Gefäße mit warmem Wasser auf die Heizkörper stellen. Das verdunstende Wasser schafft auch eine gute Luftfeuchtigkeit. Für Frauen vielleicht besonders interessant: Feuchte Luft in den Räumen ist auch deshalb so wichtig, weil

die Haut sonst austrocknet und viel leichter Falten im Gesicht entstehen.

- Wenn Sie ein elektrisches Luftbefeuchtungsgerät bevorzugen, sollten Sie bedenken, dass dieses Gerät – vor allem der Filter – regelmäßig peinlich genau gesäubert werden muss, da es sonst zu einer Bakterienschleuder wird und erst richtig krank macht.
- Um die Luftfeuchtigkeit richtig messen zu können, empfehle ich Ihnen auf jeden Fall ein oder mehrere Hygrometer in der Wohnung.

Die Luftfeuchtigkeit in der Wohnung sollte, wie schon erwähnt, zwischen 45 und 60 Prozent liegen. Mehr ist vor allem für Allergiker schädlich, denn bei einem sehr feuchten Klima vermehren sich die Hausstaubmilben ganz besonders. Für einen gesunden Menschen liegt die ideale Raumluft im Winter in Wohnräumen bei 22 bis 23 Grad Celsius und etwa 50 Prozent Luftfeuchtigkeit.

Extrem wichtig ist im Winter die regelmäßige und häufig Lüftung. Aber es werden dabei sehr viele gravierende Fehler gemacht:

Richtig ist das so genannte Stoßlüften: Etwa jede Stunde, aber nur einige Minuten lüften. Wer bei sehr kalten Wintertemperaturen die Fenster zu lange offen hält, der verursacht im Raum noch mehr Trockenheit. Denn was die Wenigsten wissen: Die Winterluft unter null Grad ist sehr trocken, auch wenn draußen Schnee liegt. Und das bedeutet: Die Winterluft entzieht dem Raum die wichtige Feuchtigkeit. Es ist auch ganz schlecht, wenn Fenster ständig gekippt offen stehen. Dadurch kühlen die Räume zu sehr aus und benötigen zum Wiederaufwärmen zu viel Heizenergie.

Es gibt die viel bewunderten Asketen. Sie gelten als besondere Gesundheitsfreaks, weil sie im Winter bei offenem Fenster, im ungeheizten Schlafzimmer schlafen, auch wenn es Minustemperaturen hat. Nach jüngsten Untersuchungen ist das gesundheitsschädlich, weil die kalte Luft von draußen, wie schon erwähnt, die Schleimhäute in Mund, Nase und Rachen austrocknet. Man bekommt leichter eine Erkältung, erwacht häufiger morgens mit Halsschmerzen und Heiserkeit, und wenn besonders kalte Luft in den Schlafraum eindringt, dann kann man nicht tief und entspannt schlafen, weil das Immunsystem während des Schlafes ständig gegen die Kälte ankämpfen muss; das schwächt zudem die Immunkraft.

Am sinnvollsten ist es, Sie lüften vor dem Zubettgehen den Schlafraum etwa zehn Minuten. Die ideale Temperatur in diesem Raum beträgt 18 Grad Celsius.

Zimmerpflanzen und Möbel können auch sehr viel dazu beitragen, dass die Raumluft gesünder wird, aber es müssen die richtigen sein. Die beste und sauberste Luft mit entsprechender Luftfeuchtigkeit garantieren Pflanzen mit großflächigen, dicken, saftigen Blättern, die auch viel Wasser brauchen. Das geben Sie dann auch zu einem Großteil an den Raum ab. Bei Ihrer Wohnungseinrichtung sollten Sie auf lackierte Möbel und auf Kunststoffböden verzichten. Am besten sind Möbel aus Naturholz, sie speichern Feuchtigkeit und geben sie auch wieder ab.

Mit ätherischen Ölen die Raumluft verbessern, auch das macht Sinn. Sie riecht dann nicht nur angenehmer, sondern sie leistet auch einen Beitrag zur Gesundheit. Der Eukalyptus ist ideal, er baut unsere Atemwege auf und verbessert das Raumklima entscheidend. Besser gesagt ist es der Hauptwirkstoff Cineol aus dem Eukalyptusblatt. Eine Studie von Dr. Uwe Jürgens an der Universitätspoliklinik in Bonn hat ergeben, dass der Hauptwirkstoff aus dem Eukalyptusblatt, den man als Flüssigbalsam in der Apotheke bekommt, die Immunkraft der Atemwege stärkt, das Austrocknen der Lungenbläschen verhindert, entzündungshemmend wirkt und belastende Stoffe aus der Raumluft schneller wieder abtransportiert.

Für eine bessere Raumluft gibt es drei Anwendungsmöglichkeiten:

- Man legt einen feuchten Wattebausch auf einen Teller, gibt 30 Tropfen von den Eukalyptustropfen darauf und stellt den Teller dort auf, wo man sich aufhält. So atmet man die gesundheitsfördernden ätherischen Öle aus der Raumluft ein.
- Man kann auch eine Duftlampe verwenden und die Eukalyptustinktur in etwas Wasser träufeln.
- Man gibt 20 Tropfen in ein Textiltaschentuch, trägt es bei sich und schnuppert immer wieder daran. Das ist vor allem in fremden Räumen sinnvoll, in denen man sich aufhält.
- Für unterwegs gibt es Kapseln, die man einnimmt und damit eine innere Inhalation vornimmt.

All diese Maßnahmen sind natürlich sinnlos, wenn in der Wohnung geraucht wird. Verrauchte und beheizte Räume sind für unsere Atemwege pures Gift.

Nach monatelanger Kälte haben wir Sehnsucht nach Licht und Sonne. Doch die Angst vor Hautkrebs und verstärkter Faltenbildung führt dazu, dass wir die Sonne immer mehr als Gefahrenquelle betrachten, dämonisieren und sogar meiden. Dabei braucht der Mensch ein gewisses Maß an Sonne, um gesund und fit zu bleiben. Die ultravioletten Strahlen aktivieren die Produktion des lebenswichtigen Vitamins D, das unser Knochensystem benötigt. Doch die Sonne gibt uns vorbeugend auch Kraft gegen Depressionen, ja sogar gegen einige Krebsarten. Die Frage ist nur: Wie viel Sonne dürfen wir genießen? Wie schaffen wir den Drahtseilakt zwischen der „guten" und der „bösen" Sonne?

Die vielen Diskussionen darüber sind im Grunde genommen überflüssig und resultieren aus unserer Neigung zu Extremen. Die Antwort ist ganz einfach. Wir brauchen uns nur an den Satz des Paracelsus, des Mediziners und Naturheilers aus dem Mittelalter zu halten: Die Dosis macht das Gift. Natürlich ist es gefährlich, stundenlang in der prallen Sonne zu braten. Wir müssen die richtige Dosis konsumieren. Widmen wir uns daher lieber den positiven Eigenschaften der Sonne und deren Bedeutung für uns Menschen.

Das Leben auf Erden wird von der Sonne bestimmt. Sie ist die einzige Quelle, aus der alle Lebewesen die Energie tanken, die sie zum Leben brauchen. Ohne Sonne können wir nicht leben. Ihre Strahlen haben positiven Einfluss auf viele unserer Organfunktionen: Der gesamte Stoffwechsel wird durch sie angeregt.

Wir fühlen uns an sonnigen Tagen vitaler, ermüden nicht so schnell. (Untersuchungen an der Universität Wien haben ergeben, dass sechs Minuten Sonnenbestrahlung am Tag bei vielen Menschen schon leistungssteigernd wirken und die Lebensfreude verstärken.) Die Durchblutung der Haut wird enorm gefördert, weshalb viele Menschen an sonnigen Tagen frischer und jünger wirken. Sonnenstrahlen bremsen die Produktion des körpereigenen Melatonins in der Zirbeldrüse. Damit verschwinden trübe Gedanken, Müdigkeit, schlechte Laune.

Durch Sonneneinstrahlung werden Mineralstoffe – wie etwa Magnesium – schneller aus der Nahrung aufgenommen und bleiben auch länger in der Zelle. Sie wirken also besser und wir fühlen uns weit weniger gestresst, weil das Magnesium optimal wirkt. Offene Wunden heilen in der Sonnen besser, weil die UV-C-Strahlen Bakterien abtöten. Die Sonne kann auch die Heilung der Hautkrankheiten Psoriasis und Neurodermitis enorm beschleunigen. Durch eine gesteigerte Funktion der Schilddrüse werden Fettreserven im Körper schneller abgebaut. Man nimmt daher an sonnigen Tagen leichter ab, bleibt mit weniger Mühe schlank. Akne, Pickel und fette Haut werden durch die Sonne positiv beeinflusst, weil die Talgproduktion der Haut abnimmt.

Durch die Sonne wird die Bildung von Sexualhormonen stark angeregt. Die Freude an der Liebe und an Zärtlichkeit wird geweckt und verstärkt. Die Fließgeschwindigkeit des Blutes wird beschleunigt. Viele Alltagsbeschwerden wie Rheuma, Kreuzschmerzen, Kopfschmerzen, Gelenkprobleme und allgemeines Unwohlsein lassen an sonnigen Tagen nach. Die Sonne fördert – immer in Maßen genossen – die Konzentrationsfähigkeit und verbessert die Lernleistung. Sonnenlose Tage führen bei vielen Menschen zu einem geistigen Leistungsabfall. Sogar das Risiko für Multiple Sklerose, Diabetes Typ 1, Bluthochdruck und verschiedene Herzkrankheiten soll unter Sonnenmangel größer sein.

Und: Nur bei Sonneneinstrahlung kann unsere Haut das lebenswichtige Vitamin D bilden, das unsere Knochen und die gesamte Immunkraft stärkt. Vitamin D verbessert auch die Aufnahme des Mineralstoffes Calcium in den Knochen. Es ist also enorm wichtig für die Entwicklung, den Aufbau und die Festigkeit der Knochen. Das bedeutet: Ohne Sonnenbestrahlung werden unsere Knochen zerbrechlich, porös und spröde, brechen leicht. Sage und schreibe 90 bis 95 Prozent des Bedarfs an Vitamin D, das eigentlich ein Hormon ist, werden in unserem Körper durch Sonnenbestrahlung produziert.

Jeder Mensch braucht nach neuen amerikanischen Untersuchungen täglich 1 000 Einheiten Vitamin D. Doch man weiß heute, dass dieses Vitamin noch für ganz andere Gesundheitsfaktoren des Menschen wichtig ist: Es stärkt den Körper nicht nur gegen Rachitis und Osteoporose, sondern auch gegen Nierenerkrankungen. Der amerikanische Dermatologe Prof. Michael Holick von der Universität Boston hat Aufsehen mit seinen Studienergebnissen erregt, wonach Vitamin D auch vor Dickdarm-, Prostata-, Gebärmutter- und Brustkrebs schützt. Er behauptet, für viele Todesfälle sei ein Vitamin-D-Mangel verantwortlich, der in Mitteleuropa sehr verbreitet ist.

Leider gibt es nicht viele Lebensmittel, die uns Vitamin D liefern können. Die beste Vitamin D-Quelle in der Nahrung ist der Lebertran, außerdem Fisch, Eier, Rinderleber und Pilze. Eine Faustregel besagt: 200 Gramm Champignons ersetzen zwei Tage Sonnenschein, was die Anlieferung des Vitamins D betrifft. Doch es ist eine Tatsache, dass die Qualität dieses Vitamins aus dem Sonnenlicht viel besser ist, weil es zusätzlich die Bildung von Glücks- und Wohlfühlhormonen anregt.

Wie viel Sonne dürfen wir also genießen, um nur ihre Vorteile abzubekommen? Das ist ganz einfach: Stundenlanges Braten ist sehr gefährlich und fördert die Gefahr für Hautkrebs. Da hilft auch Sonnenschutzmittel nicht, denn dieses bremst nach den neuesten Studien die Entstehung von Vitamin D. Es ist ja gerade die UV-B-Strahlung der Sonne, welche das Vitamin D produziert. Man sollte deshalb der Sonne in der heißen Mittagszeit ganz aus dem Weg gehen. Doch vormittags oder nachmittags täglich ein zehnminütiges Sonnenbad, das tut uns auf jeden Fall gut.

Vor rund 100 Jahren hat man Sonnenbestrahlung als medizinische Therapie bei Tuberkulose, Schuppenflechte und Rachitis eingesetzt. Damals aber kannte man die Gefahr der gestörten Ozonschicht 15 bis 20 Kilometer über uns nicht, sie war noch ein intaktes Schutzschild gegen die schädlichen Anteile des ultravioletten Sonnenlichtes. Doch dieser atmosphärische Schutz wird durch die zunehmende Umweltverschmutzung immer dünner. Experten der Weltgesundheitsorganisation haben errechnet, dass bei einer Abnahme der Ozondichte von jährlich 1 Prozent mit zusätzlich 50 000 Hautkrebserkrankungen und 150 000 Fällen von Grauem Star gerechnet werden muss.

All diese Zahlen dürfen uns aber nicht in Panik verfallen lassen. Dafür ist die Sonne zu wertvoll für uns. Wichtig ist, dass wir uns der Gefahren bewusst sind und wir vorsichtig und verantwortungsvoll mit der Sonne umgehen. Dann kann sie dennoch zum Genuss ohne Reue werden, und Sommer, Sonne, Urlaubsstrand sind nicht für immer vorbei.

Wenn wir die richtige Dosierung allerdings nicht einhalten, ist die Sonne wirklich gefährlich: Fünf Sonnenbrände in der Kindheit verdoppeln im Erwachsenenalter die Hautkrebsgefahr. Ein Zusammenhang zwischen intensiver und langer Sonnenbestrahlung und einem erhöhten Risiko für Hautkrebs ist heute medizinisch nachgewiesen. Die sonnenbestrahlte Haut altert auch schneller. Die Faltentiefe – auch Wellentiefe genannt – wird ausgeprägter. Die Haut verliert schnell viel Feuchtigkeit und es entsteht eine lederne und unansehnliche Haut. Übertriebene Sonnenbestrahlung schwächt auch das Immunsystem. Erstes Anzeichen: Man bekommt eine Fieberblase, oder man handelt sich leicht eine Erkältung ein. Bei hellhäutigen Menschen wird die Bildung von Sommersprossen gefördert. Die Haare bleichen aus, werden spröde und verlieren an Festigkeit; die Lippen werden trocken, rauh und rissig. Die typischen Folgen von übertriebenem Sonnenkonsum sind auch Kreislaufbeschwerden, Kollaps, Sonnenstich, Kopfschmerzen, Schwindel. Langfristige, intensive Sonneneinwirkung auf die Augen kann zu Grauem Star sowie zu einer Netzhautstörung – einer so genannten Makula-Degeneration – führen.

Und das müssen Sie für den richtigen Sonnenschutz alles wissen:

- Verwenden Sie vor allem an den ersten Tagen in der Sonne nur Sonnenschutzpräparate ab dem Schutzfaktor 10 bis 15. Erst, wenn die Haut gebräunt und damit auf natürliche Weise geschützt ist, können Sie einen niedrigeren Faktor wählen. Sehr sinnvoll sind Sonnenschutzmittel mit Vitamin E und Sonnenschutzmittel mit Nano-Silizium, flüssigem Silizium.
- Schützen Sie die Nase, die Lippen und die Brustwarzen mit speziellen Sun-Blockern.
- Sonnenschutzmittel wirken am besten, wenn sie eine halbe Stunde vor dem Sonnenbad im kühlen Schatten aufgetragen werden. Alle Sonnenschutzpräparate sollen, wenn man in der Sonne bleibt, alle zwei Stunden erneuert werden.
- Wer sich viel im Wasser aufhält, braucht unbedingt einen wasserfesten Sonnenschutz, der bis zu 80 Minuten anhält. Vergessen Sie nicht: Wasser wirkt wie ein Brennglas auf der Haut. Ganz besonders gefährlich ist es, im seichten Wasser zu sitzen oder zu liegen. Durch das kühle Nass spürt man die Sonne nicht.
- Gewöhnen Sie die Haut langsam an die Sommersonne. Genießen Sie anfangs nur kurze Sonnenbäder, höchstens zehn Minu-

ten. Hellhäutige, blonde und rothaarige Menschen müssen besonders vorsichtig sein.

- Gehen Sie an extrem heißen Tagen zwischen 11 und 14 Uhr nicht in die pralle Sonne. Halten Sie sich im Schatten auf. In dieser Zeit ist die Sonneneinstrahlung am intensivsten.
- Tragen Sie in der Sonne eine leichte Kopfbedeckung. Das gilt ganz besonders für Kinder. Wenn Sie sich mit Kleidung gegen die Sonne schützen wollen, dann sollten Sie wissen: Kunstfasertextilien lassen 50 Prozent der Sonne durch, Baumwolle hingegen nur 6 Prozent.
- Wenn Sie im Zuge einer ärztlichen Behandlung Medikamente einnehmen müssen, meiden Sie die Sonne. Viele Arzneien machen die Haut besonders lichtempfindlich. Besondere Vorsicht ist geboten bei Antibiotika, Sulfonamiden und Naturarzneien, die Johanniskraut enthalten. Wer die Pille nimmt, sollte geplante Sonnenbäder mit dem Arzt besprechen.
- Wer Selbstbräunungspräparate verwendet, muss auch vorsichtig sein, denn sie bieten keinen Sonnenschutz.
- Beim Sonnenbaden sollten Sie kein Parfüm oder Deo verwenden, das kann zu Hautausschlägen oder Pigmentflecken führen. Die Gefahr besteht auch, wenn man auf frisch geschnittenem Gras in der Sonne liegt.
- Bleiben Sie nicht stundenlang auf einem Fleck liegen, bewegen Sie sich. Sie bräunen dann schneller, gleichmäßiger und gesünder; ideal sind Strandspaziergänge.
- Wenn Sie zu einer Sonnenallergie oder zur leidigen Mallorca-Akne neigen, dann besorgen Sie sich von Ihrem Apotheker Sonnenschutzmittel, die nicht auf Fettbasis entwickelt worden sind.
- Schützen Sie ihre Augen vor greller Sonneneinstrahlung. Es kann zu Verblitzung, zu Netzhautverletzungen, zum Grauen Star und zur Makula-Degeneration kommen.
- Beobachten Sie bei starkem Sonnenkonsum regelmäßig Ihre Haut. Bei deutlichen Veränderungen an der Haut und speziell an Muttermalen müssen Sie den Hautarzt zur Kontrolle aufsuchen.

Wussten Sie, dass außerhalb der Großstadt die Sonne gefährlicher ist? Der Smog der Stadt stellt offensichtlich einen gewissen Ersatzschutz für die dünne Ozonschicht dar.

Unsere Büros werden mit immer mehr Hightech-Geräten ausgestattet und zugestellt. Da stehen Computer, Bildschirme, Laserdrucker, Kopierer, Scanner, schnurlose Telefone und vieles andere mehr. Und immer klingeln die Handys, nicht nur unterwegs, sondern auch am Arbeitsplatz. Während ihrer Benutzung emittieren all diese Apparate elektromagnetische Strahlungen, Lärm, Ozon und andere Stoffe.

Sind die modernen Bürogeräte also eine Gefahr für unsere Gesundheit? So generell kann man das nicht sagen. Nicht unbedingt die Geräte sind das Problem, sondern großenteils der Umgang, den wir mit ihnen pflegen.

Das geht schon los damit, dass irgendwas nicht richtig funktioniert oder wir nicht wissen, was wir machen sollen, damit es funktioniert. Wer eine Maschine nicht beherrscht, sie nicht richtig bedienen kann, kommt leicht in Stresssituationen, ärgert sich grün und blau und verliert die Nerven. Das macht auf Dauer krank. Daher das erste Gebot: Bestehen Sie darauf, dass Sie geschult werden, machen Sie sich kundig, lassen Sie sich von den Geräten nicht beherrschen. Wir kommen nun einmal ohne sie nicht mehr aus.

Welche Merkmale muss ein modernes Bürogerät heute aufweisen, damit es unserer Gesundheit nicht schadet? Ausschlaggebend sind ein geringer Energieverbrauch während des Gebrauchs und im Stand-by-Betrieb, geringe Werte für Strahlung, Lärm und Emissionen, eine gesicherte umweltgerechte Entsorgung nach Vollendung des Produktzyklus, Langlebigkeit durch Aufrüstmöglichkeiten sowie die Verwendung von umweltfreundlichen Materialien wie wiederbefüllbare Toner oder Recyclingpapier.

Wie ist das mit dem Energieverbrauch und der Strahlung: Gilt das nur für das Gerät, das in Betrieb ist? Viele Leute denken immer noch, dass ein Gerät nur dann Energie verbraucht und abstrahlt, wenn man daran arbeitet, wenn man also am Computer schreibt, wenn man faxt, kopiert oder einscannt. Sie tun das aber auch im Stand-by-Betrieb. In der Summe ist dieser Energieverbrauch aller Elektrogeräte im Ruhezustand ungeheuer: In Deutschland wären zwei Großkraftwerke überflüssig, wenn wir uns konsequent dazu durchringen würden, unsere Fernseher, Computer, DVD-Player usw. nach Gebrauch tatsächlich auszuschalten.

Achten Sie zumindest darauf – sofern Sie denn an Kaufentscheidungen des Unternehmens, in dem Sie arbeiten, beteiligt sind –, dass die elektrischen Bürogeräte die empfohlenen Grenzwerte einhalten und dass Sie ein amtliches Umweltsiegel tragen. In Deutschland ist das „der blaue Engel", in den skandinavischen Ländern der „nordische Schwan". Es gibt auch ein Umweltzeichen der EU: eine Blume. Strahlungsarme Monitore sind in Europa durch die Siegel MPR II, TCO 92, TCO 95 und TCO 99 gekennzeichnet. Flachbildschirme geben überhaupt keine Strahlung ab. Aufgrund ihrer Flüssigkristalltechnik sind sie außerdem flimmerfrei und augenschonend.

Vielen Menschen ist das Wort Ozon durch die sommerlichen Ozonwarnungen vertraut. Man weiß, dass es sich beim bodennahen Ozon um ein aggressives Atemgift handelt. Doch auch Laserdrucker, Laserkopierer und Laserfaxgeräte geben beim Betrieb Ozon an die Raumluft ab – je älter sie sind, desto mehr. Das Gas kann sehr starke Schleimhautreizungen verursachen und Asthmaanfälle auslösen. Auch deswegen sollte man die Geräte nicht ständig in Betrieb lassen, sondern immer dann ausschalten, wenn man sie nicht braucht. Die Geräte sollten auch in einiger Entfernung zum eigenen Arbeitsplatz aufgestellt sein, am besten in einem eigenen Raum. Und lüften Sie nach Gebrauch ausgiebig.

Auch der Tonerstaub dieser Lasergeräte belastet die Atemwege (anders verhält es sich mit Tintenstrahldruckern). Der feine Staub kann zu Schleimhautreizungen führen und sich in der Lunge ablagern. Toner enthalten außerdem gemeinhin Schadstoffe wie Styrol, Phenol und Benzol, die beim Betrieb ausdünsten. Diese Stoffe stehen im Verdacht, das Krebsrisiko zu verstärken. Größte Vorsicht muss man daher beim Tonerwechsel walten lassen: die Kartusche langsam und sachte herausnehmen, damit kein Staub aufgewirbelt wird, und dann einer fachgerechten Entsorgung zuführen. Wenn dennoch Tonerstaub austritt, dann entfernen Sie ihn vorsichtig mit einem feuchten Tuch und deponieren das Tuch anschließend in einer luftdichten Plastiktüte.

Die Kunststoffgehäuse von Bürogeräten sind wegen ihres hohen Erdölanteils leicht brennbar. Sie werden daher mit Flammschutzmittel imprägniert. Das sind Stoffe, die beim Betrieb der Geräte oft als Gas in die Raumluft emittieren. Sie stehen im Verdacht, nervenschädigend zu wirken, den Hormonhaushalt zu beeinflussen und ebenfalls das Krebsrisiko zu erhöhen. Sicher weiß man, dass sie sich im Organismus ablagern. Auch da wieder ein Hinweis auf den „blauen Engel": Geräte mit diesem Gütezeichen dünsten keine halogen-organischen Verbindungen aus.

Heftig diskutiert werden die Abstrahlung elektromagnetischer Felder – der so genannte Elektrosmog – und etwaige biologische Auswirkungen auf den Menschen. Gesicherte Erkenntnisse kann man erst von Langzeitstudien erhoffen. Wer auf Nummer Sicher gehen will, der sollte nur geprüfte Geräte kaufen. Bei denen kann man davon ausgehen, dass sie zumindest kein unkalkulierbares Gesundheitsrisiko darstellen.

Wissenschaftler, die sich mit der Materie befassen, betonen aber immer wieder: Man muss beachten, dass elektromagnetische Felder auch seitlich und nach hinten abstrahlen und dass auch Strahlung von stromführenden Kabeln ausgeht. Zwar gibt es bereits abgeschirmte Kabel, aber man muss damit rechnen, dass ein Computer, ebenso wie ein Fernsehapparat, Strahlungen in den rückwärtigen Raum und selbst durch eine angrenzende Wand hindurch abgeben kann, was einem sensiblen Menschen möglicherweise zu schaffen macht. Inwieweit das einem Betroffenen schadet oder nicht, muss noch wissenschaftlich nachgewiesen werden.

Die meiste elektromagnetische Strahlung geht im Büro vom Handy und vom schnurlosen Telefon aus. Auch hier verdichten sich Hinweise auf mögliche Gesundheitsgefährdungen, aber stichhaltige Untersuchungsergebnisse gibt es noch nicht. Man vermutet eine Auswirkung der elektromagnetischen Strahlung auf die Nervenströme, auf die Blut-Hirn-Schranke und auf den Hormonhaushalt.

Die amerikanische Food And Drug Administration, die ansonsten eher Entwarnung gibt, räumt immerhin ein, dass es bei energiereicher Strahlung und langem Telefonieren möglicherweise zu einer Erwärmung des Hirngewebes kommt. Vorerst muss offen bleiben, ob es dadurch auf Dauer auch zu Störungen kommen kann. Schwedische Wissenschaftler hingegen vermuten, dass Menschen, die zehn Jahre analoge Mobiltelefone benutzt haben, einem erhöhten Gehirntumorrisiko ausgesetzt sind. Amerikanische Forscher haben im Dezember 2005 eine Arbeit veröffentlicht, aus der wiederum hervorgeht, dass moderne Handys bei fünf Jahre langer Benutzung kein erhöhtes Hirntumorrisiko darstellen. Im Februar 2006 hat eine dänische Studie das bestätigt.

Die offizielle Erklärung der Weltgesundheitsorganisation lautet: „Es gibt bisher keinen Beweis für einen deutlichen Zusammenhang zwischen Radiostrahlen und Krebs. Wir brauchen aber sicher weitere Forschungen. Die Freisprechanlage ist ein gutes Mittel für weniger Strahleneinfluss. Außerdem sollte man Gespräche am Handy kurz halten und nicht stundenlang telefonieren."

Auch wenn also genaue Beweise noch ausstehen, kann es nicht schaden, beim Umgang mit dem Handy und dem schnurlosen Telefon bestimmte Vorsichtsmaßnahmen einzuhalten:

- Beim schnurlosen Telefon sendet die Basisstation elektromagnetische Strahlen aus. Dieses Zentralaggregat sollte daher mindestens anderthalb Meter von den Plätzen entfernt sein, an denen Sie sich häufig aufhalten. Legen Sie sich ein strahlungsarmes Handy zu. Oder kaufen Sie sich eine Handy-Protector-Tasche, die beim Telefonieren den Kopfbereich abschirmt.

- Tragen Sie Ihr Handy nicht direkt am Körper. Wenn Sie es nicht nutzen, schalten Sie es aus. Auch wenn Sie nicht telefonieren, sendet das Gerät ständig Strahlen – Radiowellen – aus, weil es sich ja ständig bei seiner Funkzentrale melden muss. Besonders stark sind die ausgesandten Strahlen, wenn man von einem Funkraum in einen anderen wechselt.

- Telefonieren Sie im Auto nur dann mit dem Handy, wenn es an die Außenantenne angeschlossen oder wenn ein Wagenfenster offen ist. Im geschlossenen Auto muss das Handy besonders starke Funkverbindungen aufbauen. Am sichersten ist die Freisprechanlage, wobei dahingestellt bleiben möge, wie sehr unangenehme Telefonate die Fahrsicherheit beeinträchtigen können. Zumindest ist bei modernen Geräten die Freisprecheinrichtung abgeschirmt.

- Wenn Sie auf dem Handy eine Nummer wählen, dann halten Sie das Gerät nicht sofort ans Ohr. Wenn gewählt wird, baut das Gerät ein starkes elektromagnetisches Feld auf. Also: wählen, das Handy weghalten, bis der erste Summerton ertönt oder der Gesprächspartner abhebt, erst dann ans Ohr halten und sprechen.

Das Zusammenleben mit anderen

Nie mehr schlecht gelaunt

In den Morgenstunden zeigt sich die schlechte Laune ganz ungeniert: Wohin man schaut: düstere, unfreundliche und unnahbare Gesichter. Jeder wirkt wie der Feind des anderen. So kann man keinen erfreulichen Tag erleben. Könnte sich nicht jeder einfach zum neuen Lebensmotto machen: „Nie mehr schlecht gelaunt." Aber bevor wir dazu in der Lage sind, müssen wir zuerst einmal wissen, was eigentlich hinter der schlechten Laune steckt und wie wir sie erledigen können.

Das untersuchte mit großem Erfolg ein Team von Wissenschaftlern und Ärzten im Rahmen der Arbeitsgemeinschaft „Gesundes Gehirn" in Wien. Sie werteten die schlechte Laune vieler Menschen aus und erarbeitete ein Verbesserungsprogramm für die Seele. Denn hinter der schlechten Laune verbirgt sich oft ein falscher Lebensstil. Es können zwar auch Depressionen dahinterstecken, die professionell behandelt werden müssen, aber bei einem Großteil der Menschen sind die Ursachen eher harmlos und einfach in den Griff zu kriegen.

Bevor wir uns mit der Beseitigung der schlechten Laune befassen, möchte ich Ihnen etwas über ihre Entstehung erzählen: Glücksgefühle und positives Denken entstehen im Gehirn. Unsere Emotionen werden durch das Limbische System und durch ein netzartiges Nervenzellengeflecht im Stammhirn – Formatio reticularis genannt – gesteuert. Unser Gehirn macht zwar nur 2 Prozent unseres gesamten Körpergewichtes aus, aber es ist die Schaltzentrale für alle Vorgänge, die in uns ablaufen. Daher braucht es 20 Prozent der Energie, die wir aufnehmen, für sich. Vom Gehirn aus werden gute oder schlechte Laune, Glück oder Ängste durch so genannte Botenstoffe – auch Neurotransmitter genannt – gesteuert. Und diese Botenstoffe können wir durch ganz bestimmte Ernährung oder durch bestimmte Heilkräuter anregen und beeinflussen.

Botenstoffe sind in unserem Körper die Überbringer von Informationen. Sie transportieren Nachrichten von Zelle zu Zelle. Bei diesen Botenstoffen handelt es sich um Eiweißsubstanzen. Sie werden aus lebenswichtigen Aminosäuren gebildet. Einige dieser Eiweißbausteine, also Aminosäuren, produziert unser Körper selbst, andere wieder müssen mit der Nahrung zugeführt werden. Die bekanntesten sind Lysin, Methionin, Tryptophan, Valin, Taurin, Tyrosin, Asparagin, Cystein.

Zu denen, die für gute Laune und positives Denken zuständig sind, gehört Serotonin, es beruhigt, fördert das Wohlbefinden, verhilft uns zu einem positiven Denken. Das Norepinephrin hilft dabei. Katecholamine fördern die Wachsamkeit, machen uns stressfest und halten Ängste von uns fern. Dazu gehören Adrenalin, Noradrenalin und Dopamin. Sie wirken stimmungsaufhellend. Das Acetylcholin hilft uns, klare Gedanken zu fassen, objektiv, scharf und positiv zu denken.

Ja, und dann gibt es noch die Endorphine. Das sind schmerzstillende Stoffe, die wie ein natürliches, sanftes Opiat wirken, die uns euphorisch machen, die depressiven Stimmungen entgegenwirken können, die uns beruhigen, harmonisch und glücklich machen.

Die Ernährung spielt also eine wesentliche Rolle, wenn wir schlechte Laune haben. Dass viele Menschen deswegen so schlecht gelaunt sind, weil sie Defizite bei der Versorgung mit bestimmten Vitaminen und Mineralstoffen sowie Spurenelementen haben, das hat auch das Institut für Sozialmedizin an der Universität Wien in einer Analyse des Essverhaltens nachgewiesen. Übergewicht spielt dabei auch eine große Rolle.

Was sollen wir denn nun essen, damit wir die nötigen Aminosäuren produzieren oder zugeführt bekommen, damit genügend Botenstoffe fürs positive Denken entstehen und damit wir endlich bessere Laune haben? Die Faustregel lautet: regelmäßig essen, sich vor allem fürs Frühstück Zeit nehmen. Das sollten bereits die Kinder sich angewöhnen. Vielen Menschen geht es auch besser, wenn sie fünf kleine Mahlzeiten statt drei große zu sich nehmen. Da kann die ständige Produktion der Botenstoffe besser gesteuert werden.

Essen Sie wenig tierische, besser pflanzliche Fette, gehen Sie maßvoll mit Eiweiß um, also mit Fleisch, Fisch, Milchprodukten: in Maßen auch mit Kohlenhydraten. Sie geben uns die nötige Energie für Geist und Seele, damit wir gut drauf sind. Diese sind in Reis, Nudeln, Brot, Gemüse und Obst enthalten.

Ganz wichtig in der täglichen Nahrung sind die B-Vitamine. Sie sind eine wertvolle Basis für seelische Gesundheit und Ausgeglichenheit. Die B-Vitamine finden wir in Vollkornprodukten, in Fisch, in Nüssen und in Milchprodukten.

Für gute Laune und gute Nerven sind auch die Mineralstoffe Magnesium, Calcium und das Spurenelement Zink wichtig. Wir finden Magnesium im Naturreis, Calcium in der Milch und Zink im Fisch sowie in der Hühnerbrust.

Die Produktion der Botenstoffe wird auch kräftig durch Enzyme unterstützt. Eine Vielfalt von solchen Enzymen finden wir in der Ananas, in der Papaya und in selbst gezogenen Weizen- und Sojakeimen.

Was wenige bedenken: Auch das Vitamin D, das unser Körper durch Sonneneinstrahlung in der Haut selbst produziert, fördert die Bildung von Glückshormonen. Scheint keine Sonne, können wir auch kein Vitamin herstellen. Also müssen wir es aus der Nahrung aufnehmen. Das ist gar nicht so leicht. Vitamin D in interessanten Mengen liefern vor allem Meeresfische, Eier und Pilze.

Unter den Nahrungsmitteln, die eine bessere Stimmung vermitteln, weil sie die Produktion der dazu notwendigen Botenstoffe anregen, unterscheidet man vier Gruppen:

- die anregende: Joghurt, Nüsse, Gewürznelken, Vanille, Zimt, Orangen, Grapefruits und Bohnen.
- die beruhigende: Anis, Fisch, Hirse, Kartoffeln, Kopfsalat, Bananen, Ananas, Feigen, Mandarinen. (Eine Studie der Weltgesundheitsorganisation hat ergeben, dass es in Japan, wo man viel Fisch isst, viel weniger schlecht gelaunte Menschen gibt als etwa in Mitteleuropa, wo mehr Fleisch als Fisch verzehrt wird. Die Docosahexaensäure im Meeresfisch verstärkt die Produktion des Botenstoffes Serotonin im Gehirn. Zu viel Fleisch kann die Botenstoffe blockieren.)
- die ausgleichende: Äpfel, Granatäpfel, Datteln, Paprika, Möhren, Knoblauch, Tomaten.
- die glücklich machende: Schokolade, auch Trinkschokolade. Sie ist voller Aminosäuren, die Botenstoffe erzeugen; die wichtigste: Phenylethylamin.

Die Spitzenreiter unter der Gute-Laune-Nahrung sind: Nüsse mit ihren mehrfach ungesättigten Fettsäuren, Hafer mit dem Wirkstoff

Avenin als Nervennahrung, viel Gemüse aller Art, Äpfel, Oliven- und Rapsöl, grüner Tee, Rotbuschtee.

Meiden sollten Sie, weil es die schlechte Laune fördert: Alkohol und Kaffee in großen Mengen, Gepökeltes und Geräuchertes, Wurstwaren, zu stark nitratgedüngtes Gemüse.

Unter den Kräutern, die unsere Stimmung positiv beeinflussen, gibt es welche, die nur ganz sanft, andere wieder, die recht massiv unseren Botenstoffen helfen. Soßen und Suppen mit Bohnenkraut und mit Borretsch vertreiben schlechte Laune, frische Petersilie hebt die Stimmung, Melisse, Baldriantee und Rosenblütentee beruhigen, Lavendel stärkt schwache Nerven. Blutorangenöl und Hopfenblüten geben seelische Kraft und heben damit die Stimmung. Mariendistel stärkt die Leber, die eine wichtige Basis für gute Laune ist.

Auch Flüssigkeitszufuhr und gesunde Luft sind wichtig für gute Laune. Unser Gehirn kann nur im flüssigen Milieu arbeiten. Es muss daher ständig mit Flüssigkeit versorgt werden. Ideal sind gespritzter Apfelsaft (50 zu 50), aber auch Wasser pur.

Sport fördert auf jeden Fall die gute Laune: 30 Minuten Laufen, Radfahren oder Schwimmen sowie Power Walking bei einer Herzfrequenz von 130 bis 150 Schlägen pro Minute sind ein optimaler Weg gegen schlechte Laune sowie auch gegen depressive Verstimmungen. Denn beim Sport werden Endorphine – also Glückshormon-Botenstoffe – im Gehirn produziert. Aber auch einfache Übungen am Morgen können die Stimmung aufhellen: 50 Stehstützen machen, im Stand gehen, dabei die Knie bis in Hüfthöhe anheben, auf dem Boden liegen, mit den Beinen in der Luft Radfahrbewegungen machen. Der Schmetterling, für die Brust- und Rückenmuskel, trägt ebenfalls zur Aufhellung bei: Fäuste und Unterarme aneinander legen, auseinander ziehen und wieder aneinander legen.

Mit Akupressur gegen schlechte Laune, auch das funktioniert, zum Beispiel mit Handballenreiben: Von den Handballen gehen Energiebahnen zur Leber und stärken sie. Und – wie schon gesagt – eine starke Leber fördert die gute Laune. Dieselbe Wirkung erzielt man, wenn man sich die Wirbelsäule auf und ab fest reiben und massieren lässt. Auch von hier gehen Energiebahnen zur Leber.

Sie haben das sicher auch schon erlebt. Sie begegnen einem sympathischen, netten Menschen. Kaum aber holt er Luft, um mit Ihnen zu sprechen, fallen Sie fast um. Ihr Gegenüber riecht entsetzlich aus dem Mund. Dieser Mundgeruch kann die Kommunikation enorm blockieren. Erst recht kann er eine Partnerschaft sehr belasten, weil er Küssen und vertrautes Beisammensein schwer behindert. Jeder fünfte Deutsche ist von Mundgeruch betroffen, vor allem morgens nach dem Aufstehen. Wer sich bewusst ist, dass er übel aus dem Mund riecht, sollte sofort etwas dagegen unternehmen. Es gibt viele wirksame Maßnahmen.

Im Grunde genommen riecht jeder von uns aus dem Mund. In den meisten Fällen ist das aber für die anderen kaum merklich. Für diesen persönlichen Mundgeruch ist die Zusammensetzung des Speichels genau so mitverantwortlich wie die Bakterien auf der Mundschleimhaut, aber auch die Ausdünstung aus der Speiseröhre und aus den Atemwegen. Wobei natürlich das Essen vom Vortrag auch eine Rolle spielt.

Wer selbst feststellen will, ob er üblen Mundgeruch hat, der sollte jeden Morgen und jeden Abend einen Test machen: Halten Sie die hohle Hand vor den Mund, hauchen Sie kurz hinein, heben Sie diese Hand dann blitzschnell zur Nase und riechen Sie daran. Dann wissen Sie, ob Sie erträgliche oder unerträgliche Luft ausatmen.

Was sind die üblichen Ursachen für Mundgeruch?

In erster Linie ist das eine Frage mangelnder Zahn- und Mundhygiene. Nach dem Essen werden Nahrungsmittelreste von Bakterien bearbeitet, beginnen zu gären und verbreiten üble Gerüche, wenn man sich nicht gründlich die Zähne putzt. Die Zahnbürste allein schafft das oft nicht. Da muss man auch Zahnseide für die Zwischenräume verwenden. Aber auch kaputte Zähne, vor allem schadhafte Zahnfüllungen, die längst in die Behandlung des Zahnarztes gehören, und Entzündungen im Zahnfleisch können Mundgeruch verbreiten.

Wenn es nicht an den Zähnen liegt, dann kommen zunächst ganz bestimmte Nahrungsmittel in Betracht. Dazu gehören: Knoblauch, Zwiebeln, Lauch in allen Variationen, des Weiteren deftige Käsesorten. Und natürlich auch ein übermäßiger Alkohol- und ein regelmäßiger Tabakkonsum.

Sehr unterschätzt wird in der Regel ein trockener Mund als Verursacher für den Mundgeruch. Wer sich in beheizten Räumen mit zu niedriger Luftfeuchtigkeit aufhält, wer nachts mit offenem Mund schläft, der hat meist trockene Mundschleimhäute. Sie sind ein Tummelplatz für Bakterien. Und die wiederum führen oft zu Mundgeruch. Das beste Mittel gegen den trockenen Mund: Trinken Sie regelmäßig und über den Tag verteilt viel Wasser.

Und so unglaublich es klingt: Auch Stress kann Auslöser für den Mundgeruch sein – vor allem dann, wenn er mit Ärger, Aufregungen und Kränkungen einhergeht. Sobald der Stress vorbei ist, verströmen Sie wieder einen reineren Atem. Meiden Sie also Streit und Intrigen, gehen Sie unangenehmen Menschen möglichst aus dem Weg.

Bei allen anderen möglichen Ursachen sollten Sie dann besser Ihren Arzt aufsuchen. Mundgeruch kann auch hervorgerufen werden durch nervöse Verdauungsstörungen, einen Mangel an Verdauungsenzymen, ein krankes Darmmilieu, eine gestörte Darmflora, eine Magenschleimhautentzündung, durch eitrige Mandeln, eine Darmgrippe, auch durch Pilze in der Mundhöhle.

Mitunter entsteht Mundgeruch auch im Zuge einer notwendigen ärztlichen Therapie. Zum Beispiel bei der Behandlung einer Lungenerkrankung. Wenn der Patient einen Spray verwenden muss, so kann dieses Medikament die natürlichen Abwehrkräfte im Mund derart schwächen, dass es zu einer Pilzbildung kommt. Dieser Pilz löst dann seinerseits Mundgeruch aus.

Diese Entwicklung kann man verhindern. Der Patient muss jedes Mal, wenn er den Spray verwendet hat, sofort die Mundhöhle kräftig mit Wasser ausspülen. Wenn keine Sprayreste zurückbleiben, kann auch kein Mundgeruch entstehen. Und wenn er dann noch mit einem flüssigen Antipilzmittel gurgelt, bekommt man den Pilz nach einigen Wochen in den Griff.

Man erkennt auch als Laie, dass man einen Pilzbefall im Mund hat. Typisches Kennzeichen ist ein weißlicher Belag auf der Zunge oder im Bereich der Mundschleimhaut in der Gegend der Wangen. Übrigens sollte man den pelzigen, weißen Zungenbelag auch mechanisch entfernen. Tun Sie das mit einer weichen Zahnbürste. Das klappt ganz vorzüglich.

Ihren Arzt aufsuchen sollten Sie vor allen dann, wenn Ihr Mundgeruch süß oder fischähnlich beziehungsweise ammoniumartig ist. Möglicherweise weist Ersteres auf Diabetes, Letzteres auf eine Nierenerkrankung hin.

Wenn Sie an üblem Mundgeruch leiden, dann sollten Sie ihn jedoch zunächst einmal mit einfachen Hausmitteln bekämpfen:

- Gurgeln Sie. Sie können dazu ein handelsübliches Mundwasser benutzen. Aber Vorsicht: Wenn das zu scharf ist und wenn Sie zu oft Gebrauch davon machen, kann das die Mundschleimhaut reizen. Versuchen Sie es anders. Verrühren Sie einen Teelöffel naturtrüben Apfelessig in einen Achtelliter lauwarmes Wasser. Trinken Sie davon und gurgeln Sie mit dem Rest. Oder spülen Sie den Mund regelmäßig mit warmem Salbeitee aus, besser noch mit zehn Tropfen australischem Teebaumöl oder sieben Tropfen Myrrhetinktur in einem Viertelliter lauwarmem Wasser. Oder machen Sie gegen den Mundgeruch eine Kur mit Propolis aus dem Bienenstock. Besorgen Sie sich in der Apotheke Propolistinktur, geben Sie 20 Tropfen in lauwarmes Wasser, gurgeln Sie damit und trinken Sie den Rest. Es gibt Propolis auch in Kapselform zum Schlucken. Die Propoliskur ist allerdings nur dann sinnvoll, wenn der Mundgeruch von einer Verdauungsstörung im Magen hervorgerufen wird.
- Lutschen Sie erfrischende Bonbons oder Pastillen, am besten mit Eukalyptus. Oder kauen Sie. Versuchen Sie es mit einem Kaugummi, mit ein paar Esslöffeln voll roher, kleingehackter Petersilie, mit Salbei- oder Pfefferminzteeblättern, mit Kaffeebohnen, mit einem Apfel, mit Thymian, Majoran, Fenchel, Anis oder Dill.
- Manchmal hilft es auch zu trinken. Trinken Sie jeden Tag mindestens 2 Liter Wasser oder ungesüßten Kräutertee. Oder drei Wochen lang jeden Tag drei Tassen Heidelbeertee. Versuchen Sie dieses Rezept: Übergießen Sie zwei Teelöffel zerdrückte Kümmelfrüchte mit einem Viertelliter kochendem Wasser. Lassen Sie den Aufguss zehn Minuten ziehen. Dann durchseihen. Trinken Sie den Tee lauwarm in kleinen Schlucken zu den Mahlzeiten. Oder geben Sie einen halben Teelöffel Aniskörner und einen halben Teelöffel Kümmel in einen Viertelliter Milch. Bringen Sie das ganze für fünf Minuten zum Kochen, dann

durchseihen. Trinken Sie die Mischung in kleinen Schlucken lauwarm.

- Meiden Sie beim Essen unbedingt Knoblauch, Zwiebeln, Fisch, Rettich und stark ölige Gerichte – beim Trinken Alkohol. Nehmen Sie stattdessen viel Obst und (möglichst rohes) Gemüse zu sich, das reichlich Vitamin C enthält: Orangen, Mandarinen, Kiwis, Grapefruits, Paprikaschoten, Sauerkraut.
- Bekämpfen Sie den Mundgeruch gleich beim Frühstück. Ändern Sie für einige Zeit Ihre morgendlichen Essgewohnheiten. Kochen Sie eine Woche lang jeden Tag einen Viertelliter Milch mit einem Esslöffel goldgelbem Leinsamen (Drogerie, Reformhaus) einmal kräftig auf. Essen Sie den Brei auf nüchternen Magen. Er bringt Ihre Verdauung und die Darmflora wieder in Ordnung.

Der Apotheker hält spezielle Präparate für den Kampf gegen den Mundgeruch bereit: medizinische Kaugummis, Mundsprays sowie Chlorophylltabletten. Die neueste Entwicklung: Man zerkaut Tabletten, die aktiven Sauerstoffschaum und Vitamin C enthalten. Diese spezielle Wirkstoffkombination beseitigt rasch die Ursachen des Mundgeruches, ohne dabei die Mundflora anzugreifen und zu beschädigen. Man hat binnen kurzer Zeit reinen, frischen Atem. Ideal zum Beispiel vor dem Küssen.

Die Homöopathie wartet ebenfalls mit erfolgreichen Wirkstoffen auf: Da gibt es etwa Chamomilla D zwölf, einen Kamillenextrakt, den man nach dem Essen jede Stunde in Form von fünf Globuli einnimmt.

50 Flatulenz: Volksleiden und Tabuthema

Flatulenz ist ein geheimnisvolles Wort, hinter dem jedoch ein Volksleiden steckt, das jeder kennt, von dem fast jeder betroffen ist, über das man aber generell nicht redet. Das Wort kommt aus dem Lateinischen und steht für Ablassen von Gasen, der Folge von Blähungen. Während der Geruch und auch mitunter das Geräusch für die Mitwelt nur unangenehm ist, kann das Problem dem Betroffenen ganz erhebliche Schmerzen bereiten. Flatulenz kann durch den Druck, der im Verdauungstrakt erzeugt wird, Herzbeschwerden, Magenschmerzen, ja sogar Rückenschmerzen auslösen.

Flatulenz war nicht immer ein Tabuthema. In alten Zeiten – etwa im Mittelalter – hat man offener darüber gesprochen. Sogar schon Hippokrates von Kós, der berühmte Vater der Medizin der Antike, meinte, das Ablassen von Gasen sei ganz normal. Es sei notwendig für das Wohlergehen des Menschen. Und von Martin Luther stammt die schöne Frage: „Warum rülpset und furzet ihr nicht, hat es euch nicht geschmacket?" Aus einer aktuellen Untersuchung der Berkeley Universität in Kalifornien geht hervor, dass im Durchschnitt jeder oder fast jeder Mensch täglich 15- bis 20-mal Flatulenz hat, wobei jedes Mal 500 bis 1 500 Milliliter Gase ausgestoßen werden oder sanft und lautlos entweichen.

Was genau ist eine Flatulenz? Im Darm entstehen größere Mengen eingeschlossener Luft. Der Bauch wird dadurch sehr oft ballonartig aufgebläht. Und es entstehen die übelriechenden Darmwinde. Es ist grundsätzlich normal, dass im Magen und im Darm bei der Verdauung Gase entstehen. Zum Problem wird das nur, wenn sich zu viele Gase bilden. Dann kommt es zum Völlegefühl, zu einem Rumoren im Leib, zu kolikartigen Schmerzen und den besagten Darmwinden. Empfindliche Menschen leiden bereits unter sehr leichten Blähungen. Wie gashaltig die Flatulenz ist, das hängt von der Ernährung ab, aber auch von der Balance der verschiedenen Bakterien im Dickdarm oder von einer Störung im Verdauungstrakt. So eine Flatulenz besteht vorwiegend aus fünf geruchlosen Gasen: aus Stickstoff, Sauerstoff, Wasserstoff, Kohlendioxid und Methan. Für den Geruch sind Spuren von Schwefelgasen verantwortlich, die sich dazu mischen.

Was sind die Ursachen für eine Flatulenz? Kleine Mengen der Gase stammen von der Luft, die wir beim Essen und Trinken schlucken, vor allem, wenn wir dabei viel reden oder wenn wir hastig essen und trinken. Die meisten Gase aber werden von harmlosen Bakterien produziert, die all jene unverdauten Speisen im Dickdarm fermentieren, die vorher im Verdauungstrakt nicht verdaut werden konnten.

In den meisten Fällen sind daher blähende Speisen schuld, die schwer verdaulich sind oder gegen die eine Unverträglichkeit besteht. Dazu gehören Kohl, Hülsenfrüchte, Zwiebeln, Müsli, Beeren, Feigen, Trauben, Vollkornbrot, Bananen und Rettich. Alles, was unverdaut in den Dickdarm kommt, wird von den Bakterien angegriffen. Und die erledigen ihre Arbeit mit Lärm, Gasbildung und Geruchsentstehung. Bohnen sind die bekanntesten Gasproduzenten wegen ihres Gehaltes an Oligosacchariden. Das ist ein Zucker, der schlecht und mühsam aufgenommen wird. Den gibt es auch in Broccoli und anderen Gemüsesorten sowie in Vollkorn.

Bei vielen Menschen löst generell ein Überkonsum von Zucker Blähungen aus. Ganz speziell kann das passieren, wenn man Vollkornprodukte in Kombination mit reichlich Zucker konsumiert. Das bedeutet: Kohlenhydrate – Zucker und Stärke – begünstigen die Gasbildung am meisten. Ein besonders problematischer Zucker ist die Fructose in Zwiebeln, Birnen, Artischocken, aber auch fructosehaltiger Maissirup, der in vielen modernen Limos und Softdrinks enthalten ist. Dann ist da noch das Sorbit in Äpfeln, Pfirsichen und Pflaumen zu nennen, das auch in so genannten zuckerfreien Näschereien wie Kaugummi und anderen Süßigkeiten enthalten ist.

Auch Lactose, der Zucker in Milchprodukten, löst bei vielen Menschen Flatulenz aus. Blähungen können übrigens sehr oft die Folge einer Nahrungsmittelallergie oder einer Nahrungsmittelunverträglichkeit sein. Aber auch lösliche Fasern in Haferflocken und Erbsen lösen die ungeliebten Winde aus. Unlösliche Fasern – wie etwa in der Weizenkleie – hingegen produzieren wenig Gas. Getränke mit einem hohen Anteil an Kohlensäure führen ebenfalls häufig zu Blähungen.

Es gibt Menschen, bei denen der Speisebrei grundsätzlich träge transportiert wird oder bei denen ein gestörter Gasaustausch zwischen Blut und Darm vorhanden ist. Bei ihnen sind Blähungen vorprogrammiert. Bei anderen wieder ist der Darm aufgrund von Krankheiten oder vorübergehenden Störungen nicht in der Lage, die aufgenommene Nahrung entsprechend zu verdauen. Dazu gehören Magenschleimhautentzündung, Darmausbuchtungen, Entzündungen der Bauchspeicheldrüse, ein Reizdarm, Nervosität, Verstopfung oder Durchfall.

Keine Frage: Für Blähungen gibt es auch seelische Ursachen. Stress, Ärger, Ängste, depressive Stimmungen können die Darmtätigkeit stören und Gasbildung fördern.

Ganz besonders treten Blähungen bei Wetterwechsel von Kalt auf Warm oder von Warm auf Kalt auf. Eine Wettersituation, wie wir sie sehr oft im Laufe des Jahres erleben. Mangelnde Bewegung trägt ebenfalls seinen Teil zur Flatulenz bei.

Gegen die Flatulenz gibt es zuallererst ganz einfache Maßnahmen, die man ausprobieren sollte und die oft schon die Lösung darstellen:

- Essen Sie grundsätzlich langsam und bewusst. Kauen Sie gut. Essen Sie öfter am Tag kleine Mahlzeiten und hören Sie mit dem Essen auf, wenn Sie satt sind. Meiden Sie blähende Speisen. Sprechen Sie während des Essens nicht zu viel.
- Achten Sie auf regelmäßige körperliche Bewegung. Gehen Sie zum Beispiel nach dem Essen etwas spazieren. Wenn Sie zu Blähungen neigen, dann legen Sie sich nach dem Essen eine mit heißem Wasser gefüllte Gummiwärmflasche auf den Bauch. Ein altes, bewährtes Hausmittel für eine äußerliche Anwendung ist auch: Mischen Sie 2 Liter heißes Wasser mit einem Liter Apfelessig. Tauchen Sie ein Leinentuch ein, wringen Sie es aus und legen Sie es auf den Leib. Immer wieder ein neues, heißes Tuch auflegen.
- Trinken Sie nach dem Essen zwei Tassen Salbeitee oder Kümmeltee. Ganz besonders hat sich Anistee bewährt: Einen gehäuften Teelöffel Aniskörner mit einem Viertelliter kochendem Wasser übergießen, zehn Minuten ziehen lassen und lauwarm und in kleinen Schlucken trinken. Ein altes, bewährtes Hausmittel ist auch: zwei Esslöffel Dillsamen in einem Viertelliter Weißwein aufkochen, abkühlen lassen, durchseihen und bei Blähungen ein Schnapsgläschen davon trinken. Sie können auch nach den Mahlzeiten vorbeugend etwas frische Petersilie oder Fenchelsamen kauen.
- Wenn Säuglinge an Blähungen leiden, dann hilft Fencheltee: Einen halben Teelöffel Fenchelsamen mit einem Viertelliter kochendem Wasser übergießen, zehn Minuten ziehen lassen, durchseihen, lauwarm vor den Mahlzeiten trinken. Äußerlich helfen Pfefferminzöl und Basilikumöl gegen Blähungen: Jeweils drei Tropfen des Öls werden mit drei Esslöffel Mandelöl vermischt. Damit massiert man den Bauch. Das gilt für Kinder und Erwachsene.
- Wenn ganz starke Blähungen auftreten, dann legen Sie sich auf eine harte Unterlage, am besten auf den Fußboden, und zwar in Bauchlage. Verharren Sie so zehn bis fünfzehn Minuten.

Man kann auch beim Zubereiten von Speisen Flatulenz vorbeugen oder mindern:

- Gemüsesorten, die zu Blähungen neigen, werden weitaus verträglicher, wenn man sie vor dem Zubereiten erst einmal tiefgefriert. Ein typisches Beispiel sind fast alle Kohlsorten. Hülsenfrüchte hingegen verlieren ihre gärungsfördernden Eigenschaften, wenn man sie vor dem Zubereiten zehn bis zwölf Stunden in Wasser einweicht, gut wäscht und dann in frischem, neuem Wasser kocht oder im Dampfgarer zubereitet. Kochen Sie Bohnen, dann nach zwei Minuten Kochen eine Stunde zugedeckt im Wasser stehen lassen. Dann schütten Sie das Einweichwasser weg und kochen nun die Bohnen in frischem Wasser weich.
- Ist man Vollkornernährung nicht gewohnt, dann wird man oft von Flatulenzen gepeinigt. Die Ursache sind die vielen, ungewohnten Ballaststoffe. Beginnen Sie ganz vorsichtig und langsam mit kleinsten Mengen. Wichtig ist, dass man zur Unterstützung viel trinkt.
- Meiden Sie alle Softdrinks mit fruktosereichem Maissirup und mit Sorbit. Gewöhnen Sie sich an, die Etiketten auf den Waren genau nach Inhaltsstoffen durchzulesen. Wenn Sie lactoseintolerant sind, dann dürfen Sie nur ganz kleine Portionen von Milchprodukten konsumieren, etwa Joghurt und Buttermilch, immer gemeinsam mit anderen Speisen. Fragen Sie Ihren Arzt nach Lactosepräparaten, die den Milchzucker abbauen.

Wer regelmäßig an Blähungen leidet, sollte sich vom Arzt Ratschläge holen, wie er die Darmflora wieder verbessern kann. Eventuell rät dieser zum regelmäßigen Konsum von Brottrunk aus dem Reformhaus: jeden Tag ein Viertelliter, eventuell mit Wasser verdünnt, weil er doch sehr sauer schmeckt. Seine Brotsäurebakterien – sozusagen eine Elitetruppe der Milchsäurebakterien – stärken und fördern die Darmflora, die Welt der positiven, schützenden Darmbakterien. Sie helfen beim Verdauen, sodass die Bakterien im Dickdarm keine Gase mehr erzeugen müssen. Auch Kapseln mit den ätherischen Ölen der Pfefferminze und des Kümmels aus der Apotheke helfen oft gut, allerdings nicht bei Menschen, die an Sodbrennen leiden. Auch probiotische Präparate können sinnvoll sein, helfen aber auch nicht immer. Sehr bewährt hat sich der Extrakt aus Artischockenblättern.

Ursache für Flatulenz kann auch eine verminderte Aktivität der Bauchspeicheldrüse sein, wenn sie drei wichtige Enzyme für die Verdauung nicht genügend produziert. Speziell dieser Enzymmangel ist oft der Hauptgrund für Blähungen und Völlegefühl. Unsere Bauchspeicheldrüse produziert nämlich drei Enzymgruppen, die für uns lebenswichtig sind: Lipasen für die Fettverdauung, Amylasen für den Abbau von Kohlenhydraten und Proteasen zur Aufspaltung von Eiweiß. Wenn von einer dieser Gruppen zu wenig Enzyme produziert werden, kommt es bei fast jeder Mahlzeit zu Blähungen. Bei einem Mangel an Verdauungsenzymen, die von der Bauchspeicheldrüse in zu geringem Maße produziert werden, können Sie die Enzymgruppen Lipasen, Amylasen und Proteasen als Kapseln (Apotheke) aufnehmen. Diese Enzyme werden aus speziellen japanischen Pilzen gewonnen, sind also pflanzlicher Herkunft. Früher gab es nur die Möglichkeit, solche Ersatzenzyme aus der Bauchspeicheldrüse von Schweinen zu gewinnen.

Schaffen Sie die Voraussetzungen für ein langes, gesundes Leben

Sie haben es geschafft. Sie haben das Buch zu Ende gelesen. Nun haben Sie einen Überblick über die 50 einfachen Dinge, die man über die Gesundheit wissen sollte. Das ist ein wichtiges Rüstzeug für Ihr weiteres Leben. Das reicht aber noch nicht aus, denn es ist eines jener Bücher, die man immer wieder braucht, um ein Detail nachzulesen, sich eine Gewissheit zu holen.

Vielleicht sagen Sie: Was da drinnen steht, wusste ich doch schon alles. Wenn das wirklich so ist, dann sollte dieses Buch für Sie ein Anreiz dafür sein, dass Sie alles, was Sie wissen, auch endlich konsequent umsetzen. Vielleicht gehören Sie auch zu denen, die sagen: Da habe ich wieder etwas dazu gelernt. Für Sie alle gilt: Wenn Sie die 50 einfachen Dinge, die man über die Gesundheit wissen sollte, beherrschen, dann haben Sie sehr gute Voraussetzungen für ein langes, gesundes, fittes und vitales Leben. Und das bedeutet: ein starkes Immunsystem, ein attraktives Aussehen, gute Laune, ein grundsätzliches Wohlgefühl und viel Energie für Beruf, Freizeit und Privatleben.

In diesem Sinne wünsche ich Ihnen viele Anregungen beim wiederholten Nachschlagen und Lesen in diesem Buch.

Sie können
die Welt retten!

Andreas Schlumberger versammelt 50 einfache Dinge, die Sie tun können, um die Welt zu retten, und zeigt, dass es viele – oft überraschend einfache – Möglichkeiten gibt, den eigenen Alltag umweltverträglicher zu gestalten. Bei unzähligen Tipps lässt sich sogar Geld sparen! Ob Ernährung, Haushalt oder Mobilität – überall verstecken sich Ausgabequellen, die der Umwelt schaden und das Portemonnaie belasten. Sie lassen sich clever umgehen, ohne Komfortverzicht und ohne am bisherigen Lebensstil zu rütteln.

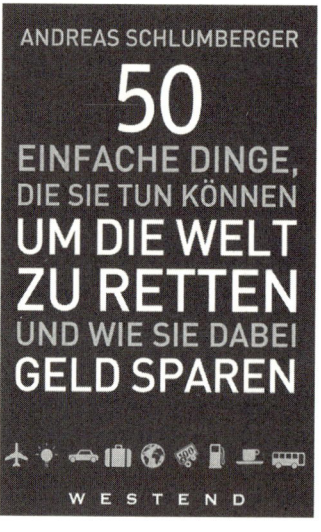

Andreas Schlumberger:
50 einfache Dinge, die Sie tun
können, um die Welt zu retten.
Und wie Sie dabei Geld sparen.
Westend, 2. Auflage 2005
168 Seiten, EUR 9,90,
ISBN 3-938060-01-8